全国高等中医药院校规划教材

全国医药院校卓越营销师培养联盟系列规划教材

电子商务

（供公共事业管理、工商管理、市场营销等专业用）

主　编

汤少梁（南京中医药大学）

副主编（以姓氏笔画为序）

刘　豫（河南中医药大学）　　　　杨　玮（南京中医药大学）

吴春英（湖南中医药大学）　　　　陈　瑞（湖北中医药大学）

黄传华（安徽中医药大学）　　　　景　浩（辽宁中医药大学）

编　委（以姓氏笔画为序）

牟春兰（山东中医药大学）　　　　杜　磊（成都中医药大学）

李　昂（黑龙江中医药大学）　　　闵连星（成都中医药大学）

欧秀芳（甘肃中医药大学）　　　　郭冰洁（辽宁中医药大学）

唐　力（南京中医药大学）　　　　崔丽霞（天津中医药大学）

蒋　苁（湖南中医药大学）

中国中医药出版社

·北　京·

图书在版编目（CIP）数据

电子商务/何清湖总主编；汤少梁主编 . —北京：中国中医药出版社，2017.9（2023.9重印）

全国高等中医药院校规划教材

ISBN 978 – 7 – 5132 – 4201 – 1

Ⅰ.①电… Ⅱ.①何… ②汤… Ⅲ.①电子商务 – 中医药院校 – 教材 Ⅳ.①F713.36

中国版本图书馆 CIP 数据核字（2017）第 102660 号

中国中医药出版社出版

北京经济技术开发区科创十三街 31 号院二区 8 号楼

邮政编码 100176

传真 010-64405721

廊坊市祥丰印刷有限公司印刷

各地新华书店经销

开本 850 ×1168 1/16 印张 17.5 字数 433 千字

2017 年 9 月第 1 版 2023 年 9 月第 2 次印刷

书 号 ISBN 978 – 7 – 5132 – 4201 – 1

定价 55.00 元

网址 www.cptcm.com

服 务 热 线 010 – 64405510

购 书 热 线 010 – 89535836

维 权 打 假 010 – 64405753

微信服务号 zgzyycbs

微商城网址 https：∥kdt.im/LIdUGr

官 方 微 博 http：∥e.weibo.com/cptcm

天猫旗舰店网址 https：∥zgzyycbs.tmall.com

全国高等中医药院校规划教材

全国医药院校卓越营销师培养联盟系列规划教材

编写委员会

总主编

何清湖（湖南中医药大学）

编　委（以姓氏笔画为序）

曲志勇（山东中医药大学）

汤少梁（南京中医药大学）

李　胜（成都中医药大学）

何　强（天津中医药大学）

张丽青（河南中医药大学）

周良荣（湖南中医药大学）

官翠玲（湖北中医药大学）

姚东明（江西中医药大学）

夏新斌（湖南中医药大学）

徐爱军（南京中医药大学）

彭清华（湖南中医药大学）

编写说明

  本教材立足日新月异的电子商务新经济时代背景，广泛吸收电子商务领域的最新发展成果，全面系统地介绍了电子商务领域各个方面的基本理论、基本知识、基本技能及最新实践。本教材共十章，每章开始均提供引导案例，每章之后都附有思考题和典型案例讨论，并穿插了丰富的信息框和图表，以帮助读者加强对内容的理解和掌握。从总体设计到编写，本教材力求理论联系实际，加强教材的思想性、科学性、启发性及教学适用性，并体现医药行业特色。

  本教材由汤少梁总体设计策划，编写分工如下：第一章由汤少梁编写；第二章由闵连星、杜磊编写；第三章由李昂、郭冰洁编写；第四章由陈瑞编写；第五章由刘豫编写；第六章由杨玮、唐力编写；第七章由黄传华、牟春兰编写；第八章由吴春英、蒋苁编写；第九章由崔丽霞、欧秀芳编写；第十章由景浩编写。汤少梁负责修改和总纂。

  本教材可供公共事业管理、工商管理、市场营销等专业用。

  由于编者水平有限，本教材难免存在不足之处，希望广大读者提出宝贵意见，以便再版时修订提高。

《电子商务》编委会

2017 年 5 月

目 录

第一章　电子商务概述

【学习目标】

1. 了解电子商务的定义、基本要素和分类，掌握医药电子商务的定义。

2. 了解电子商务的功能与特点。

3. 了解电子商务的影响。

4. 了解电子商务的产生与发展，以及医药电子商务的发展历程。

5. 了解电子商务框架体系。

【引导案例】

好药师医药电子商务平台

企业简介：好药师网上药店（北京好药师大药房连锁有限公司）是九州通医药集团的全资子公司，营销网络覆盖全国 70 个城市，是一家以西药、中药和医疗器械批发、物流配送、零售连锁及电子商务为核心业务的股份制企业，2009 年，九州通获得 B2C 资质，开始布局药师医药电商业务。背靠国内最大民营"药批"九州通医药集团，好药师在发展初期，强强联合京东逐鹿市场，是京东最大的医药电商单体店，经过 4 年合作，现开始进行多平台发展战略。其发展历程见图 1－1。

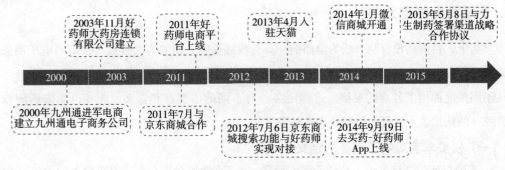

图 1－1　好药师发展历程

企业现状：目前，好药师已入驻 1 号店、亚马逊、易讯网、当当网等国内主流电商平台，同时与京东、天猫建立了长期稳定的良好合作关系。现阶段 B2C 销售和 O2O 服务是其核心业务，企业分京东旗舰店、天猫旗舰店、官方网站和 O2O 四个业务模块。依靠九州通医药集团线下 1.7 万家药店基础（自营＋合作），好药师快速推进"线上线下联动式用药"的医药 O2O 服务，充分利用九州通全国物流体系及现有的药店客户资源，实现线上到线下的"药急送"服务。

业务发展：①平台布局以京东为主，多元化发展。②2014 年发展官网建设。③移动端刚起步，与移动医疗风口企业合作，2014 年与春雨合作药品植入，2015 年联手平安好医生共建药房。④与赛柏蓝进行微商合作，好药师是药品提供方、配送方，赛柏蓝提供企业资源和用户资源。好药师的交易流程见图1-2。

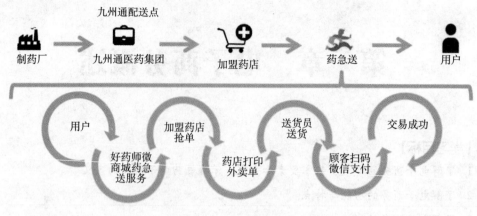

图1-2　好药师交易流程

第一节　电子商务的概念

从形式上来说，电子商务主要指利用Web提供的通信手段在网上进行交易活动，包括通过Internet买卖产品和提供服务。产品可以是实体化的，如汽车、电视机等，也可以是数字化的，如新闻、录像、软件等。此外，电子商务还可以提供各类服务，如安排旅游、远程教育等。电子商务并不仅仅局限于在线买卖，它从生产到消费的各个方面影响着商务活动的方式。对于顾客，查找和购买产品乃至服务的方式都有了极大的改进。那么，究竟什么是电子商务呢？

一、电子商务的定义

事实上，目前还没有一个较为全面的、具有权威性的、能够为大多数人接受的电子商务的准确定义。人们按照各自的理解为电子商务加上了各种注解。专家学者、政府部门、行业协会都从不同角度提出了各自的见解。这些定义各有不同的出发点和含义，业界也尚未形成权威的、统一的认识。下面是一些有代表性的定义。

（一）权威学者对电子商务的定义

1. 美国权威学者瑞维卡·拉科卡和安德鲁·B·惠斯顿在其专著《电子商务的前沿》中提出："广义地讲，电子商务是一种现代商业方法。这种方法通过改善产品和服务质量，提高服务传递速度，满足政府组织、厂商和消费者的降低成本的需求。这一概念用于通过计算机网络寻找信息以支持决策。一般地讲，今天的电子商务是通过计算机网络将买方和卖方的信息、产品和服务联系起来，而未来的电子商务则是通过构成信息高速公路的无数计算机网络中的一个网络将买方和卖方联系起来的通路。"

2. 埃弗雷姆·特班、戴维·金、朱迪·麦凯和彼得·马歇尔通过总结和发展前人研究成果，在《电子商务：管理视角》中从业务过程、服务、学习、合作和社区五个角度对电子商务进行定义，他们指出：从业务过程的角度看，电子商务是指利用电子网络实施的业务过程，进而代替实体业务活动的信息的电子化业务活动；从服务的角度看，电子商务是政府、企业和消费者表达各自意愿的一种工具，同时也是在改善客户服务水平和提高交付速度的同时削减服务成本的一种手段；从学习的角度看，电子商务为中学、大学和其他组织（包括商务组织）提供了在线培训和教育的功能和机会；从合作的角度看，电子商务为组织内部和组织间进行合作提供了平台；从社区的角度看，电子商务为社区成员提供了一个学习、交易和合作的集会场所，如社交网络的兴起。这个观点，不仅将电子商务的概念更加具体化了，而且与时俱进地归纳了电子商务的功能。

3. 我国最早研究电子商务的学者之一李琪教授认为，客观上存在着两类依据内在要素不同而对电子商务做出的定义。①广义的电子商务定义是指电子工具在商务活动中的应用。电子工具包括从初级的电报、电话到 NII（National Information Infrastructure）、GII（Global Information Infrastructure）和 Internet 等工具。现代商务活动是从商品（包括实物与非实物、商品与商品化的生产要素等）的需求活动到商品的合理、合法的消费出去等典型的生产过程后的所有活动。②狭义的电子商务定义是指在技术、经济高度发达的现代社会里，掌握信息技术和商务规则的人系统化地运用电子工具，高效率、低成本地从事以商品交换为中心的各种活动的过程。

（二）国际组织、政府、会议对电子商务的定义

1. 国际商会世界电子商务会议（1997 年）的定义　电子商务是实现整个贸易过程中各阶段的贸易活动的电子化。

2. 欧洲议会的定义　电子商务是通过电子方式进行的商务活动。它通过电子方式处理和传递数据，包括文本、声音和图像。它涉及许多方面的活动，包括货物电子贸易和服务、在线数据传递、电子资金划拨、电子证券交易、电子货运单证、商业拍卖、合作设计、在线资料和公共产品获得。它包括了产品（如消费品、专门设备）和服务（如信息服务、金融和法律服务）、传统活动（如建设、体育）和新型活动（如虚拟购物、虚拟训练）。

3. 联合国国际贸易程序简化工作组的定义　电子商务是采用电子形式开展商务活动，它包括在供应商、客户、政府及其参与方之间通过任何电子工具，共享非结构化或结构化商务信息，并管理和完成在商务活动、管理活动和消费活动中的各种交易。

4. 美国政府在其《全球电子商务纲要》(1997 年)的定义　电子商务是指通过 Internet 进行的各项商务活动，包括广告、交易、支付、服务等活动，全球电子商务将会涉及全球各国。

5. 经济贸易与合作组织（OECD）的定义　电子商务是关于利用电子化手段从事的商业活动，它基于电子处理和信息技术，如文本、声音和图像等数据传输。主要是遵循 TCP/IP 协议通讯传输标准，遵循 Web 信息交换标准，提供安全保密技术。

6. 世界贸易组织（WTO）在《电子商务》专题报告中的定义　电子商务就是通过信息网络进行的生产、营销和流通活动，它不仅指基于 Internet 上的交易，而且指所有利用电子信息技术来解决问题、降低成本、增加价值和创造商机的商务活动，包括通过网络实现从原材料查询、采购、产品展示、订购到出品、储运及电子支付等一系列的贸易活动。

（三）企业对电子商务的定义

1. HP 公司　通过电子化的手段来完成商业贸易活动的一种方式。

2. Intel 公司　随时（anytime）、随地（anywhere）、随意（any device）。电子商务＝电子化的市场＋电子化的交易＋电子化的服务。

3. IBM 公司　指采用数字化电子方式进行商务数据交换和开展商务业务的活动，是在 Intel 的广阔联系与传统信息技术系统的丰富资源相互结合的背景下应运而生的一种相互关联的动态商务活动。电子商务 = Web + 企业业务。

4. 黎明公司　需求与服务的电子匹配。即只要客户输入需求，就可得到满足。

5. Sybase 公司　电子商务可以用二维坐标系来表示：前端和后端应用组成其中一个坐标轴，"企业到企业"和"企业到顾客"组成另一个坐标轴，而所有的产品都是这个坐标系中的点。

（四）狭义的电子商务与广义的电子商务

电子商务从要素角度定义可以分为狭义的电子商务（electronic commerce，EC）和广义的电子商务（electronic business，EB）。

狭义的电子商务又称电子交易，主要指借助计算机网络进行网上交易活动，即在网上实施展示、查询、订货、销售、转账、清算、服务等。

广义的电子商务是指包括电子交易在内的，通过 Internet 进行的各种商务活动，不仅局限于企业之间、企业与个人之间的商务活动，也包括企业内部各部门之间发生的一切商务活动。

综合以上对电子商务的定义可以看出，电子商务的基本特征是利用电子手段进行的商务活动。据此，欧洲经济委员会于 1997 年 10 月在全球信息标准大会上对电子商务进行了研究，提出了对电子商务最全面、最具有权威性的定义，因而被广泛接受和使用。其将电子商务定义为："电子商务是各参与方之间以电子方式而不是以物理交换或直接物理接触方式完成的任何形式的商品交易。"这里的电子方式包括电子数据交换、电子支付手段、电子订货系统、电子邮件、传真、网络、电子公告系统、条形码、图像处理、智能卡等。可见，这些电子方式是以现代信息技术和计算机技术为基础的。对电子商务的理解，应从"现代信息技术"和"商务"两个方面考虑。一方面，"电子商务"概念所包括的"电子方式"应涵盖各种使用电子技术为基础的通讯方式等现代信息技术；另一方面，对"商务"一词应做广义解释，使其包括不论是契约型或非契约型的一切商务性质的关系所引起的种种事项。如果把"现代信息技术"看作一个子集，"商务"看作另一个子集，电子商务所覆盖的范围应当是这两个子集所形成的交集，即"电子商务"广泛涉及 Internet、内部网和电子数据交换等现代信息技术在商务活动中的各种应用（图 1 – 3）。

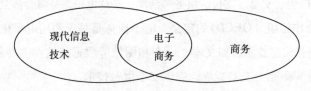

图 1 – 3　电子商务是"现代信息技术"和"商务"的交集

从宏观角度讲，电子商务是计算机网络的第二次革命，是通过电子手段建立一个新的经济秩序，它不仅涉及电子技术和商业交易本身，而且涉及诸如金融、税务、教育等社会其他层面；从微观角度说，电子商务是指各种具有商业活动能力的实体（生产企业、商贸企业、金融机构、政府机构、个人消费者等）利用网络和先进的数字化传媒技术进行的各项商业贸易活动。一次完整的商业贸易过程是复杂的，包括交易前了解商情、询价、报价，发送订单、应答订单，发送接收送货通知、取货凭证及支付汇兑过程等，此外还有涉及行政过程的认证等行为。电子商务涉及资金流、物流、信息流的流动。严格地说，只有上述所有贸易过程都实现了无纸贸易，即全部是非人工介入，使用各种电子工具完成，才能称为一次完整的电子商务过程。

　　根据电子方式使用的不同，可以将电子商务分为狭义电子商务和广义电子商务。狭义电子商务仅仅将通过 Internet 网络进行的商业活动归属于电子商务，而广义的电子商务则将利用包括 Internet、Intranet、UN 等各种不同形式网络在内的一切计算机网络和其他电子方式进行的商务活动都归属于电子商务。从发展的观点看，在考虑电子商务的概念时，仅仅局限于利用 Internet 网络进行商业贸易是不够的，将利用各类网络进行的广告、设计、开发、推销、采购、结算等全部贸易活动都纳入电子商务的范畴则较为妥当。

　　一般而言，电子商务应包含以下 5 点含义。

　　1. 采用多种电子方式，特别是通过 Internet。

　　2. 实现商品交易、服务交易（其中含人力资源、资金、信息服务等）。

　　3. 包含企业间的商务活动，也包含企业内部的商务活动（生产、经营、管理、财务等）。

　　4. 涵盖交易的各个环节，如询价、报价、订货、售后服务。

　　5. 采用电子方式是形式，跨越时空、提高效率是主要目的。

二、电子商务的基本要素

　　电子商务有 4 个基本要素，分别是现代信息技术、电子工具、掌握现代信息技术和商务理论与实务的人才、以商品贸易为中心的各种商务活动。这 4 个基本要素的关系是现代信息技术特别是计算机网络技术的产生和发展是电子商务开展的前提条件；系列化、系统化的电子工具是电子商务活动的基础；掌握现代信息技术和商务理论与实务的人是电子商务活动的核心；以商品贸易为中心的各种商务活动是电子商务的对象。

　　1. 电子商务的前提　电子商务的前提是现代信息技术的产生和发展。这里的现代信息技术主要包括计算机技术、数据库技术、计算机网络技术。现代信息技术的产生与发展使人类可以更加容易地对自然信息、社会信息进行采集、储存、加工处理、分发和传输，同时，也使人类不断地继承挖掘前人的经验、教训和智慧，扩充了人类知识。

　　2. 电子商务的基础　电子商务的基础是系列化、系统化的电子工具。系列化是指电子工具需要伴随从商品需求咨询、商品配送、商品订货、商品买卖、货款结算、商品售后服务、商品再生产的整个过程，如电话、电报、EDI（Electronic Data Interchange）、MIS（Management Information System）、电子货币。而系统化是指电子工具需要将商品的需求、生产、交换构成一个有机整体，另外还需要引入政府对商品生产、交换的调控，从而形成一个大的系统，现在能够实现这个目的的电子工具主要是局域网、城市网和广域网。

　　3. 电子商务的核心　这包括三层含义。首先，电子商务是一个社会系统，它的核心必然是人；其次，电子商务是紧紧围绕商务活动的，而商务活动的各个方面其实决定于由人组成的不同利益方；最后，在电子商务活动中，任何工具的制造发明、工具的应用、效果的实现都是由人来完成的。所以，掌握现代信息技术、现代商务理论与实务的复合型人才是电子商务的核心。

　　4. 电子商务的对象　电子商务的对象是"商务"，即以商品贸易为中心的各种商务活动，即商品需求咨询、商品配送、商品订货、商品买卖、货款结算、商品售后服务、商品再生产的整个过程。通过电子商务，可以极大地减少不必要的商品流通、物资流通、人员流通和货币流动，减少商品经济的盲目性，减少有限物质资源、能源资源的消耗和浪费。

三、电子商务的分类

（一）按照交易对象分类

按照交易对象分类，电子商务可以分为以下 5 种类型。

1. 企业与消费者之间的电子商务　即 B2C（Business to Customer）电子商务。它类似于联机服务中进行的商品买卖，是利用计算机网络使消费者直接参与经济活动的一种形式。这种形式基本等同于电子化的零售，它随着万维网（WWW）的出现迅速地发展起来。目前，在 Internet 上遍布各种类型的商业中心，提供从鲜花、书籍到计算机、汽车等各种消费商品和服务。

2. 企业与企业之间的电子商务　即 B2B（Business to Business）电子商务。B2B 是指商业机构（企业或公司）使用 Internet 或各种商务网络向供应商（企业或公司）订货或付款。包括非特定企业间的电子商务和特定企业间的电子商务。非特定企业间的电子商务是在开放的网络中对每笔交易寻找最佳伙伴，与伙伴进行从订购到结算的全部交易行为。这里，虽说是非特定企业占多数，但由于加入该网络的只限于需要这些商品的企业，可以设想是限于某一行业的企业。不过，它不以持续交易为前提，不同于特定企业间的电子商务。特定企业间的电子商务是在过去一直有交易关系或者今后一定要继续进行交易的企业间，为了相同的经济利益，共同进行的设计、开发或全面进行市场及库存管理而进行的商务交易。企业可以使用网络向供应商订货、接收发票和付款。B2B 在这方面已经有了多年运作历史，使用得也很好，特别是通过专用网络或增值网络上运行的电子数据交换（EDI）。

3. 企业与政府机构的电子商务　即 B2G（Business to Government）电子商务。这种商务活动覆盖企业与政府组织间的各项事务。例如，政府采购清单可以通过 Internet 发布，公司可以以电子化方式回应。同样，在公司税的征收上，政府也可以通过电子交换方式来完成。

4. 消费者对政府机构的电子商务　即 C2G（Customer to Government）电子商务。政府将会把电子商务扩展到如福利发放和自我估税及个人税收的征收方面。

5. 消费者对消费者的电子商务　即 C2C（Customer to Customer）电子商务。网上交易的电子市场如同中介一样，在这里，消费者可以登记注册自己要出售的商品信息，也可以购买其他消费者登记注册的商品。如消费者有一台旧计算机，通过网上拍卖平台或中介把它卖给了另一个需要它的消费者，这种类型的交易称之为 C2C。C2C 主要是指网上拍卖，C2C 的特点是大众化的交易。早期 C2C 发展比较有名的几个网站有：淘宝、易趣、拍拍、一拍、123 拍、有啊（百度电子商务网站）。

（二）按照商务活动内容分类

按照商务活动的内容，电子商务主要包括两类：一是间接电子商务，即有形货物的电子订货，它仍然需要利用传统渠道如邮政服务和商业快递公司送货；二是直接电子商务，即无形货物和服务，如计算机软件、娱乐内容的联机订购、付款和交付，或是全球规模的信息服务。直接和间接电子商务均提供特有的机会，同一公司往往兼营。间接电子商务要依靠一些外部要素，如运输系统的效率等。直接电子商务能使双方越过地理界线直接进行交易，充分挖掘全球市场的潜力。

（三）按照使用网络类型分类

根据使用网络类型的不同，电子商务目前主要有 3 种形式：第一种形式是 EDI（Electronic Data Interchange，电子数据交换）商务；第二种形式是 Internet（互联网）商务；第三种形式是

Intranet（内联网）商务。

1. EDI 商务　按照国际标准组织的定义，EDI 商务是指"将商务或行政事务按照一个公认的标准，形成结构化的事务处理或文档数据格式，从计算机到计算机的电子传输方法"。简单地说，EDI 就是按照商定的协议，将商业文件标准化和格式化，并通过计算机网络，在贸易伙伴的计算机网络系统之间进行数据交换和自动处理。

EDI 主要应用于企业与企业、企业与批发商、批发商与零售商之间的批发业务。相对于传统的订货和付款方式，EDI 大大节约了时间和费用。相对于 Internet，EDI 较好地解决了安全保障问题。这是因为使用者均有较可靠的信用保证，并有严格的登记手续和准入制度，加之多级权限的安全防范措施，从而实现了包括付款在内的全部交易工作电子化。

2. Internet 商务　按照美国 Internet 协会的定义，Internet 是一种"组织松散、国际合作的网络"。该网络"通过自主遵守计算机的协议和过程"，支持主机对主机的通讯。具体来说，Internet 就是让大批计算机采用一种叫作 TCP/IP 的协议来即时交换信息。

3. Intranet 商务　指在 Internet 基础上发展起来的企业内部网，或称内联网。它在原有的局域网上附加一些特定的软件，将局域网与 Internet 连接起来，从而形成企业内部的虚拟网络。Intranet 与 Internet 之间的最主要的区别在于 Intranet 内的敏感或享有产权的信息受到企业防火墙安全网点的保护，它只允许有授权者访问内部 Web 网点，外部人员只有在许可条件下才可进入企业的 Intranet。Intranet 将大、中型企业分布在各地的分支机构及企业内部有关部门和各种信息通过网络加以连通，使企业各级管理人员能够通过网络读取自己所需的信息。利用在线业务的申请和注册代替纸张贸易和内部流通的形式，从而有效地降低交易成本，提高了经营效益。

四、医药电子商务

（一）医药电子商务的定义

医药电子商务（Medicine E - commerce）是指医疗机构、医药生产商、代理商、经销商、分销商、医药公司、医药信息提供商、第三方机构等以盈利为目的，以互联网及移动互联网为基础所进行的药品、保健品、器械等商品交易，但不包括医疗咨询等服务的各种商务活动；包括 B2B 电子商务和 B2C 电子商务，不包括 C2C，即以医疗和医药相关商品为核心的线上批发零售。

它具有以下特征：

1. 交易过程全部或部分在网络环境下完成，但交易主体必须通过权威机构实名认证。

2. 交易双方必须具备符合法律法规要求之资质。

3. 交易范围、交易行为与方式等均必须完全符合法律法规要求。

（二）医药电子商务的分类

医药电子商务主要划分成 B2G、B2B、B2C、O2O、C2B 模式。

1. 医药电子商务 B2G 模式　医药电子商务 B2G 模式是医药企业与政府之间通过网络所进行的交易活动的电子商务模式，覆盖了医药企业和政府组织间的各项事务。它的特点是信息量大和速度较快。交易在网上完成，使得医药企业可以时刻了解政府的动向，减少中间环节，提高政府公开性和透明度。其中最为常用的是政府采购、网上审批和网上竞标。

2. 医药电子商务 B2B 模式　医药电子商务 B2B 模式主要由医药制造企业或专业的医药电商服务商建立交易平台，为医药制造企业或批发企业提供药品信息展示平台，并帮助其为医院或零售企业提供批量药品供应服务。

3. 医药电子商务 B2C 模式　医药电子商务 B2C 模式主要是通过互联网向消费者出售药物的商业模式，消费者通过互联网在网上购买药品和网上支付，这种模式是网上药品零售模式。

医药电子商务 B2C 模式按其主导方不同可分为第三方平台 B2C 模式和卖方主导 B2C 模式。

第三方平台 B2C 模式是某一取得互联网药品交易服务机构资格证书的电子商务企业联合几家药品连锁店向个人消费者提供 OTC 药品、保健品等的销售模式。

卖方主导 B2C 模式，即以一家取得互联网药品交易服务机构资格的药品经营企业通过互联网向消费者销售 OTC 药品、保健品等。如健一网、药房网。

4. 医药电子商务 O2O 模式　医药电子商务 O2O（Online to Offline）是药品经营企业将药品信息、厂家信息、打折信息、团购信息、免费信息等通过互联网推广给互联网用户，消费者可以通过线上进行选择，线下进行比对和体验后，进行选择性消费，线上完成支付。代表性的企业有叮当快药、快方送药等。

5. 医药电子商务 C2B 模式　医药电子商务 C2B 模式是消费者通过互联网向医药电子商务平台就某种药品提出自己愿意支付的价格，由药品经营企业按照消费者提出的需求寻找合适的药品，这样能够使消费者和药厂之间的信息对称，可以在同一平台上进行议价，避免药厂独自定价。这是医药电子商务发展的大趋势，消费者可以按照自己的需求，提出自己需要的药品，这种药品可以是一般的上市药品、能治愈某种疾病的特定药品、未上市的需要研发的药品等，这样药厂完全是为消费者服务的企业，医药电子商务平台也是提供公共服务的平台。

（三）我国医药电商市场的发展

我国医药电商市场的发展大致可以分为探索期、启动期、高速发展期、应用成熟期四个时期，目前我国处于医药电商市场启动期（图 1-4）。平台、自营医药 B2C 主流企业形成，市场进一步细分，医药 O2O 模式出现（图 1-5）。

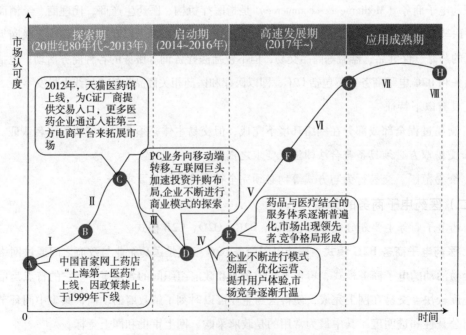

图 1-4　中国移动医药电商市场 AMC 模型

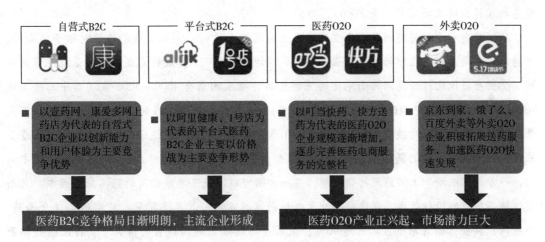

图 1-5 平台、自营医药 B2C 主流企业，医药 O2O 企业

我国医药电商主要有 B2B 和 B2C 两种运营模式，其中 B2B 主要分为政府主导的 B2B 采购平台和药企 B2B。B2C 分为自营式和平台式，B2C 的主力在平台式 B2C（如天猫医药馆、京东医药业务等）。目前医药电商药品 O2O 服务仍在探索中，在基础架构和业务探索方面走的较快的是阿里健康，如在河北石家庄的试点，但好药师、康爱多等医药电商代表企业，北京快方科技有限公司等专业药品 O2O 服务企业也展开迅猛攻势（表 1-1）。

表 1-1 中国医药电商运营模式

运营模式	类型	运营	盈利模式	代表企业
B2C	自营式 B2C	医药连锁企业自建官网实现与消费者之间的电子交易	销售价差，交易佣金，广告	康爱多、好药师、老百姓、康之家、壹药网等
	平台式 B2C	第三方 B2C 平台以中立身份为买卖双方提供虚拟交易平台服务	交易佣金，广告	天猫医药馆、京东医药业务等
B2B	政府主导的 B2B 采购平台	非营利性的药品集中招标采购平台	非盈利	各地政府医药指标采购平台
	药企 B2B	原材料供应商与药厂之间、药厂与医药批发商之间、医药批发商与零售商之间的电子采购与交易	交易佣金，广告费，物流配送	九州通、珍诚在线等
O2O 服务	O2O	线上下单，线下取药	销售价格，线上交易佣金，为线下导流	阿里健康、药给力、快方送药、叮当快药等

2014 年，中国主流医药企业持续完善医疗生态链布局，超半数企业初步开展互联网医疗相关业务，医药电商和药品 O2O 服务是各主流医药企业的布局重点。除此之外，阿里等互联网公司均有相关动作，2014 年阿里 13 亿收购中信 21 世纪，获得了医药配送服务牌照，完善了药品电子监督码和数据库建设的战略布局。

【信息框】

好药网

好药网是北京万邦康健科技有限公司运营的医药电商 B2B 网站，成立于 2014 年 4 月，已获得国家食品药品监督管理局颁发的互联网药品交易服务资格证书，目前公司业务以医药批发、现代医药物流为主，主要通过商品进销差价来获得盈利。从销售情况看，2015 年好药网全年交易额将突破 10 亿（不含山东及辽宁地区），预计未来几年仍将保持快速发展，2016 年交易额或将出现几倍增长（图1-6）。

从战略布局看，好药网的未来发展战略主要有三个方面：①区域布局：目前除了河南外，好药网同时向山东、辽宁两省进行业务拓展，预计2015年11月底将完成整体的系统及资源对接。②供应链优化：好药网河南地区的下游药品终端采购商有4000～5000家（其中三级医院300家，单体药店和中小药品批发各2000余家），而在即将对接完成的辽宁及山东地区仍有大量终端采购商，预计对接完成后好药网将为1.5万家终端采购商提供服务。好药网通过将众多采购商的分散而小额的药品采购需求集中起来（即"打包团购"模式），向药企批量集中采购，一方面可以增加上游药厂的销售额，另一方面可以降低下游采购商的药品采购成本，从而整体提高行业的运行效率，促进药品批发市场的良性发展。③品类扩展：目前药品（含西药、中成药）在整体销售额中占比例超90%，未来在持续强化药品销售的情况下，将继续开拓医疗器械等产品的销售（图1-7）。

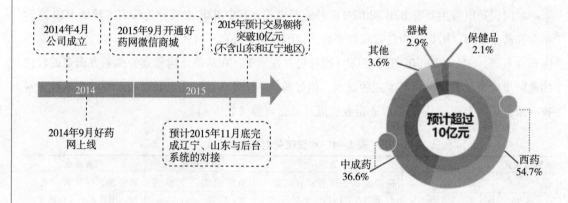

图1-6　好药网2015年交易态势　　　　图1-7　2015年好药网销售品类份额情况

发展优势如下：

（1）资源优势，提升服务能力　好药网通过医药B2B业务连接上游供货商及下游采购商等，另外，依托好药网的母公司旗下雄厚的医疗资源，构建了全产业的生态体系。其中，在物流方面由获得医药GSP认证的海华医药物流进行物流配送，在远程诊疗方面，通过"手机看病"App实现实时在线诊疗，将远程诊疗服务与用药服务（药品购买配送）统一起来，实现B2B2C整体贯通，此外，依托线下众多的医疗资源，实现产业链线上、线下的全覆盖。

（2）模式创新，提升流程效率，减少药品流通环节　从好药网的销售结构来看，目前医院是好药网的主要采购方（医院采购在好药网的整体销售额中占70%），在国家鼓励减少药品流通环节的政策背景下，这种主要直接对接医院而非药品批发企业的药品销售，减少了药品的中间流通环节，降低了药品采购成本，契合国家政策导向，是对传统药品流通环节的创新和优化。

（3）发展潜力，终端/用户直接受益　好药网的业务主要集中在医药B2B部分，同时在在线诊疗、医药物流等领域均有布局。其面向的企业/机构用户主要为医院、药店、中小药品批发企业，能够直接为终端企业带来效率和成本上的利益，未来其在针对用户方面的医药医疗服务的进一步拓展将为终端企业及用户实现一体化的价值提升。

第二节　电子商务的功能及特点

建立在 Internet 上的电子商务不受时间和空间的限制，可以每天 24 小时不分区域地运行，在很大程度上改变了传统商贸的形式。电子商务以在网上快速安全传输的数据信息电子流代替了传统商务的纸面单证和实物流的传送，对企业来讲，提高了工作效率，降低了成本，扩大了市场，必将产生可观的社会效益和经济效益。相对于传统商务，电子商务具有不可替代的功能及优异的特点。

一、电子商务的功能

电子商务通过 Internet 可提供在网上交易和管理的全过程的服务，具有对企业和商品的广告宣传、交易的咨询洽谈、客户的网上订购和网上支付、电子账户、销售前后的服务传递、客户的意见征询、对交易过程的管理等各项功能。

1. 广告宣传　电子商务使企业可以通过自己的 Web 服务器、网络主页（Home Page）和电子邮件在全球范围内进行广告宣传，在 Internet 上宣传企业形象和发布各种商品信息，客户用网络浏览器可以迅速找到所需的商品信息。与其他各种广告形式相比，在网上的广告成本最为低廉，而给顾客的信息量却最为丰富。

2. 咨询洽谈　电子商务使企业可借助非实时的电子邮件（E - mail）、留言板和实时的讨论组来了解市场和商品信息、洽谈交易事务，如有进一步的需求，还可用网上的在线客服、白板会议（Whiteboard Conference）、电子公告板（BBS）来交流即时的信息。在网上的咨询和洽谈能超越人们面对面洽谈的限制、提供多种方便的异地交谈形式。

3. 网上订购　企业的网上订购系统通常都是在商品介绍的页面上提供十分友好的订购提示信息和订购交互表格，当客户填完订购单后，系统回复确认信息单表示订购信息已收悉。电子商务的客户订购信息采用加密的方式使客户和商家的商业信息不会泄露。

4. 网上支付　网上支付是电子商务交易过程中的重要环节，客户和商家之间可采用信用卡、电子钱包、电子支票和电子现金等多种电子支付方式进行网上支付，采用在网上电子支付的方式节省了交易的开销。对于网上支付的安全问题现在已有实用的技术来保证信息传输安全性。

5. 电子账户　网上支付是指由银行、信用卡公司及保险公司等金融单位提供包含电子账户管理在内的金融服务，客户的信用卡号或银行账号是电子账户的标志，它是客户所拥有金融资产的标识代码。电子账户通过客户认证、数字签名、数据加密等技术措施的应用保证电子账户操作的安全性。

6. 服务传递　电子商务通过服务传递系统将客户所订购的商品尽快地传递到已订货并付款的客户手中。对于有形的商品，服务传递系统可以通过网络对在本地或异地的仓库或配送中心进行物流的调配，并通过物流服务部门完成商品的传送；而无形的信息产品如软件、电子读物、信息服务等则立即从电子仓库中将商品通过网上直接传递到用户端。

7. 意见征询　企业的电子商务系统可以采用网页的"选择""填空"等形式及时收集客户

NOTE

对商品和销售服务的反馈意见。这些反馈意见能提高网上、网下交易的售后服务水平，使企业获得改进产品、发现新市场的商业机会，使企业的市场运作形成一个良性的封闭回路。

8. 交易管理 电子商务的交易管理系统可以借助网络快速、准确收集的大量数据信息，利用计算机系统强大的处理能力，针对与网上交易活动相关的人、财、物、客户及本企业内部事务等各方面进行及时、科学、合理的协调和管理。

电子商务的上述功能，为网上交易提供了一个良好的交易服务和实施管理的环境，使电子商务的交易过程得以顺利和安全的完成，并可以使电子商务获得更广泛的应用。需要指出的是，这里所述的电子商务的功能只是电子商务的直接功能，其他一些派生的功能没有阐述，如电子商务促进产业结构合理化功能等。

二、电子商务的特点

电子商务在全球各地通过计算机网络进行并完成各种商务活动、交易活动、金融活动和相关的综合服务活动。在一个不太长的时间内，电子商务已经开始改变人们长期以来习以为常的各种传统贸易活动的内容和形式。电子商务与传统商务比较，在工具条件、劳动者技能、劳动对象、活动速度、活动场所和时间，以及主要成本构成方面都表现为明显不同的特性（表1-2）。

1. 低成本 电子商务将传统的商务流程电子化、数字化，以电子流代替了大部分实物流，可以大量减少人力、物力，降低了成本。

2. 高效率 电子商务突破了时间和空间的限制，使得交易活动可以在任何时间、任何地点进行，从而大大提高了效率。

3. 开放性和全球性 电子商务所具有的开放性和全球性的特点，为企业创造了更多的贸易机会。

4. 平等的机会 电子商务使企业可以以相近的成本进入全球电子化市场，使得中小企业有可能拥有和大企业一样的信息资源，提高了中小企业的竞争能力。

5. 新型的模式 电子商务重新定义了传统的流通模式，减少了中间环节，使得生产者和消费者的直接交易成为可能，从而在一定程度上改变了整个社会经济运行的方式。

6. 革命性影响 电子商务一方面破除了时空的壁垒，另一方面又提供了丰富的信息资源，为各种社会经济要素的重新组合提供了更多的可能，这将影响社会的经济布局和结构。

7. 覆盖面广 Internet几乎遍及全球的各个角落，用户通过普通电话线就可以方便地与贸易伙伴传递商业信息和文件。

8. 功能更全面 Internet可以全面支持不同类型的用户实现不同层次的商务目标，如发布电子商情、在线洽谈、建立虚拟商场或网上银行等。

9. 使用更灵活 基于Internet的电子商务可以不受特殊数据交换协议的限制，任何商业文件或单证可以直接通过填写与现行的纸面单证格式一致的屏幕单证来完成，不需要再进行翻译，任何人都能看懂或直接使用。

表 1 – 2　传统商务和电子商务的比较

项目	传统商务	电子商务
信息提供	根据销售商的不同而不同	透明、准确
流通渠道	企业→批发商→零售商→消费者	企业→消费者
交易对象	部分地区	全球
顾客忠实度	（普通销售时）不固定	固定（购买方便、价格低廉）
交易时间	规定的营业时间内	24 小时
销售方法	通过各种关系买卖	完全自由购买
营销活动	销售商的单方营销	双向通讯、PC、一对一
顾客方便度	受时间与地点的限制，还要看店主的眼色	顾客按自己的方式无拘无束地购物
对应顾客	需长时间掌握顾客的需求	能够迅速捕捉顾客的需求，及时应对
销售地点	需要销售空间（店铺）	虚拟空间（Cyber Space）

三、医药电子商务的特点

鉴于我国的国情，包括医药行业产业结构情况、市场化建设现状、法律法规环境等方面，我国医药电子商务的发展和世界发达国家相比，呈现出了自身的特点。

这些特点主要包括：

1. 总体上电子商务应用分散，发展水平不高，从业公司规模偏小。
2. 从应用深度上看，主要还是停留在信息服务层面，少有完整的电子商务服务。
3. 从商业模式上看，网上药店发展受限制，网上批发业务成为电子商务应用的主流。

第三节　电子商务的影响与作用

一、电子商务的影响

互联网的普及和推广极大地改变了人们的生活，同时也促进了电子商务的飞速发展。电子商务的应用已经渗透到社会经济的各个领域，涵盖了银行业、保险业、证券业、电信业、交通业、外贸、海关、流通业、信息服务业、制造业、农业、医药业、新闻业、教育业、政府机构等各个方面。随着电子商务魅力的日渐显露，网络经济、信息、经济、"眼球"经济、虚拟企业、虚拟银行、网络营销、网络广告等一大批新词汇正在为人们所熟悉和认同，这些词汇同时也从另一个侧面反映了电子商务正在对社会和经济产生影响。

（一）电子商务对消费者的影响

商务对消费者生活方式的影响可以说是多方面的，主要表现在以下方面。

1. 信息获取方式和购物方式的改变　在电子商务方式下，人们可以从一种全新的媒体——互联网获取所需的信息。互联网可以比任何一种方式都更快、更直观、更有效地把信息或思想传播开来。

电子商务的推广已经使网络购物成为现实。网上购物的最大特征是消费者的主导性，购物意愿掌握在消费者手中；同时消费者还能以一种轻松、自由的自我服务方式来完成交易。消费者主权可以在网络购物中充分体现出来。

2. 教育方式和娱乐方式的改变　互联网电子商务带来了人们接受教育方式的改变。随着互联网的广泛应用和电子商务的推广，网络学校应运而生。网上教育是一种成本低、效果好、覆盖面大、便于普及高质量教育的新型教育方式。

互联网的出现使人们可以足不出户在网络上观看电视、电影，听歌曲、音乐；可以在网络上找到志趣相投的朋友；在网络上还可以做现实生活中无法做的事情，如可以喂养喜欢的宠物，可以"种花""植树"等。这些都是网络给人们提供的新的休闲方式。可以预见，互联网娱乐、休闲对人们会有越来越大的吸引力，因而提供这种新的娱乐、休闲方式是电子商务新兴的行业。

（二）电子商务影响了商务活动的方式和政府的行为

电子商务对商务活动方式和政府行为的影响主要表现在以下 3 个方面。

1. 电子商务改变了商务活动的方式　传统的商务活动最典型的情景就是"推销员满天飞""采购员遍地跑""说破了嘴、跑断了腿"；消费者在商场中筋疲力尽地寻找自己所需要的商品。现在，通过互联网只要动动手指就可以了，人们可以进入网上商场浏览、采购各类产品，还能得到在线服务；商家可以在网上与客户联系，利用网络进行货款结算；政府还可以方便地进行电子招标和采购等。

2. 电子商务正带来一个全新的金融业　在线电子支付是电子商务的关键环节，也是电子商务得以顺利发展的基础条件。随着电子商务在电子交易环节的突破，网上银行、银行卡支付网络、银行电子支付系统及电子支票、电子现金等服务，正在将传统的金融业带入一个全新的领域。

3. 电子商务正在转变政府的行为　政府承担着大量的社会、经济、文化的管理和服务的功能，尤其作为"看得见的手"，在调节市场经济运行、防止市场失灵带来的不足方面有着很大的作用。在电子商务时代，企业应用电子商务进行生产经营、银行金融电子化、消费者实现网上消费的同时，将同样对政府管理行为提出新的要求。电子政府或称网上政府，将随着电子商务发展而成为一个重要的社会角色。

除了上述影响外，电子商务还对企业的组织结构、经营管理、劳动就业及法律制度等带来巨大的影响。总而言之，作为一种商务活动过程，电子商务带来一场史无前例的革命，其对社会经济的影响会远远超过商务本身。电子商务会将人类真正带入信息社会。

（三）电子商务对企业的影响

企业在电子商务来临后，生产和经营方式发生了巨大变革，主要体现在以下 4 个方面。

1. 电子商务对企业采购的影响　第一，电子商务模式能通过互联网快捷地在众多的供应商中找到适合的合作伙伴，及时了解供应商的产品信息，如价格、交货期、库存等，并可以获得较低的价格。第二，通过电子商务，企业可以加强与主要供应商之间的协作关系，并形成一体化的信息传递和信息处理体系，从而降低采购费用，采购人员也可以把更多的精力和时间集中在价格谈判和改善与供货商的关系上。

2. 电子商务对企业生产加工过程的影响　第一，传统经营模式下的生产方式是大批量、规格化、流程固定的流水线生产，是产品的全程生产，外协加工工序较少。基于电子商务的生产方式是顾客需求拉动型的生产。第二，缩短了生产与研发的周期。第三，减少企业库存，提高库存管理水平。

3. 电子商务对企业销售的影响 第一，电子商务可以降低企业的交易成本。第二，突破了时间与空间的限制。传统经营模式通过各种媒体做广告，是一种销售方处于主导地位的强势营销，而电子商务环境下的网络营销是一种主动方对客户的软营销。第三，减轻对实物基础设施的依赖。传统企业的创建一般需要实物基础设施的支撑，如仓库、店铺、办公楼、商品展示厅等，而网络的虚拟性可以减轻企业对这些实物基础设施的依赖。第四，全方位展示产品，促使顾客理性购买。

4. 电子商务对企业客户服务的影响 第一，电子商务使企业与客户之间产生一种互动的关系，极大地改善客户服务质量。第二，密切用户关系，加深用户了解，改善售后服务。第三，促使企业引进先进的客户服务系统，从而提升客户服务。

二、电子商务的作用

1. 经营理念的更新 电子商务从表面上看是指人们充分利用电子技术、信息技术和网络技术来替代传统的手段和工具，完成市场分析、物料采购、产品销售、物流配送、资金的结算与支付、客户服务等各种商务活动的全过程。从深层次看，电子商务的真正含义是指一种基于电子技术、信息技术和网络技术的全新的经营理念和运作模式。为了更好地适应现代技术下的交易模式，经营理念必须进行更新。

2. 促进传统企业信息化 在电子商务中，电子是手段，是工具，商务才是其真正的核心和目的，两者只有相辅相成，互为作用，才能发挥应有的作用。电子商务将有效地带动传统企业商务活动的电子化和信息化。

3. 加强供应链管理 商务活动是企业供应链管理中的重要环节，一方面商务活动要面向市场、面向供应商和客户；另一方面它又要与企业内部的经营、销售、计划、研发、采购、生产、库存、物流、财务、成本和客户服务等环节实行紧密结合，才能完成相关商务活动。因此，电子商务可以有效地带动商业组织加强供应链管理。

4. 商业运作方式的彻底变革 电子商务将有效地促进企业在市场分析、采购方式、销售方式、物流配送、资金的结算与支付、客户服务，以及商品的流通体制与流通模式、商业银行的金融体制与服务模式等方面发生根本性的变革，并将孕育着一场新的企业管理革命、流通领域革命和商业银行革命。

5. 促进经济全球化和全球信息化 电子商务将打破传统意义上的国界限制和商圈范围，整个市场竞争将迅速扩大至全国乃至全球。市场概念、价值观念、营销策略、行业分工、中间机构和竞争方式也都随之发生了巨大的更新和深刻的变化，极大地促进了全球供应链体系和新经济基础的建立和完善，真正意义上的经济全球化和全球信息化的特征已经展现在人们的面前。

6. 提高商务活动效率 电子商务可跨越时空障碍、交通障碍和信息能力障碍等，通过 Internet 为供需双方提供及时、方便、快捷、双赢和有效的增值服务，从而促进企业全面加强供应链管理、加速商品流通、减少交易费用、降低产品成本和提高工作效率。

7. 节约交易成本 电子商务在商务信息易获性、洽谈和交易的实时性、缩短流通层次和

NOTE

环节等方面均可以降低交易成本。据有关统计资料显示，应用电子商务可使参与交易的企业降低成本10% ~ 20%。

三、医药电子商务的作用与影响

（一）医药电子商务可有效改善对药品交易过程的监管效率

我国药品流通过程中的交易层次多、交易类型多，药品交易过程的监管困难。通过医药电子商务的开展，药品监督管理部门可以很容易获得交易过程相关信息，使决策依据更加科学、准确，监管更加及时、有效；可以有效地进行企业和药品的市场准入，遏制假劣品和非法经营活动；同时又能全面掌握药品价格信息，对药品价格进行有效调控；利用高效信息手段，全面、及时、准确地获取药品购销活动相关的各项统计数据，对药品流通过程进行在线监管，行政执法效率提高，成本降低。

（二）医药电子商务将改善医疗机构的药品采购效率和"透明度"

医药电子商务的推广应用，特别是网上药品集中招标采购将促进医院药品采购管理实现三个转变。一是由分散到集中的转变。药品采购由各个医疗机构的个体行为转变为许多医疗机构的集体行为，由分散决策转变为集中决策，信息传递由分散进行转变为网上的集中发布，市场状况由多品牌、小批量转变为少品牌、大批量。二是由一体化到专业化的转变。药品的采购、销售和配送将分别实现专业化管理，医院的药品采购管理职能将被剥离出来逐步实现社会化，由现有药品批发企业转化而来的配送企业和即将出现的第三方物流系统，将实现药品物流系统管理的专业化。三是由"人对人"到"人机对话"的转变，彻底改变了药品交易方式。

（三）医药电子商务将有利于医药商业企业做大做强

随着医药电子商务的开展，药品交易的渠道会逐渐缩短，批发商的数量将越来越少。随着市场的开放和电子商务中日趋透明和易得的市场信息，医药企业间的竞争将日趋激烈。另外，企业经营成本的高低与经营规模有一定关系。在固定费用一定的条件下，所经营的商品越多，平均每个商品所负担的费用越少。只有实现规模经营才会带来规模效益。随着电子商务的逐步开展，目前企业数量多、规模小、费用高、效益低的局面将在市场竞争和优胜劣汰过程中，通过联合、兼并、关闭、破产，逐步形成以区域核心批发企业为中心的医药商品流通主渠道。同时由于市场竞争激烈，企业两极分化、优胜劣汰的进程会大大加快，生产要素和市场份额会加速向优势企业及名牌产品集中，企业面临管理革命。也由于电子商务技术的日趋成熟，部分医药商业企业会变得越大越强，商业企业的市场集中度会越来越高；部分医药商业企业也会转变成为适应现代医药流通的专业化第三方医药物流公司。

（四）有利于药品交易中介机构的发育和完善

医药电子商务中的中介机构主要包括：招标机构、独立第三方医药电子交易市场、独立第三方医药物流公司、电子支付银行、电子认证中心等。这些中介机构除了在药品交易过程中起到促成药品交易实现的作用以外，有些中介机构还可以在某种程度上起到平衡市场的作用。

独立第三方医药电子交易市场与招标机构密切合作，形成包括药品信息采集与规范化、交易主体信息采集与管理、网上集中招投标、专家委员会网上评标议价、网上药品交易、配送与结算、实时交易监控与汇总分析等多项功能在内的一套完整的网上药品集中招标采购系统。医药企业通过相关中介机构形成的网上药品集中招标采购系统，进入全面开放的集中招标采购数据中心和网络平台，就能较轻松地实现让客户满意的互联网药品交易服务。

独立第三方医药物流是一种专业化、社会化的物流体系，是医药流通领域中供方和需方实体以外的物流企业提供物流服务，承担部分或全部物流运作的业务模式。真正的第三方医药物流绝不等同于简单的药品仓储、运输等传统物流，而是供应链管理思想在医药流通领域的运用，并在打造药品流通供应链的过程中，与 GSP 和信息化有机结合，为客户提供多环节和全方位的流程管理服务。有了第三方医药物流的存在，医药流通企业可以专注于自己的主营业务，并通过信息化资源整合，实现医药企业业务往来和资金结算，可以使整个医药流通领域的运作更加简单、高效。

（五）医药电子商务有利于我国医药流通体制的变革

就我国医药行业本身而言，企业多、规模小、布局散等一直是医药行业的特点。医药电子商务恰恰可以大大缩短产业供应链，提高经营效率，有效地降低流通成本。医药流通体制改革是保障医药行业持续、健康、快速发展的当务之急，医药企业要把握这一时机，顺应医药流通体制改革的方向，适时有效地开展医药电子商务，以提高经营效率、降低经营成本，加大企业改制的力度，采用先进的经营方式，提高企业竞争力。

（六）给消费者带来便利

网上药店的开展也可以为消费者带来如下好处。

1. 低价格地购买药品　传统医药经营模式需要通过批发商等众多中间流通环节，从而提高了药品的价格；而医药电子商务却可以避开不必要的中间环节，使药品的价格得以大幅降低。网络的开放性所带来的大量信息服务改变了消费者处于信息不对称所造成的弱势地位，使消费者更容易做到货比三家，使其议价能力得到提高，可以通过比较药品的质量、价格等信息来做出合理的选择，从而也使经营者利用信息不对称抬高药品价格的行为受到一定程度的遏止。

2. 网上购药方便、快捷、保护消费者隐私　对于传统药店来说，人们有时要排长队买药，有时在购买与隐私有关的药物时碰见了熟人，甚至有时不得不在公众场合公开自己的病情，而网上售药基本可以免除这些麻烦和尴尬，网络交易的隐蔽性特点也迎合了消费者保护隐私的需要。另外，医药电子商务能够提供 24 小时全天候服务，可以让消费者省去奔波和问价的劳苦，特别是对于一些慢性病患者来说，他们需要长期大量用药，实现网上交易后，不出门就可以寻找到价格相对适宜的药品，购药不仅会更加快捷、方便，而且在一定程度上可以降低医药费用负担。

3. 可以购买到稀缺药品　当消费者找不到其所需要的药品，或者是消费者对某种药品所掌握的信息不完全时，就可以通过医药电子商务网站所提供的有关药品信息查询系统来搜索其需要的药品，从而提高实现交易和满足顾客需要的概率。

【信息框】

健康到家医药电子商务

健康到家是京东 O2O 业务——京东到家的重要业务板块，健康到家的内容包括健康产品到家与健康服务到家，目前重点发展健康产品到家业务，根据其规划，未来会提供上门配镜、药师上门服务等健康服务。可以看出，京东的核心放在"送"这一字，以平台建设的形式为医药零售企业提供服务。

京东健康到家从 2015 年 8 月上线运营至今，在 4 个月的时间内其业务范围已经覆盖北京、上海等 11 个城市，目前合作的百强连锁药店和其他品类的企业近 80 家，其中国内排名前十的连锁药店里有 8 家已经和京东健康到家合作，合作门店数目超过 1000 个。

覆盖范围广、配送能力强的特点使健康到家能够实现"闪电"送货，即承诺在 1 小时内送药上门，这是健康到家的一大亮点。

此外，健康到家能让消费者直接在 App 上进行医药咨询和购买，减少了信息不对称情况，且能够以与消费者交流和互动的方式，增强零售药店顾客的忠诚度，提升消费者体验。

除了覆盖范围广、配送能力强、减少信息不对称外，健康到家还有一大特点，即药企与京东能够实现双赢。健康到家通过医药 O2O 的方式，采取"线上－线下"的模式，一方面，医药零售企业可以通过第三方平台快速发展线上业务；另一方面，线下药店又能够促进 App 的推广，增加流量。

第四节　电子商务的产生与发展

电子商务的产生是技术（EDI 技术、Internet 技术）、经济（经济全球化）和知识（知识经济时代高科技）交融在经济领域应用的结晶，也是商务活动在发展过程中的必然结果。

一、电子商务产生与发展的条件

电子商务最早产生于 20 世纪 60 年代，发展于 20 世纪 90 年代，其产生和发展的重要条件如下：

1. 计算机的广泛应用　近 30 年来，计算机的处理速度越来越快，处理能力越来越强，价格越来越低，应用越来越广泛，这为电子商务的应用提供了基础。

2. 网络的普及和成熟　由于 Internet 逐渐成为全球通信与交易的媒体，全球上网用户呈级数增长趋势，快捷、安全、低成本的特点为电子商务的发展提供了应用条件。

3. 信用卡的普及应用　信用卡以其方便、快捷、安全等优点而成为人们消费支付的重要手段，并由此形成了完善的全球性信用卡计算机网络支付与结算系统，使"一卡在手、走遍全球"成为可能，同时也为电子商务中的网上支付提供了重要的手段。

4. 电子安全交易协议的制定　1997 年 5 月 31 日，由美国 VISA 和 Master card 国际组织等联合制定的 SET（Secure Electronic Transfer Protocol，电子安全交易协议）的出台，以及该协议得到大多数厂商的认可和支持，为开发网络上的电子商务提供了一个关键的安全支付环境。

5. 物流及其相关技术的发展　电子商务的发展包括商流、信息流、资金流和物流，物流是将虚拟电子商务平台上的商流转化成实体配送，使电子商务的交易全过程真正地得到完成，使电子商务流程得到有力的保障。伴随着全球电子商务化，除了简单的配送动态规划以外，有一些相对重要的技术在现代电子商务物流中得到很大程度的提升改革。这其中就包含条形技术（Bar Code）、射频技术（Radio Frequency）、电子数据交换（EDI）、地理信息系统（GIS）、全球定位系统（GPS）等技术。

6. 政府的支持与推动　自 1997 年欧盟发布了欧洲电子商务协议，美国随后发布"全球电子商务纲要”以后，电子商务受到世界各国政府的重视，许多国家的政府开始尝试网上采购，这为电子商务的发展提供了有利支持。

从技术的角度讲，电子商务产生与发展的条件主要可归为下述两个方面：一方面是计算机网络技术的发展，这是电子商务产生与发展的基础，包括计算机通信网络的发展和 Internet 的建立与发展；另一方面是电子商务技术的发展，包括安全技术（如加密技术、防火墙技术）、电子支付工具（如智能卡、电子现金、电子钱包、银行卡等）、交互商业信息及数据库等后备技术。

二、电子商务发展的两个阶段

从广泛的意义上讲，自从有了电子通信手段就有了电子商务活动。早在 1839 年当电报刚出现的时候，人们就开始运用电子手段进行商务活动的实践，而在西方发达国家广泛流行了几十年的电话购物和信用卡支付等商务活动也都属于电子商务的最初表现形式。

但是，真正意义上的电子商务研究和应用经历了两个重要的发展阶段，即开始于 20 世纪 60 年代的基于 EDI 的电子商务和开始于 20 世纪 90 年代初期的基于 Internet 的电子商务。现在人们所讲的电子商务主要是指在计算机网络环境下，特别是在 Internet 上所进行的商务活动。

（一）第一阶段

第一阶段为基于电子数据交换（EDI）的电子商务（20 世纪 60 ~ 90 年代）。

从技术的角度来看，人类利用电子通讯的方式进行贸易活动已有几十年的历史。早在 20 世纪 60 年代，人们就开始用电报报文发送商务文件的工作；20 世纪 70 年代人们又普遍采用方便快捷的传真机来代替电报，但是由于传真文件是通过纸面打印来传递和管理信息的，不能将信息直接转入到信息系统中，因此人们开始采用 EDI 作为企业间电子商务的应用技术，这也就是电子商务的雏形。

EDI 在 20 世纪 60 年代末期产生于美国，当时的贸易商们在使用计算机处理各类商务文件的时候发现，由人工输入到一台计算机中的数据 70% 是来源于另一台计算机输出的文件，由于过多的人为因素，影响了数据的准确性和工作效率的提高，人们开始尝试在贸易伙伴之间的计算机上使数据能够自动交换，EDI 应运而生。EDI 是将业务文件按一个公认的标准从一台计算机传输到另一台计算机的电子传输方法。由于 EDI 大大减少了纸张票据，因此，称之为“无纸贸易”或“无纸交易”。

EDI 包括硬件与软件两大部分。硬件主要是计算机网络，软件包括计算机软件和 EDI标准。

从硬件方面讲，20 世纪 90 年代之前的大多数 EDI 都不通过 Internet，而是通过租用的电脑线在专用网络上实现，这类专用的网络被称为 VAN（Value Added Network，增值网），这样做的目的主要是考虑到安全问题。但随着 Internet 安全性的日益提高，作为一个费用更低、覆盖面更广、服务更好的系统，其已表现出替代 VAN 而成为 EDI 的硬件载体的趋势，因此有人把通过 Internet 实现的 EDI 直接叫作 Internet EDI。

从软件方面看，EDI 所需要的软件主要是将用户数据库系统中的信息翻译成 EDI 的标准格式以供传输交换。由于不同行业的企业是根据自己的业务特点来规定数据库的信息格式的，因此，当需要发送 EDI 文件时，必须把从企业专有数据库中提取的信息翻译成 EDI 的标准格式才能进行传输，这时就需要相关的 EDI 软件来完成了。EDI 软件主要有以下几种。

1. 转换软件（Mapper）　转换软件可以帮助用户将原有计算机系统的文件转换成翻译软件能够理解的平面文件（Flat file），或是将从翻译软件接收来的平面文件转换成原计算机系统中的文件。

2. 翻译软件（Translator）　将平面文件翻译成 EDI 标准格式，或将接收到的 EDI 标准格式翻译成平面文件。

3. 通信软件　将 EDI 标准格式的文件外层加上通信信封（Envelope），再送到 EDI 系统交换中心的邮箱（mailbox），或从 EDI 系统交换中心内将接收到的文件取回。

EDI 软件中除了计算机软件外还包括 EDI 标准。美国国家标准局曾制定了一个称为 X. 12 的标准，用于美国国内。1987 年联合国主持制定了一个有关行政、商业及交通运输的电子数据交换标准，即国际标准 UN/EDIFACT（UN/EDI For Administration, Commerce and Transportation）。1997 年，X. 12 被吸收到 EDIFACT，使国际用统一的标准进行电子数据交换成为现实。

（二）第二阶段

第二阶段为基于 Internet 的电子商务。

由于使用 VAN 的费用很高，仅大型企业才会使用，限制了基于 EDI 的电子商务应用范围的扩大。因此，自 20 世纪 90 年代以来，基于 Internet 的电子商务活动蓬勃发展。其主要内容如下：

1. 在 WWW（World Wide Web）上建立站点，设计 Web 主页进行营销广告宣传。任何商务活动都是以经营者之间互通信息为前提的，因此，建立 Web 站点、设计 Web 主页是企业电子商务活动中营销的主要方式。就我国目前的情况来看，由于电子商务中还有一些安全性方面的问题尚未解决，因此，网上的广告宣传就成了多数先行者的主要内容。

2. 通过互发电子邮件来传递信息。在网上建立 Web 站点、设计 Web 主页作为营销活动所完成的邀约行为，仅仅作为单向信息。而电子邮件用来收发订单及其他各种证，所传递的是双向信息，完成邀约与承诺整个过程，是企业电子商务活动的重要方式。同时，企业可以通过电子邮件的收发在网上进行市场调查等活动。

3. 在网上互动式地交换信息。通过网页人机交互界面提供或获取信息，以完成指定服务。比如，某宾馆网上订房界面可能给出系列空格让客户填写或选择：订房者姓名、电话、地址、国籍，到达和离开的时间，支付方式，需要单人房间数、双人房间数等。填入相应条件后，该系统就会自动处理这些要求，使该客户获得所想预定的客房。

4. 进行在线交易。在线交易指客户的联机订购。由于安全性的关系，一般客户在 Web 上使用信用卡必须先登记注册，才可以进入选购商品的程序，在特别设计的系统下进行。

三、国内电子商务发展简介

我国的电子商务从 20 世纪 90 年代初 EDI 的应用开始，随后展开的"三金工程"（金桥、金卡、金关）为电子商务应用打下了基础，1998 年开始进入了基于 Internet 的初步发展阶段。近几年电子商务虽然经历了波折，在基础设施、网络安全、法律法规、网上支付、企业应用等方面存在许多问题，但无法阻挡电子商务前进的步伐（图 1 - 8）。

1996 年，随着国家信息化工作领导小组的成立，中国电子商务之梦开始。到现在，中国

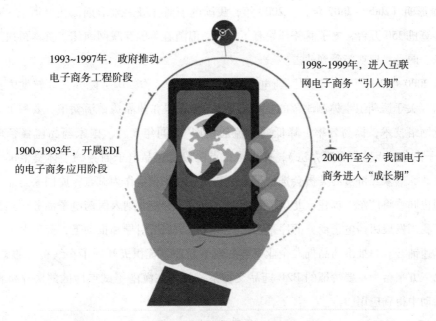

图 1-8　我国电子商务的发展历程

电子商务的发展已经经过了 20 个年头，而这 20 年的发展大致可以分为这几个时期：萌芽期、雏形期、回暖期、稳定期、群雄期与融合期。

1. 萌芽期（1996~1999 年）　第一阶段开始于 1996 年，是我国医药电子商务的起步和探索阶段。1996 年，河南省开始探索利用信息网络技术和先进的经营管理方式改造传统药品流通行业，将药品交易方式由"人对人"转换为"人机对话"的途径与方法。1998 年 12 月，河南医药电子商务系统率先通过省级评审并投入试运行，是国内第一个投入实际运行的药品电子商务系统（图 1-9）。河南医药电子商务系统的研究开发和推广应用，初步探索了药品电子商务的政策框架、商业模式和技术方案，为明确网上交易规则、行为规范和各方当事人的法律责任，提供了初步的经验。

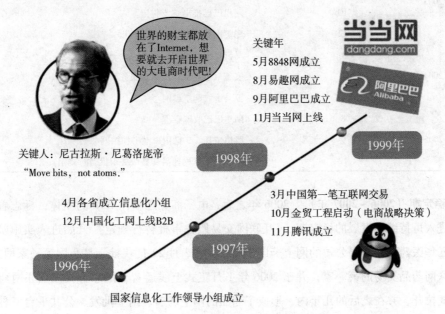

图 1-9　1996~1999 年萌芽期

2. 雏形期（2000～2002年）　2000年，我国电子商务进入雏形期，网民增至890万，能上网的计算机350万台，电子商务开始有了市场。但随着美国互联网泡沫，资本再次远离互联网，新浪、网易、搜狐等受到冲击。

而从2000年2月开始，我国医药电子商务展开试点工作。国务院办公厅转发国务院体改办等部门《关于医药卫生体制改革的指导意见》，要求"在药品购销活动中，要积极利用现代电子信息网络技术，提高效率，降低药品流通费用"。同年6月，国家药品监督管理局发布《药品电子商务试点监督管理办法》，提出了试点阶段对药品电子商务的主体资格审验和监督管理办法。原国家经济贸易委员会选定上海和武汉两家企业作为试点，原国家药品监督管理局市场司也同意将广东、福建、北京等更多地区的数十家企业纳入医药电子商务试点范围，从而拉开了我国发展医药电子商务的序幕。在有关部门的积极引导和推动下，药品电子商务的试点工作迅速铺开。一批由药品批发企业搭建的电子商务系统积极开展了在线销售的试点工作。以独立第三方平台为主要特征的B2B药品交易系统开始在海南等试点地区的医疗机构集中招标采购活动中得到应用。

3. 回暖期（2003～2005年）　2003年是回暖期，更是风投的疯狂期，电商的大好形势更加速了电商企业的上市，聪慧网在中国香港上市的同时，携程也在纳斯达克上市。而淘宝和支付宝的成立更为阿里巴巴奠定了发展基础，马云于2004年提出"网商"概念。易趣eBay同样将中国作为最大市场，梅格·惠满顿预测中国电商的发展是全球的4倍。同时，2004年7月，我国实施了《互联网药品信息服务管理办法》，规范了互联网药品信息的发布，为互联网药品交易进行的有序推进提供了一定的保障。2005年12月1日实施了《互联网药品交易服务审批暂行规定》，为互联网药品交易提供了一定的依据（表1-3）。

表1-3　2003～2005年回暖期

年份（年）	月份（月）	事件
2003	5	淘宝网成立，进军C2C
	6	最大C2C平台易趣网被eBay全盘收购
	10	阿里巴巴推出"支付宝"
	12	聪慧网香港创业板上市
2004	1	马云提出"网商"概念
	7	实施《互联网药品信息服务管理办法》
	8	亚马逊收购卓越网
2005	8	阿里巴巴收购雅虎
	9	腾讯依托5.9亿用户推出拍拍网
	12	实施《互联网药品交易服务审批暂行规定》

4. 稳定期（2006～2007年）　2006年之后，电子商务逐渐以B2B为主体，标志着电子商务已经进入可持续性发展的稳定期，《互联网交易服务审批暂行规定》开始进入实施阶段。北京京卫元华医药科技有限公司的网上药店于2005年12月29日获批，是我国第一家网上药店，也是互联网药品交易的第一家，并于2006年1月正式上线运营，标志着我国互联网药品交易序幕正式拉开，并在之后的几年内，形成了药品的网上药店、网上批发、公共平台三种形式并存发展的格局。在这一阶段，以独立第三方B2B交易场的建立和应用为另一个主要标志。药

品集中招标采购和我国的药品流通行业最终走进 B2B 交易场是不可避免的发展趋势。由于我国医药行业市场集中度低，信息化能力差，医疗机构是主导药品市场的支配力量，我国的 B2B 药品交易场必须体现这一国情，因此，这种独立第三方的 B2B 交易场将是与医疗机构集中招标采购制度相结合而形成的一种采购场。B2B 药品采购场是最早形成的一种独立第三方药品交易场。

5. 群雄期（2008~2010 年） 2008 年金融危机，我国传统企业损失惨重，但电商这样低成本、高速率的方式让很多传统企业看到了新方向，于是在 2009 年越来越多的传统企业投入电商领域，例如中粮的"我买网"、苏宁、国美等。而截止至 2010 年，我国医药电商获得交易资格证书的企业有 23 家，网上药店有 10 家，医药电商发展缓慢。

6. 融合期（2011 年后） 2011 年，互联网信息碎片化及云计算技术愈发成熟，主动互联网营销模式出现，I – Commerce（Individual Commerce）顺势而出，电子商务摆脱传统销售模式，以主动、互动、用户关怀等多角度与用户进行深层次沟通。其中以 IZP 科技集团提出的 ICE 最具有代表性。

2011 年后，中国医药电商参与者不断增加。药品流通行业销售总额不断增长，2011 年为 9426 亿元，2012 年为 11174 亿元，2014 年销售总额达到 15021 亿元，较 2013 年的 13036 亿元增长 15 个百分点，2015 年上半年销售总额为 8410 亿元，比上年同期增长 12.4%。从投融资方面看，2013 年中国医药电商关注度开始提高，特别是 2014 年《互联网食品药品经营监督管理办法（征求意见稿）》的颁布，受到处方药允许网上售卖的趋势影响，医药电商投融资数量增长了 3 倍。目前，国内已开展 B2B 电子商务的主要有：海虹医药电子商务有限公司（在全国海虹和卫虹的电子商务公司共 30 家），中国金药网（包括中国医药卫生电子商务网、全国医药统计网、中国中药材网、全国医药技术市场网 4 大专网，以及中国医药经贸网、中国医药信息学术研究网和中国百姓寻医问药网 3 个特色站点的综合网），上海医贸网，中国医药信息西南经贸网，中国医药市场网，等等。开展 B2C 电子商务的网站有"网药"等。

第五节　电子商务的框架体系

电子商务是将网络技术运用在商务交易中，即将商务活动网络化。其核心仍是商务活动，因此，它仍具有作为商务交易活动的一般特征。商务交易实质上是一个信息流支配资金流和物流的过程，一个完整的交易过程应包括信息流、资金流和物流三种。电子商务作为电子手段化的商务活动，同样也是如此（图 1 – 10）。

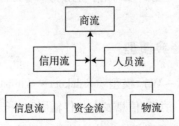

图 1 – 10　现代商务的基本框架

在电子商务活动中，信息流是电子商务交易各主体之间的信息传递与交流的过程，如询价单、报价单、订货单、发货单、付款通知、技术支持、售后服务，以及发票、合同、招标书、投标书等信息的交换。资金流是指资金的转移过程，包括支付、转账、结算等，具体实施时既可以采用传统方式下的支付结算方式，也可以用电子方式。物流则是由人们的商品交易行为而形成物质实体的物理转移过程，包括包装、存储、装卸、运输、配送等多项基本活动。电子数据交换、信息交换、网上浏览等完成信息流；电子支付则完成资金流；售前售后服务，进行销售、商品配送完成物流。在信息流、资金流和物流三大要素中，资金流和物流已成为制约电子商务发展的两大因素。电子商务的资金流需要的是资金在 Internet 上的流动，即网上支付，它要求具备较高的金融电子化水平及人们较好的信用知识。

信息流、资金流和物流是商务活动中不可分割的整体，共同完成商品流通的全过程，但又互相独立，其流动次序不是一成不变的。三者的关系是：信息流为资金流和物流提供决策依据；资金流是物流的依托和价值担保，并随物流的变化而变化；物流是资金流的前提和条件。

一、电子商务的基本框架

电子商务框架是描述电子商务的组成元素、影响要素、运作机理的总体性结构体系。可以用"5F+2S+1P"来描述电子商务的基本框架。其中商流是核心，是电子商务的最终目的，处于最高端。实施电子商务就是为了顺利实现 5F 畅通，最终实现商流。通过网站建设进行信息发布、传输和交流，沟通各相关市场主体，实现信息流；通过电子支付手段，实现资金流；通过配送体系等方式，实现物流。在整个电子商务的实施过程中，市场主体的参与（人员流）和市场主体之间相互提供信用（信用流），则是有效完成交易的根本保障。

电子商务的开展，需要具备现实的基础环境，包括安全（Safety）、标准化建设（Standardization）和政策法规（Policy），它们作为电子商务的支持条件，构成电子商务完成交易的根本保障（图1-11）。

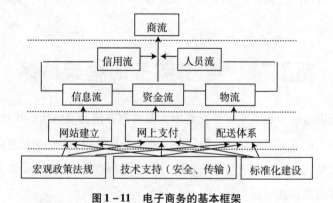

图1-11 电子商务的基本框架

二、关于电子商务框架的经典模型

1. Kalakota - Whinston（K - W）模型 Kalakota - Whinston 电子商务框架包括网络基础层、多媒体内容与网络出版层、消息/信息发布与传输层和一般业务服务层等（图1-12）。

（1）网络基础层 该层提供了商务信息传输的基本线路设施。网络基础设施包括电信网、有线电视、无线电视和 Internet 等，这些网络形成高速传输系统，即通常所称的"信息高速公

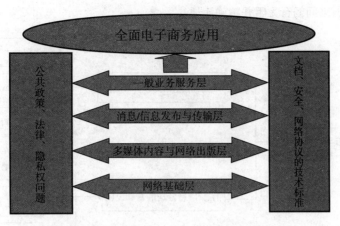

图 1 - 12　Kalakota - Whinston 电子商务框架

路"（图 1 - 13）。数据信息整合压缩后，能通过电话线、无线电缆与有线电缆进行传送，非同步传输（Asynchronous Transfer Mode，ATM）技术使声音和数据得以结合，而 ADSL、Cable Modem 的出现，使得人们可以通过宽带高速接入 Internet，轻松快捷地获取世界范围内的各类信息。

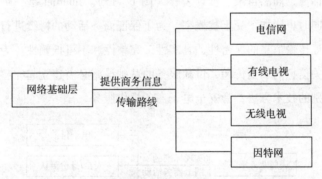

图 1 - 13　网络基础层

　　（2）多媒体内容与网络出版层　有了网络基础设施，信息就具备了传输的通路，可是信息存在的形式多种多样，有文字，有声音，还有图像，而机器（以电子计算机为主）只能识别简单的代码语言，这些信息怎样表现出来呢？这就需要进行各项信息内容的"出版"（Publication），最常用的设施包括超文本标记语言（Hyper Text Markup Language，HTML）、Java 语言和全球信息网（World Wide Web，WWW，又称万维网）等。HTML 可以将文本、图形、图像、声音、动画等多媒体项目集中于一体予以发表，Java 语言是一种功能强大的网络编程语言，万维网则是信息内容的展示台，是制作产品并将其出版的一个配发中心。

　　（3）消息/信息发布与传输层　具备了基本的传输网络和出版环境，信息就可以进行无障碍传输了。然而信息的发布、传输形式并不是单一的，不同的场合、不同的要求需要采用不同的方式，这就构成了消息/信息发布与传输层。实践应用中，消息/信息的发布/传输基础设施包括电子数据交换（Electronic Data Interchange，EDI）、电子邮件（E - mail）与超文本传输协议（Hyper Text Transfer Protocol，HTTP）等多种形式（图 1 - 14）。开展电子商务根本上是为了完成商务目的，商务活动会提出原始性、真实性、及时性等要求，因此信息要及时传递到达目的地。同时还必须保证确实是原始信息，没有被截留、修改或复制，消息/信息必须在各种通讯设备、介质和网络间畅行无阻并精确流通。

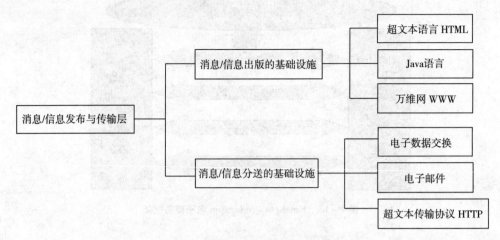

图1-14　消息/信息发布与传输层

（4）一般业务服务层　为了保证交易顺利完成，所有的企业、个人在商务活动中都需要接受一些基本的服务，这就构成一般业务服务层。一般业务服务基础设施主要包含安全、认证、电子支付、电话簿、商品目录、价目表等（图1-15）。Internet是一个开放的环境，开放扩大了选择集合，同时也增加了受干扰概率。为了保证商务活动的持续进行，必须保证交易安全有效进行，即保证传输信息的保密性、真实性、完整性和不可抵赖性。为了使在线付款能够成功，并能确保相关信息的安全传递，付款服务的基础设施必需建立起完善的认证体系，运用具有加密及身份鉴别的技术方法，为安全电子商务提供服务。

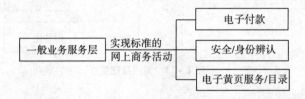

图1-15　一般业务服务层

（5）公共政策、法律、隐私权问题　主要包括如消费者权益保护、网络隐私权、知识产权、网络税收、电子合同等方面（图1-16）。

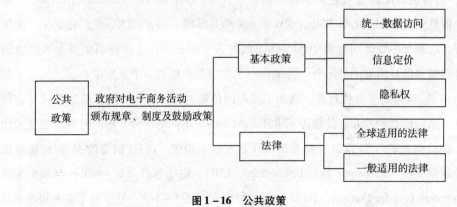

图1-16　公共政策

（6）文档、安全、网络协议的技术标准　技术标准定义了用户接口、通信协议、信息发布标准、安全协议等技术细节。它是信息发布、传递的基础，是网络信息一致性的保证。就整个网络环境来说，技术标准对于保证各种硬件设备和应用软件的兼容性和通用性是十分重要的。目前，许多企业和厂商、国际组织都意识到技术标准的重要性，正致力于联合起来开发统一的国际技术标准，比如：EDI 标准、TCP/IP 协议、HTTP 协议、SSL 协议。

2. Kosiur 模型 著名学者 David Kosiur 认为电子商务是一种由商业市场成员、交易操作流程与网络环境结构的交集产物（图 1−17）。

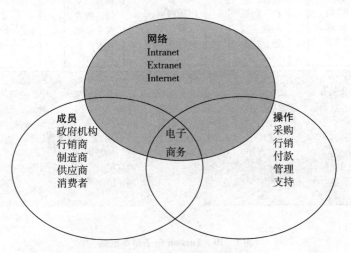

图 1−17 Kosiur 电子商务框架

3. MEC 模型 学者 Adem 等认为电子商务是包括各项科技领域、政策及法律的综合性活动，因而他们提出一种"跨科技领域电子商务模型"（Multidisciplinary EC Model），简称 MEC 模型（图 1−18）。

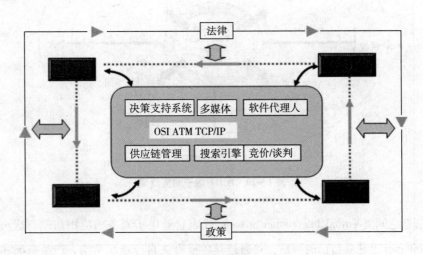

图 1−18 MEC 电子商务框架

4. Turban 模型 Turban（特伯恩）等人从管理的视角设计了一个基本的电子商务框架（图 1−19）。

5. ICDT 模型 学者 Albert Angehrn（阿尔博特·安格恩）提出了 ICDT 模型（Angehrn，1997），以此构建了电子商务发展框架（图 1−20），用以说明企业在 Internet 环境下电子商务的应用策略及可实现层面的一次顺序。

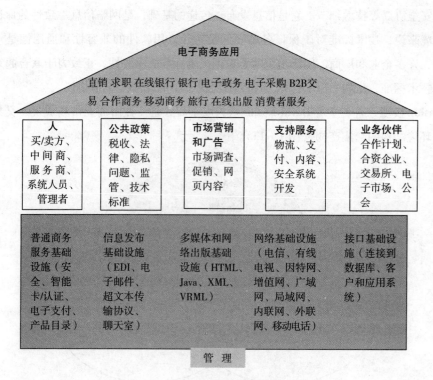

图 1－19　Turban 电子商务框架

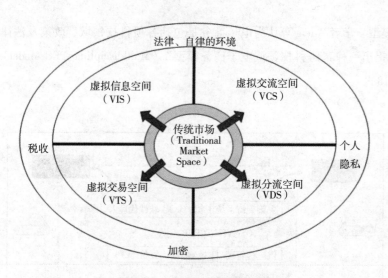

图 1－20　ICDT 电子商务框架

虚拟信息空间（Virtual Information Space）代表企业电子商务的应用初期。这一阶段，企业常常在 Internet 上建立自己的网站，并通过其传播有关自身组织结构、产品概况和服务内容的信息。随着电子商务的进一步应用，直接的网上交流越来越多，电子商务发展进入第二阶段。

虚拟交流空间（Virtual Communication Space）：这一空间主要用于建立关系、交流意见。网上论坛、聊天室及虚拟组织就是这类应用。

虚拟交易空间（Virtual Transaction Space）：在此空间，交易者之间可以进行直接的网上交易，实现交易的达成。

虚拟分流空间（Virtual Distribution Space）：不完全电子商务常常需要物流配送体系，而完全电子商务中，产品和服务可实现数字化，直接通过网络进行传输。如网上新闻、软件、书籍可直接通过 Internet 传递信息。与此同时，支持电子商务应用的基础环境是必不可少的，即宏观的法律、税收、信息传输安全度、个人隐私问题。

【本章小结】

本章全面地探讨了电子商务的定义，介绍了我国电子商务的产生与发展；阐述了医药电子商务的概念和在我国的发展历程；介绍了电子商务的基本元素及其分类，给出了电子商务的主要功能及特点，比较了传统商务和电子商务的区别，同时介绍了电子商务的影响及作用；最后介绍了电子商务的框架体系。

【思考题】

1. 简要阐述电子商务的概念。

2. 简要说明电子商务的特点。

3. 简要比较电子商务与传统商务的异同。

4. 简要阐述医药电子商务的定义。

5. 结合实际，简述医药电子商务发展中需要解决的问题。

【典型案例与讨论】

阿里"未来医院"助力智慧医疗

案例标签：智慧医疗；"互联网＋医疗"；"未来医院"。

1. "互联网＋医疗"兴起

"看病难，看病贵"一直以来都是我国医疗的一大难题，我国医疗卫生领域暴露出一些深层次问题和矛盾，医疗机构和患者之间、医生和患者之间的互信互谅受到较大影响。同时，医院"人满为患"的问题也有待解决，这就要求医疗机构进行技术转型、管理转型和服务转型，因此，引进移动互联网是必然趋势。近年来，作为移动互联网时代的新生事物，"互联网＋医疗"引起了医疗界高度关注，这种智慧医疗的引入将会使看病难的问题得到更大程度的缓解。近年来，我国各地涌现出各类布局全面、层次丰富的医疗云平台，在建设主体和运营模式上也形成了政企合建、市场运营的良好局面。我国智慧医疗云平台的构建主要是以人口信息数据库、电子病历数据库和电子健康档案数据库等三大数据库为支撑，并通过平台支持公共卫生、医疗服务、医疗保障、药品供应和综合管理等业务（图 1-21）。

各类企业以医院、医生、患者、医药、医疗保险、医学检验等入口，纷纷布局智慧医疗与大数据，在医院信息化、可穿戴设备、在线医疗咨询服务、医药电商等行业蓬勃发展，产业链条初步形成。国内互联网巨头阿里巴巴公司也将目光投向了蓄势待发的"互联网＋医疗"市场。

2. 阿里巴巴的"未来医院"

（1）推出"未来医院"计划

阿里巴巴在互联网医疗市场仍然坚持着自身电商起家的本色。阿里巴巴率先进入医药电商的领域，投资了像寻医问药、U 医 U 药这样的医疗平台，为"未来医院"的建立奠定了稳健的基础。2014 年初，阿里巴巴收购中信 21 世纪，更名为阿里健康，随后公布了"未来医院"的计划。阿里巴巴预计利用自身的支付宝为卫生医疗机构提供平台，以此帮助医院建立互联网

NOTE

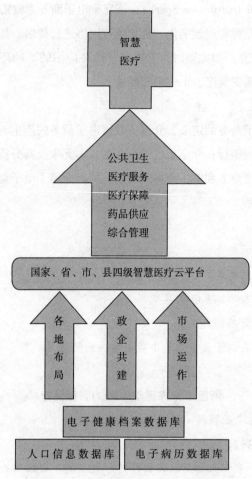

图 1-21　我国智慧医疗云平台建设构架

医疗健康服务体系。

　　未来支付宝将对医疗机构开放其平台能力，包括账户体系、移动平台、支付及金融解决方案、云计算能力、大数据平台等，以帮助医院在移动互联网时代变得更加高效。支付宝还会在医院内提供免费 Wi-Fi 服务与室内导航等技术支持，引导用户到诊、检查、缴费、取药等，不仅如此，在医院从挂号开始一系列治疗过程的费用支付均可利用支付宝完成（图 1-22）。

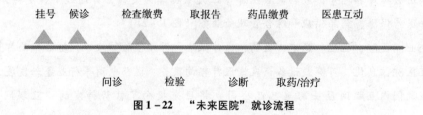

图 1-22　"未来医院"就诊流程

（2）"未来医院"变革初见成效

　　"未来医院"迅速普及，一定程度上是中国医疗智能化发展的一个缩影。根据支付宝发布的《未来医院一周年服务数据报告》显示，全国超过 200 家医院加入"未来医院"，平均每 2 天左右就有一家医院加入"未来医院"。目前，全国已有 82 家"未来医院"上线，21 个省份、直辖市，41 个城市的用户可以享受移动医疗服务。

　　从全国范围来看，东部地区的"未来医院"普及最快，超过一半上线的"未来医院"来自东部城市。其中，广东占14家，排全国首位，其后是浙江，有10家上线，北京和山东各有8家"未来医院"上线（表1-4）。

表1-4　"未来医院"全国分布情况

省、市	"未来医院"个数（家）
北京	8
黑龙江	1
辽宁	6
河北	1
山东	8
江苏	3
上海	4
山西	1
河南	2
湖北	3
江西	3
福建	1
广东	14
湖南	6
重庆	1
陕西	2
甘肃	1
四川	2
云南	3
安徽	2
浙江	10

全国首家移动智能医院——广州市妇女儿童医疗中心（广州妇幼）

广州妇幼是国内首家联合支付宝"未来医院"计划打造移动智慧医疗系统的医疗机构。作为华南地区最大规模的妇幼医院，广州妇幼年门诊量大约400万人次，平均每天门诊量在1.5万人次左右，在全国妇幼保健院及儿童医院中门诊量均排在前三。在医生不堪重负、患者就医体验不佳的压力下，广州妇幼于2014年5月与支付宝达成协议。

以医院业务高峰期（早上8点~12点）对患者使用移动智慧医疗系统与现场挂号及缴费所耗费时间进行统计和对比，患者在医院逗留时间明显减少（表1-5）。

表1-5　业务高峰期现场与移动挂号缴费时间对比表

方式	现场（分钟）	移动（分钟）	节省时间（分钟）
等候挂号时长	12.6	0	12.6
挂号至就诊时长	43.3	26.4	16.9
就诊至缴费时长	22.6	4.3	18.3
缴费至发药时长	11.4	10.8	0.6

NOTE

广州市妇女儿童医疗中心的"未来医院"上线 1 年，总共为用户节省 228100 小时的就医时间，相当于 26 年时间。

2016 年 2 月，覆盖全国 90% 省份的近 400 家大中型医院纷纷加入"未来医院"，患者通过支付宝即可挂号、缴费、查报告，支付宝还将已覆盖全国 27 省的农村淘宝开始试点变身为"农村医院"，老百姓通过当地淘宝服务站进行视频就诊，包括消化内科、内分泌科、中医科、皮肤科等 13 个科室，诊断完毕开出电子处方，由天猫医药馆送药上门。

（3）终极大招，先看病再给钱

"未来医院"率先试点广州市妇女儿童医疗中心，芝麻分 650 分及以上的用户可以先诊疗后付费，用户可以免除所有排队付费环节，直接挂号、诊疗、检查检验、拿药，就诊完毕不用支付就可离院。

"未来医院"还有助于改善医患关系。数据显示，在"未来医院"上，用户对医生好评率超过 80%。以广州市妇女儿童医疗中心为例，其"未来医院"用户对医生的评价中，90% 以上打了满意好评，其中超过 60% 都打了五星点赞好评。即便一些用户有意见，也会通过留言向医院反馈，这使得医院多了与患者沟通的渠道。

（4）"未来医院"的难点

按照支付宝"未来医院"设计的愿景，未来，患者可以直接在支付宝中完成预约挂号、候诊叫号、缴费取药、查看检查报告、与医生互动、评价医院等流程，患者的病历、检查单据甚至费用单据都可以保留在支付宝上，医院今后只需负责诊疗治病的核心业务。这个愿景对于患者来说，有它美好的地方：借助移动互联网工具，省去了车马劳顿、排队等候的煎熬，提高就诊效率，优化就诊体验。

根据《未来医院一周年服务数据报告》中所统计的分布数据，目前未来医院数量还不到全国三甲医院总数的 1/10，发展速度有待提升。据有关规定，通过互联网销售药品，必须经过食品药品监督管理部门审批，取得《互联网药品信息服务资格证》和《互联网药品交易服务机构资格证书》。而包括淘宝商城、京东商城等国内所有的 B2C 平台，目前只取得了《互联网药品信息服务资格证》，尚未取得《互联网药品交易服务机构资格证书》，并不具备在线卖药的资格。并且，一般移动医疗企业进入医院，要接入医院多个业务流程，需要与医院原有的多个信息系统对接，这往往需要这些系统的开发商对移动医疗企业开放接口。而开放接口本身，对系统开发商来说并没有明显的好处，因此系统开发商缺乏动力。另外，这种接入也需要医院多个部门协调配合，这让移动医疗企业非常挠头，因为必须找到能够协调多个部门的关键人物。

通过支付宝未来医院进行结算的使用率较低，原因在于医保不能实时结算，造成患者不愿使用移动医疗平台。支付宝中目前唯一一家实现医保移动实时报销的是广州华侨医院，但是这种结算也是有限制的。患者必须是在医保定点医院才能实时结算。目前支付宝方面正在与医院等方面就医保与支付宝对接的问题进行沟通，并计划打通商保，将电子病历、电子处方实时自动传给保险公司，以实现快速赔付。支付宝计划完成电子病历、电子处方、附近药物配送、医保实时报销、保险实时申请赔付等所有环节。完成这个阶段可能需要耗时 3~5 年。

摆在支付宝面前的还有其他的现实问题。医疗行业专业性强，各家医院的内部生态大不相同，管理诉求也不尽相同，对行业的了解是否透彻，能否满足各家医院的个性化需求，都是考验，要想标准化，难度就更大。

从目前在一些医院的试点来看，出于对医疗安全的考量，医院只愿意在自己的医联体内试运行远程医疗，而且仅限于复诊患者和慢性病患者管理，也仅限于医生之间的会诊。对于愿景中的"农村诊所"，如果医院和医生对其医疗水平并不了解，尤其是在目前医生劳动价值得不到体现的情况下，医生愿不愿意冒着巨大的安全风险介入工作仍然是一个问题。

讨论：

1. 试用竞争的相关理论分析阿里巴巴的未来医院对"互联网＋医疗"格局的影响。
2. 试分析未来医院在诊疗服务中可能遇到的问题及应对措施。

第二章　电子商务模式

【学习目标】

1. 掌握电子商务模式的定义、具体内涵和基本规范。

2. 了解电子商务模式分类及各种模式的特征、运行机制和异同点。

3. 认识电子商务模式的多样性和未来的发展趋势。

【引导案例】

壹药网的移动端转型

随着移动互联网的兴起，健客网、壹药网、健一网、康爱多、七乐康、金象网等主流医药电商纷纷推出了自己的移动端，其中壹药网的移动端产品"1号药店"已经长期位列 Apple Store 医疗类别下载排名中的三甲，而其他医药电商的 App 均在30名开外。在垂直类别中，除去工具类和游戏类，排进前三名是个非常值得炫耀的成绩。

壹药网自 2010 年成立至今，4 年的时间已发展成为一家总注册会员过千万、年销售破 3 亿的实力医药电商。在 2011 年，壹药网就推出了国内首家手机药店"1号药店"，经过数次的版本迭代，目前已经发展成为国内最大的手机药店，累计下载用户达 1200 万，日新增用户量达 1.3 万，移动端交易占比从 2014 年年初的不到 4% 上升到 2014 年年底的 48%，如今达到 56.8%，达到主流大电商的同等水准。壹药网 CEO 陈华证实，壹药网从 2014 年年中开始转型，资源和人员上全部向移动端倾斜，壹药网技术总团队约有 30% 专门负责移动端产品开发，预计 2015 年上半年这个比例将达到 50%。虽然 1 号药店 App 累积下载达到千万级，但由于前期产品的各种不足，产品的激活情况不是特别理想，公司也计划进一步完善产品，在形象和产品上将有很多调整，在功能上也会有很多新的变化。CEO 陈华同时表示：壹药网的 PC 端不会消亡，依然循序渐进地发展，对移动端则会大踏步前进，不断摸索新功能、新模式、新产品。CEO 陈华坦承，移动端的投入比 PC 大，面临的问题更多，版本需要不断迭代，人才更贵。

1 号药店 App 并不是壹药网移动端转型的全部，其将"左手打造中国最大的医药电商，右手建立中国最大的移动医疗门户"作为自己的未来目标。2014 年 8 月，壹药网在 PC 端上线了"易诊"频道，同时在移动端发布了"易诊"App，用户可以通过文字、图片的方式发布问题，在线医生在 15 分钟内免费诊疗，按当前的反馈情况来看，90% 的问题在 3 分钟内都得到了回复。截止到 2015 年 1 月 15 日，短短 4 个多月，该产品的注册用户已突破 50 万，注册医生超过 2000 人，每日问诊量达到 3000 条。同期，壹药网也开发了一款移动医疗垂直类产品"血压无忧"，开始探索 App 群组战略，打造移动医疗健康生态圈。但移动医疗的竞争远比医药电商惨烈，前方已经有春雨医生、挂号网、好大夫在线这样的领跑企业。壹药网的移动医疗产品"易诊"主打"永久免费"牌，但医生提供在线诊疗需要给其提供补贴，才能够维持持续的服务，因此对壹药网的资金提出了要求。CEO陈华认为，现在只是药品移动电商的初级阶段，现在不是模式问题，是产品本身的技术和运营问题，未来一定是多种形式并存，每种模式都能够有自己的生存空间。

第一节　电子商务模式概述

一、模式、商务模式和电子商务模式

顾名思义，电子商务模式是电子商务的模式，对其含义的理解，首先需要对模式和一般商务模式的基本定义有清晰的认识。模式是指事物的标准样式，体现了某类事物或活动的普遍特征。首先，模式是解决某一类问题的方法论，把解决某类问题的方法总结归纳到理论高度所形成的一种确定性思维方式；其次，模式是从生产经验和生活经验中经过抽象和升华提炼出来的核心知识体系；最后，模式刻画的是事物的外在联系，但它能体现事物隐藏的本质规律。

从对模式这一概念的本质出发，我们可以认为商务模式的本质就是商务活动实践中所形成的一种方法和知识体系。但至今为止，无论商务模式还是电子商务模式都没有取得一个统一的具体定义，对于商务模式的本质特征，主要有以下代表性的观点。

1. 商务模式是一种运作机制　商务模式是企业的运营结构，即通过何种内部流程和基本构造设计来创造价值。蒂姆斯（Timmers）认为商务模式是关于企业产品流（服务流）、资金流、信息流及其价值创造过程的运作机制，其应该包括三方面的内容：①产品、服务和信息流的体系结构，包括各商务角色及其作用；②对各商务角色潜在利益的描述；③对收入来源的描述。

2. 商务模式是描述如何盈利的方法　该观点认为商务模式是企业获取利润的方式，即盈利模式。奥弗尔（Afuah）和得希（Tucci）认为商务模式是企业传递他的产品和服务给消费者，从而实现盈利的方法。拉帕（Rappa）则指出商务模式的最根本内涵是企业为了自我维持，也就是赚取利润而经营商业的方法，从而清楚地说明企业如何在价值链（价值系统）上进行定位，从而获取利润。

3. 商务模式是一种关系结构　阿米特（Amit）和卓德（Zott）等把商务模式看作是一种利用商业机会创造价值的交易关系，这种交易关系包括具体的交易内容、结构和治理架构，实质上反映了公司、供应商、候补者和客户等相关主体组成的网络运作方式。我国学者魏炜、林桂平和朱武祥则进一步将其定义为利益相关者的交易结构，并明确指出商务模式主要包括交易主体（与谁交易）、交易内容（交易什么）、交易方式（怎么交易）及交易定价（如何收入和支出）等内容。

4. 商务模式是价值创造的逻辑　林德（Linder）和坎特雷尔（Cantrell）认为商务模式是组织或者商业系统创造价值的逻辑。奥斯特瓦德（Osterwalder）和皮尼厄（Pigneur）也认为商务模式最基本的定义应该是企业如何做商业的简单描述，不应该是包括所有商业主体、各种关系和过程的完全的、复杂的商业系统描述，相反它是一个位于实际商业过程背后的逻辑上的描述。

实际上，上述的四类观点都反映了关于商务模式本质的一种认识，但需要注意的是，商务模式是一个综合性的概念，从其外在特征来看，其包含了各种各样的要素，如核心价值主张、目标消费者群体、价值配置、客户关系、内部组织结构、成本结构、收入来源等。在这些要素中，价值的创造和传递是核心所在，明确了企业与其他竞争对手的区别。同时，也要认识到商务模式中的各要素具有内在联系，需要用系统的观念来认识不同要素之间相互影响、共同作用的关系机制。商务模式并不是相关要素的简单累加或排列组合，而是一种有机联系，因而企业在建立商务模式时，要重视整体性设计，防止以偏概全。

在理解了模式和商务模式的内涵之后，我们就更容易理解电子商务模式的具体内涵。从电子商务与传统商务活动的关系出发，可以认为电子商务模式是新的电子网络环境下，传统商务模式发展的一种新形式，是基于电子商务活动实践中所形成的方法和知识体系，是对开展电子商务给企业所带来的价值和企业为创造这些价值进行的活动的抽象描述。首先，电子商务模式是商务模式的一个子类，具有和传统商务模式相似的本质特征和要素结构；其次，电子商务模式是商务模式的一种创新，是互联网环境下的商务活动的新的实践经验的理论总结；再次，电子商务模式和传统商务模式都是由一系列因素组成，不同商务活动的本质特征可以通过对具体组成要素特征的描述予以反映。最后，电子商务模式具有多样化的外在特征，可以分为多个类别，每个类别的外在特征具有明显的差异性。

二、电子商务模式的分类

从电子商务模式的不同特征出发，电子商务模式可以分为多个不同的类别。

1. 基于交易对象的分类　中华人民共和国商务部 2009 年颁布的《电子商务模式规范》（标准编号：SB/T 10518 – 2009）从不同的交易主体出发，将电子商务模式具体细分为：企业之间（Business to Business，简称 B2B）、企业和消费者之间（Business to Consumer，简称 B2C）、个人之间（Consumer to Consumer，简称 C2C）。近年来，随着互联网技术的进步，政府、企业和消费者行为也发生了重要的变化，也涌现出众多新的不同的电子商务模式，如企业和政府之间（Business to Government，简称 B2G）、线上和线下（Online to Offline，简称 O2O）等，已逐步成为电子商务模式的主流。

【信息框】

电子商务模式规范

2009 年 4 月 2 日，中华人民共和国商务部发布了《电子商务模式规范》（标准编号：SB/T 10518 – 2009），区别于行业强制性规范，该规范为推荐性规范，适用于中国境内从事电子商务交易的企业和电子商务交易活动。

规范的主要内容包括：①规定了 5 类基于互联网技术和网络通信手段缔结的电子商务模式。②描述了电子商务模式的基本要求。③分别针对 5 类电子商务模式，规定了服务提供方主体法人资格、服务对象主体法人资格、中立的第三方参与经营、实物交易、在线支付、售后服务、独立的技术配套设施及人员技能等方面规范。

该规范的建立具有非常重要的社会积极意义。一方面，有利于政府制定电子商务发展规划，加强电子商务的引导和监管，促进电子商务相关政策的出台和实施落地；另一方面，也有利于规范企业行为，便于企业制定自身的电子商务发展规划，明确操作规程，促进企业的经营能力提高，同时，也有利于电子商务公共服务体系的建立，保障消费者权益，促进电子商务产业的健康发展。

该规范也存在一些不足，主要表现在滞后性，已不能适应当前电子商务发展的现实需要。与 2009 年规范出台时相比，近年来电子商务的发展日新月异，新的技术手段和服务模式层出不穷，一些新的服务模式已很难用原有的 5 类模式进行归类，同时原有的模式运行方式也发生了较大的变化。因此，近年来，关于电子商务模式规范修订的呼声也越来越高。

2. 其他分类

（1）价值链分类　蒂姆斯（Timmers）认为区别电子商务模式可以基于价值链分解、价值链重构和价值活动之间的交互关系三个角度，并将其分为电子商店、电子采购、电子拍卖、电子集市、第三方市场、虚拟社区、价值链服务供应商、价值链集成者、合作平台、信息中介商和信用中介服务等 11 种模式。

（2）价值增值方式分类　伦普金（Lumpkin）和德斯（Dess）从价值增值的角度，将电子商务模式分为委托佣金模式、广告模式、商品加价模式、产品制造模式、咨询中介模式、信息订阅模式、收费服务模式等 7 种模式。

（3）元模式分类　威尔（Weill）和瓦伊塔尔（Vitale）认为电子商务的模式从本质上来说都是属于元模式的一种或者是这些元模式的组合，同时他归纳了如下 8 种元模式：内容提供者、直接与顾客交易、全面服务提供者、中间商、共享基础设施、价值网整合商、虚拟社区、企业/政府一体化。

除了上述 3 种比较有代表性的模式分类之外，还有其他的一些分类方式，如基于多个维度的分类、基于新旧模式差异的分类、基于控制方的分类、基于 Internet 商务功能的分类、基于 B2B 和 B2C 的分类、基于电子商务产品性质的分类等多种分类方式。整体上而言，电子商务模式是一个复杂的概念，从不同的理论视角或概念维度出发，将会形成不同的分类模式，都具有一定的可取之处，这也反映了电子商务模式的多元化特征。

三、医药电子商务模式

按照电子商务交易主体的分类方法，目前医药电子商务主要包括 B2B 和 B2C 两大类模式。由于医药商品与人的健康密切相关的特殊性，在全球范围内的任何一个国家，医药商品的销售和流通都在高强度的监管之下；而且这类商品的生产者具有限制性，不可能由消费者独立生产，必须由具有相应资质的企业提供，因而只能以 B2B 和 B2C 的形式存在。在我国，根据行业监管部门——国家食品药品监督管理局颁布的《互联网药品交易服务审批暂行规定》（国食药监市〔2005〕480 号），从事互联网药品交易服务的企业需要具备互联网药品交易服务资格证书。一般根据交易服务资格证书的 3 个类别，将医药电子商务分为第三方 B2B、自营 B2B 和 B2C 3 种模式。

【信息框】

互联网药品交易服务资格证书

互联网药品交易服务资格证书是由国家食品药品监督管理局给从事互联网药品交易服务的企业颁发的互联网药品交易服务机构资格证书，分为 A、B、C 三种。这三类资格证书一般由企业申请，通过国家食品药品监督管理局统一制定的互联网药品交易服务机构的验收标准后，

NOTE

予以颁发。证书由国家食品药品监督管理局统一印制，有效期五年。

A 类证书的对象是为药品生产企业、药品经营企业和医疗机构之间的互联网药品交易提供服务的企业，即第三方平台 B2B。该类资格由国家局审批，作为第三方交易服务平台，企业自身不直接参与药品交易，具有服务范围广、产品线丰富的特点。

B 类证书的对象为通过自身网站与本企业成员之外的其他企业进行互联网药品交易的药品生产企业和药品批发企业，即自营类 B2B。该类资格由地方局审批，企业自身直接参与药品交易，属于企业间批发交易。

C 类证书的对象为向个人消费者提供互联网药品交易服务的企业，即 B2C。该类资格由地方局审批，企业自身直接参与药品交易，但其交易对象主要为个人消费者。

实际上，除了上述三种模式外，近年来医药电子商务的 O2O 模式也逐步成为一个新的亮点。医药电子商务的 O2O 模式兴起于 2014 年，国家食品药品监督管理局发布《互联网食品药品经营监督管理办法（征求意见稿）》，在允许取得相应资格证书的互联网平台网售处方药的同时，提出可以由第三方物流配送平台进行药品或医疗器械的配送，从而使网上药品销售和线下的实体配送成为现实，为具体的消费者带来更强的服务体验。

第二节　B2B 模式

一、B2B 模式的概念

B2B 模式是企业对企业之间通过互联网技术和网络通信手段进行产品、服务和信息交换的电子商务活动。这类商务活动的交易关系可以是企业和其供应链上的成员之间，也可以是企业和其他的任何企业之间。

B2B 模式是电子商务中历史最悠久、发展最完善的商业模式，能迅速地带来利润和回报，是目前电子商务领域中规模最大的一种交易模式。它的贸易金额是消费者直接购买的 10 倍，在整个电子商务市场交易中占有最高的比重。据易观咨询统计，在全球经济不景气的背景下，2015 年中国电子商务 B2B 市场仍有小幅增长，交易规模达 10.7 万亿元人民币，环比增长 13.83%（图 2 - 1）。

根据 B2B 电子商务市场的发展历程，可以划分为信息时代、交易时代和数据时代三个发展阶段（图 2 - 2）。

在 B2B 电子商务的信息时代，企业主要关注于如何进行信息展示，将线下信息转移到互联网上，电子商务网站以信息交换为核心，通过收取加盟费和信息推广服务费盈利；在交易时代，越来越多的企业开始切入交易过程，通过系统或人工的交易撮合，进行供需信息匹配和在线交易，尝试实现交易闭环；在数据时代，随着云计算、大数据等技术手段的发展，B2B 电子商务将打通供应链，为采购双方提供包括仓储、配送、金融信贷等在内的一系列整体服务。

12.0
10.0
8.0
6.0
4.0
2.0
0
单位：万亿元人民币
5.0
5.9
7.0
8.1
9.4
10.7
2010年
2011年
2012年
2013年
2014年
2015年

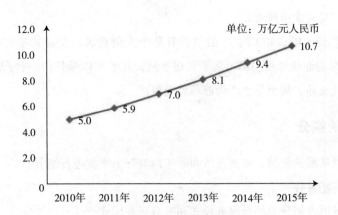

图2－1　2010～2015年中国电子商务B2B市场规模

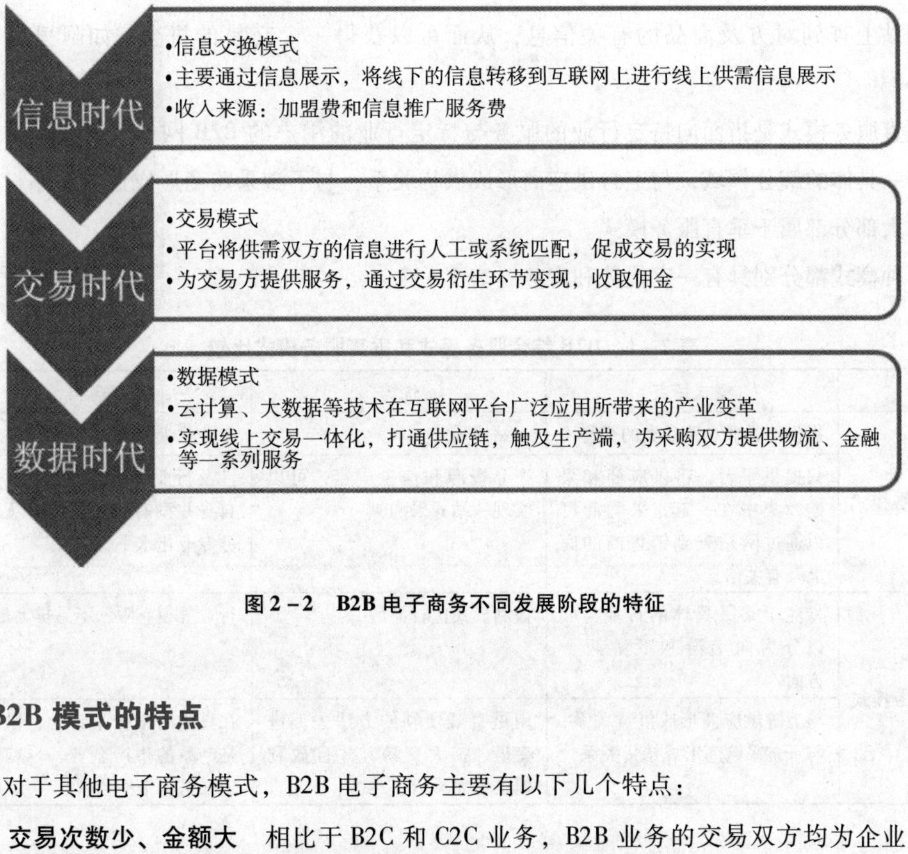

信息时代
•信息交换模式
•主要通过信息展示，将线下的信息转移到互联网上进行线上供需信息展示
•收入来源：加盟费和信息推广服务费
交易时代
•交易模式
•平台将供需双方的信息进行人工或系统匹配，促成交易的实现
•为交易方提供服务，通过交易衍生环节变现，收取佣金
数据时代
•数据模式
•云计算、大数据等技术在互联网平台广泛应用所带来的产业变革
•实现线上交易一体化，打通供应链，触及生产端，为采购双方提供物流、金融等一系列服务

图2－2　B2B电子商务不同发展阶段的特征

二、B2B模式的特点

相对于其他电子商务模式，B2B电子商务主要有以下几个特点：

1. 交易次数少、金额大　相比于B2C和C2C业务，B2B业务的交易双方均为企业，其交易的频率相对较低，采购次数少，但单批次订量大，总交易金额数目巨大。

2. 交易对象相对固定　B2B交易不像普通的个人消费行为，交易比较随意，企业交易的对象一般比较固定，这种固定体现了企业的专业性，以及相互之间交易要求内在的稳定性。

3. 参与产业链整合　B2B交易中的双方企业是彼此供应链上的重要参与者，B2B交易模式有助于帮助双方形成更稳定的合作关系，而且为双方的协同合作提供了良好的基础，从而实现产业链的整合，以及相关企业的整体利益最大化。

4. 交易过程复杂、严格和规范　B2B模式中的交易金额较大，对交易双方的任何一个企业来说，都比较重要，不容有闪失，在交易过程中往往需要多方的参与和认证，对交易产品选择、交易谈判、支付方式等都有严格要求，交易过程十分复杂、严格和规范。同时，也比较重

NOTE

视利用合同等方式规避法律风险。

5. 交易对象广泛 B2C 和 C2C 中的消费者是个人消费者，交易对象主要为生活消费品。而 B2B 中企业交易的商品有很多都不属于普通物品，几乎可以是任何一种产品，比如原材料，也可以是半成品或成品，甚至是生产设施等固定资产。

三、B2B 模式的细分

B2B 模式可以从服务领域、服务主体和服务内容三个维度进行细分。

（一）服务领域细分

按照服务领域可以划分为综合服务模式和垂直服务模式。

综合服务模式是指面向所有行业的供需双方，提供全部工业或服务类产品的 B2B 网站。这类网站既不是拥有产品的企业，也不是经营商品的商家，它只提供一个平台，采购双方可以在其网站上查到对方及商品的有关信息，从而可以获得一个交易的机会，如阿里巴巴和慧聪网。

垂直服务模式是指面向特定行业的服务与特定行业的用户的 B2B 网站。这类网站通过聚焦于某一具体的细分领域，与上游供应商形成供货关系，与下游采购商形成销货关系。医药电子商务大部分都属于垂直服务模式。

两种模式都分别具有一定优势和劣势（表 2 –1）。

表 2 –1 B2B 综合服务模式和垂直服务模式比较

	模式特点	优势	劣势
综合服务模式	提供跨行业和跨品类的交易	一站式采购	专业化人才缺失
	只提供平台，将供应商和采购商集中在一起，采购商可以通过网站查到销售商的商品及有关信息	产品资源和信息丰富，可以实现一站式采购	涉及行业、类目众多，但是网站自身并没有相应的专业人才，服务专业化水平受限
垂直服务模式	专注于某一具体的行业，可以分为向上游和下游两个方向	盈利模式比较灵活	行业规模有限，不易扩大规模
	与上游供应商形成供货关系，与下游采购商形成销货关系	用更直观便利的方法去促进交易、扩大交易，并且盈利模式更加灵活	在具体的细分平台上，供应商都是产品的生产企业，采购商不一定知道这个平台

（二）服务主体细分

按照服务主体可以划分为撮合交易模式和自营模式。在医药电子商务领域，这两种模式也分别对应《互联网药品交易服务资格证书》中的 A 类和 B 类电子商务服务平台。

1. 撮合交易模式 也就是一般意义上的第三方服务模式。由服务平台根据采购方的需求信息，通过人工或系统分析，匹配合适的供应商和产品，以促进交易达成。平台自身不拥有产品，只提供服务。代表性的企业有环球资源、敦煌网等。

撮合交易模式的特点主要有：

（1）主要提供交易信息和服务，自身不参与交易。

（2）收入主要通过交易成功后，买卖双方所提供的佣金。

（3）属于轻资产模式，有利于快速积累用户和交易量，扩大市场占有率。

（4）平台对交易双方的黏性较低，容易跳单。

（5）交易变现的方式较为单一，除佣金收入外，缺少其他收入来源。

（6）更适合于上下游均比较分散，且下游需求强的产业。

2. 自营模式　指由服务平台直接和买家进行交易，从供应商处采购商品，卖给下游采购商，网站自己拥有仓库储存商品。代表性的企业有慧聪网、科通芯城等。

自营模式的特点主要有：

（1）自建仓库参与采购和销售，直接参与交易。

（2）收入主要来自于交易中采购和销售的价差。

（3）可以有效地把控服务质量，并获得相对更高的利润。

（4）属于重资产模式，规模扩张速度受限。

（5）要承受交易风险和资金压力。

（6）更适合于上游资源较为集中，且下游需求比较稳定的产业。

（三）服务内容细分

按照服务内容可以划分为信息服务模式、在线交易模式和供应链协同服务模式。

1. 信息服务模式　目前，国内的B2B电商平台大部分仍以提供信息服务为主，从信息资讯入手，通过信息资讯连通供需双方，以信息资讯平台带动商业平台。以提供信息服务为主的电商B2B网站主要建立分类齐、产品品种多、产品参数完善、产品介绍详细的产品数据库，注重产品的质量和效果，不断更新真实、准确的产品信息，提升买家的采购体验，吸引更多的采购商和供应商来查找和发布信息。

从收入来源方式看，主要包括会员费、竞价广告、线下服务、增值服务等。

（1）会员费　会员费是目前B2B网站收入的主要来源之一，需要信息服务的供需双方需要注册为B2B网站的会员并且每年缴纳一定的会员费用，才能够享受B2B网站的各种服务。像国内电商B2B网站1688.com，其注册会员数已经突破1亿，包括机械设备、家居百货、工业品、服装服饰、食品等42个一级行业，数码、服装、鞋包、照明、钢材、橡塑、建材等1402个二级行业，超过200家签约产业带，每天有超过1000万采购商寻找货源。

（2）竞价广告　企业为了促进产品的销售，为了在B2B网站的搜索中排名靠前，B2B网站会根据会员交费的不同对排名顺序做出调整。阿里巴巴的竞价排名是会员专享的搜索排名服务，当买家在搜索供应商信息时，竞价企业的信息会出现在搜索结果的前端位置，一旦竞价结果出现在搜索结果靠前的位置，容易引起用户的点击和关注。竞价排名实际上是按效果付费的推广方式，通过投入带来大量潜在的客户，有效提升供应商的销售额和知名度。

（3）线下服务　线下服务是国内B2B网站的传统优势服务项目，主要以提供展会、期刊、线下交流会为主。对于B2B来说，线下展会是促成交易十分重要的一环，供应商和采购商能够面对面交流，很多中小企业仍对这种能够见面洽谈的方式有所青睐。从知名B2B企业环球资源公开的财务报表上看，环球资源的线上收入已经出现逐步下滑的趋势，而环球资源的展会、杂志等线下服务已经占到其收入的一半左右，而且线下收入继续增长的态势也有所显现。

（4）增值服务　B2B网站除了为企业提供供求信息之外，还会提供例如企业认证、独立域名、行业分析报告、搜索引擎优化等增值服务。由于B2B交易涉及金额巨大，网上不真实库存信息时常出现，为了降低交易风险、提高交易效率、缩短交易时间，部分B2B电商平台，如中国电子供应商网推出了现货认证服务，经认证的现货库存，标明现货标记，会员信誉度增高，能够增加交易的成功率。除现货认证外，B2B网站还联合各大搜索引擎，如慧聪网与百度、谷

NOTE

歌、360 等合作，会员企业可以独享行业内 99% 的绿色流量，提升询盘的选择，这种遍布多平台投放的方式，能够精准锁定目标客户，效果明显。

信息服务模式的核心在于占有大量的产品信息和供应商信息。从长期来看，这一模式的发展优势在慢慢消失，其他新兴的电子商务形式快速地分割了大部分市场，未来信息服务模式不再是主流模式，但也会作为基础性服务存在于 B2B 发展的每一阶段。

2. 在线交易模式　目前，传统的信息加广告的服务模式已经远远不能满足 B2B 企业供需双方的服务需求，国内的电子商务 B2B 平台正在逐步从信息服务平台向在线交易服务平台转型，如阿里巴巴、慧聪网等都利用各类采购汇、促销汇等活动，意在培养 B 类企业的在线交易习惯，同时也为电商平台的其他增值服务打开窗口。

在线交易模式要求供需双方通过平台完成订单、付款、发货、收货、评价等环节，实现交易闭环。目前主要包括即时到账交易和担保交易两种方式。

（1）即时到账交易　即时到账交易，即买家在下单之后将资金打入卖家账号，卖家即进行发货，或卖家先行发货，买家即将资金打入卖家账号。该模式的优势在于不存在账期压力，可以把买家、卖家账期降到最小值；劣势在于对买家与卖家无保障，如果买家先付款，则货品质量、买家权益无法保障，如果买家签收后付款，则卖家无收款保障。

即时到账交易模式一般遵循以下交易流程：下单、付款、发货，或下单、发货、付款。

（2）担保交易　担保交易，即通过第三方机构（如银行等）对货款进行中间过渡，一般由买家将款项付给第三方，待买家确认收货之后，第三方将款项转给卖家。这一模式的优势为可以比较好地保障买家和卖家的利益；劣势在于由于存在货款中间状态，会导致买家和卖家都有账期，资金压力大。

担保交易模式一般遵循以下交易流程：下单、付款到中间账户、发货、确认收货、货款支付给卖家。

【信息框】

后起之秀——敦煌网

敦煌网是近年来在外贸 B2B 领域迅速崛起的一个后起之秀。该网站采取企业免费注册，向买家收取佣金的模式，服务覆盖整个 B2B 产业链。一般来讲，卖家是先将自己的产品上传到平台，接到海外买家的订单后备货和发货，海外买家收到货物后付款，整个交易流程持续 1～2 周时间。敦煌网的买家可以选择大批量的采购，也可以选择先购买小批量样品后大量采购。敦煌网在物流上与 DHL、联邦快递等国际知名物流巨头合作，采用货物拼单的方式，最大程度上为客户减少物流成本，敦煌网可以使中小企业的同等物流成本下降到 50%。在敦煌网进行小额交易比较频繁，对于数量不大的交易，有些可以直接省去报关手续。

与其他电子商务 B2B 平台采取收取会员费的模式不同，敦煌网采用的是向买家收取佣金的盈利模式，并且佣金的收取比例会根据供需双方交易额的不同而有所变化，佣金通常是交易额的 3%～12%，这种动态佣金的模式是敦煌网的主要盈利模式。敦煌网的这种按照最终交易的结果进行收费的方式，减少了企业的风险，也节省了企业不必要的预算，这实质上避开了与阿里巴巴、环球资源等对手的直接竞争。

由于即时到账的支付方式对采购方和供应商来讲安全保障较低，目前，B2B 平台的在线交易系统主要是采用担保支付的方式进行，通过在线交易系统，采购方先在线确认订单，通过合作支付机构付款到合作银行监管账户，采购方确认收到货物以后，供应商可将资金从合作银行监管账户提取到自己名下的银行账户，完成在线交易的整个流程。B2B 平台的担保交易服务方式为中小企业的线上交易提供了安全保证，相较于传统的交易方式和交易手段来说，更加的高效和安全。

3. 供应链协同服务模式　参与供应链管理，实现协同效应是 B2B 模式的价值创造的重要方面，因而有意识地利用电子商务对供应链管理进行革新，也成了当前 B2B 模式的一个重要发展。广义的供应链包括采购、生产、库存、销售和售后交付等环节及与这些服务相关的协同服务，其优势在于成熟的供应商、客户关系、健全的服务体系等资源积累。因而，B2B 的供应链协同服务模式也体现在上述各个方面，主要有 B2B 系统集成、供应链大数据、供应链协同软件服务和移动应用服务四种细分模式。

（1）B2B 系统集成　企业之间信息化建设不断加强，企业之间的内部信息交流也越来越强烈，目前，大部分企业的应用系统是由不同的供应商产生，并且系统在开发时采用不同的编程语言和框架平台来实现，采用的数据交换格式和通信协议也不尽相同，这样，企业之间在信息共享上存在着很大的难题，企业内部不同应用系统之间也存在信息孤岛的问题。B2B 系统集成的实现主要是通过应用适配器、数据库适配器、通讯适配器等与各个应用系统互联，把各个应用系统无缝连接起来，实现不同应用系统之间的信息交互和共享。通过实现供应链上下游企业之间的信息交互和共享，帮助 B 类企业快速建立异构信息的互联互通。

（2）供应链大数据　供应链大数据是通过高效的数据采集、数据交换、数据处理和数据分析，帮助企业级用户实现需求驱动的供应链体系。供应链大数据的应用对于 B2B 供应链金融有着至关重要的作用，在真实的 B2B 数据的支撑之下，金融业务将更安全可靠，使得 B2B 产业链上下游中小企业的交易流程更加快捷方便。B2B 企业提供的供应链大数据服务可以无缝对接企业内部和外部数据，支持企业后台 ERP 系统、各种国际电子数据交换标准和企业自定义的格式。

（3）供应链协同软件服务　随着国内产业转型的加剧，企业面临巨大挑战，企业通常面临无法及时响应采购需求，无法及时获取货物信息，对交付风险无法及时处理，无法预计高库存或库存不足产生的交付延迟，无法及时获取销售数据进行市场分析调整生产计划等情况。因此，企业需要内部精细化的运作来提升企业与上下游伙伴的无缝协作，通过提升整个供应链的协作水平来提升企业的综合竞争力。供应链协同软件服务是以先进的信息技术手段，通过易用的软件应用服务满足企业与上下游企业的业务协同过程，达到各个业务操作在整个链条的无缝对接。供应链协同软件将制造商、品牌商、供应商、经销商、物流服务商等供应链不同角色联合，更好地管理与上下游企业的协同过程与及时的信息共享。

（4）移动应用服务　随着苹果与安卓手机的大范围普及，智能设备也广泛应用到 B2B 领域，移动智能设备的丰富使 B2B 企业在传统的工业级手持终端之外有了更多选择，企业通过移动设备随时将物流网络接入互联网，提高供应链的服务和响应能力。使用移动设备连接系统并采集信息，可以随时查询货物的状态、位置、图片及各种单据信息，利用移动设备良好的交互性，使签收快捷方便，同时，移动设备可以使用摄像头扫描，结合二维码技术，实现如一扫收货、一扫交接、一扫查询等功能，提高物流作业的效率，同时，移动设备自带的导航设备可以让使用者将其与自己的运输任务结合使用，更加形象地进行导航作业。值得一提的是，移动设备可以与市场上广泛的网络社交工具联合，能够最大限度地实现便利性、人性化。

四、医药 B2B 模式

B2B 模式是医药电商的最重要的组成部分，根据商务部统计，2015 年我国医药电商销售总额达 476 亿元，其中 B2B 市场规模为 444 亿元，占 93.3%，B2C 市场规模为 32 亿元，占 6.7%。

医药 B2B 模式主要分为第三方 B2B 模式、卖方主导的 B2B 模式、买方主导的 B2B 模式。

1. 第三方 B2B 模式　由药品交易主体外的第三方投资人设立，聚集大量的买卖双方，以互联网的方式进行药品交易。第三方 B2B 平台是为药品的线上交易提供一个第三方服务平台，这个平台只为买卖双方服务，不参与交易的过程。这个平台为医疗机构、药厂、药品经营企业之间提供信息发布、在线交易、在线采购、在线支付、药品的跟踪、仓储和运输等医药流通过程中的服务，是实现资金流、信息流、物流高度协同的医药电子商务服务模式。例如，海虹医药电子商务就属于第三方 B2B 的医药电子商务模式。

2. 卖方主导的 B2B 模式　指药品供应商提供网上交易的场所，其经营主体主要是药品经营企业，代理一些国内外药厂的品种，拥有自己的营销渠道和经营场所。

3. 买方主导的 B2B 模式　主要是以地方政府开办和经营为主，是为药品的采购方提供服务的网上交易的地方，这样的电子商务平台是政府行政事业型的机构，主要行使监管职能。主要靠政府拨款和向药厂收取服务费来维持日常的运营。

从具体运营来看，医药电商面临着比一般商品更加严格的监管要求。与其他商品不同，出于药品安全性的考虑，医药电商企业除取得互联网药品交易服务资格证书的基本要求之外，还需要满足监管部门对药品配送环节的要求。根据国家《药品经营质量管理规范》（GSP）的规定，药品流通的整个物流环节，包括药品购销渠道、仓储温/湿度控制、冷链管理和药品运输等硬件，以及人员资质和配备等软件都有严格的技术规范，从而保证药品的质量安全。但对医药企业来说，GSP 并没有规定必须自己配送，企业同样可以委托符合 GSP 运输要求的专业第三方配送企业代为配送。

第三节　B2C 模式

一、B2C 模式的概念

B2C 模式即"商对客"模式，也就是我们通常所说的商业零售，直接面向消费者销售产品和服务。这种模式的电子商务一般是以网络零售业为主，主要借助互联网开展在线销售活动和服务，一般通过互联网提供给消费者一个不同于传统的、新颖的、电子化的购物环境，如网上商店，消费者可以通过 B2C 企业提供的网络服务平台实现网上购物、支付和线下收货。

B2C 和 C2C 均以个人消费者为服务对象，是网络零售的两大主导性服务模式，从网络零售的发展来看，C2C 模式一直占有主导地位，但近年来网络零售 B2C 的占比持续提升，并于 2015 年超越 C2C，在网络零售市场中占比达到 52.5%。据易观智库的统计数据，2015 年中国 B2C 网络零售交易规模达 20136.3 亿元，是 2012 年的近 5 倍（图 2-3）。网络零售 B2C 的崛起，也从侧面验证了中国社会的消费升级。相比于类似跳蚤市场的 C2C 模式，B2C 模式为消费者提供了更好的购物体验和服务保障。另外，随着中国"互联网＋"概念的提出，越来越多的品牌商、制造商也不甘居于幕后，开始走向台前。以品牌商和制造商为主的 B2C 模式，逐渐取代过去以中小企业和个体营业者为主的网络零售市场，在提升消费者用户体验的同时，也为企业自身的品牌化、互联网化创造了契机。

NOTE

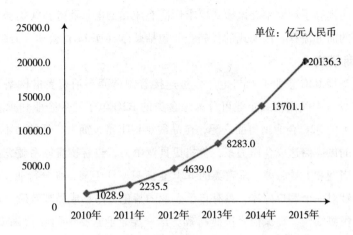

图 2 - 3　2010 ~ 2015 年中国网络零售 B2C 市场交易规模

二、B2C 模式的特点

相比于其他电子商务模式，B2C 模式可以提供多种多样的服务，不同交易平台的交易商品品类和具体交易流程不尽相同，支持交易的信息应用系统的结构、运作方式和安全技术方案也具有一定的差异，但交易操作较为简便，拥有庞大的用户群，未来发展前景好。其主要特点如下：

1. 用户群数量大　B2C 模式面向的是个人消费者，用户群数量巨大，地理位置上也较为分散，对消费所需要的技术手段要求便捷、便宜，以便于大规模推广。

2. 交易生活化　交易对象主要为生活消费品，单价较低，单次支付的交易金额小，交易行为比较随意，但容易形成生活习惯。

3. 网络安全要求高　B2C 交易双方分别为企业和个人，在交易中的投入不对等，个人消费行为交易随意，从而要求交易平台能够提供更高的安全技术支持，避免个人信息泄露、网络诈骗、冒名顶替、非法操作等安全问题。

4. 个性化和统一化趋势并存　面对众多消费者，生产商之间的竞争非常激烈。生产商要争取消费者，就必须具有充分的创意，为消费者提供充分个性化的产品和服务；同时，消费者的基本需求相对固定，由于网络信息的透明性，在不同平台上进行统一销售的趋势也成为必然趋势。

三、B2C 模式的细分

与 B2B 模式的细分类似，B2C 模式也可以从服务领域、服务主体和服务内容三个维度进行细分。从服务领域来看，B2C 模式可以分为综合服务模式和垂直服务模式；从服务主体来看，可以分为自营服务模式和第三方平台服务模式；从服务内容来看，可以分为产品销售模式、在线服务模式、数字产品销售模式等类型。综合三个维度，本书将 B2C 的服务模式细分为直销模式、中间商模式和第三方平台服务模式及服务支持模式。

（一）直销模式

直销模式 B2C 是指制造商自己在互联网上建立电子商务交易平台，然后通过自建的交易平台向消费者销售其制造的产品的模式，也叫生产商直销模式。该模式下厂商直接与消费者进行网络交易，并及时获取市场信息，去掉了很多中间的流通环节，极大地降低了中间环节信息流通的损失，从而提高了利润率。该模式要求厂商有成熟的电子商务在线销售平台、专业化的信息系统和完善的商务流程。该模式的代表企业包括戴尔（DELL）公司、海尔商城等。

（二）中间商模式

中间商模式是指 B2C 企业不参与生产，是连接着制造商与消费者的网络中间商。根据销售商品种类的多少，中间商模式企业可分为综合类的 B2C 电子商务企业和垂直类的 B2C 电子商务企业。综合类的 B2C 企业销售面广泛，产品线结构丰富，拥有广泛的、不同类型的注册用户，以及跟众多的供应商达成合作关系，价格更具竞争力，自有物流体系更完善，这一类企业包括亚马逊、当当网和 1 号店等。垂直类的 B2C 企业只专注于某一细分行业，产品一般是一个大的类型或者是针对一个客户群体，具有自己企业的特色，易形成品牌效应，产品划分相对单一，便于对产品精耕细作，确保物流快捷高效。这一类企业包括专门经营化妆品的聚美优品、乐峰网，专门提供旅游服务的同程网、途牛网。医药电商领域的壹药网、康爱多等企业就属于垂直类的 B2C 企业。

中间商模式和直销模式类似，是由 B2C 企业直接为消费者提供服务，而不是由其他的企业为消费者提供服务，因而这两类模式均可以看作自营服务模式，这也是区别于第三方平台服务模式的重要特征。

中间商模式下的交易平台，既可以是互联网企业开发的平台，也可以是线下传统零售商所开发的互联网平台。在早期，中间商企业以互联网企业开发的平台为主，近年来，随着电子商务的发展，传统的零售商在经营实体店的同时，也开始建设网络销售渠道，这一类平台获得了快速的发展，如苏宁易购和国美在线等由线下零售商开发的 B2C 平台，迅速崛起，在 B2C 领域占有一席之地，其市场份额甚至已超过当当网等传统网络 B2C 平台。这类平台的优势在于这些零售商具有丰富的零售经验，通过整合传统零售业务的供应链及物流体系，使传统零售与电子商务相结合，再结合商品品类、库存和售后服务方面的优势，可以节约成本。而且通过线上和线下资源的共享，产生协同效应，开发出 O2O 等模式。

（三）第三方平台服务模式

第三方平台服务模式下，B2C 电子商务企业本身不制造产品、不直接参与设计环节及商品销售和流通，而是开发建立一个网站，然后邀请各行各业的商家入驻，在这个第三方交易平台上销售商品，主要靠收取平台租赁费、广告收入等方式盈利。例如我国领先的 B2C 电子商务网站——天猫，通过邀请各大品牌商家用支付网站运营的技术服务费等方式，在自己建设的网上平台销售商品。这种模式对于商家来说，可以不自己开发网站，节约了自建网站的技术要求和经营管理成本，可以在线面对更多的潜在市场，可以获得更多的利润，对第三方交易平台企业来说，可以充分利用软件开发的技术投入，获得更多的收入。在医药电子商务领域，这一模式的代表企业有天猫医药馆、京东商城医药保健频道等。

（四）服务支持模式

服务支持模式是指在 B2C 模式环境下为交易双方提供支持服务的电商企业，其自身并不直接参与电子商务的交易，发挥的作用与第三方平台比较类似。这一模式可以进一步细分为两类：一类是为 B 端，即企业服务，主要是代运营服务；一类是为 C 端，即消费者服务，主要是购物中介服务。

1. 代运营服务 代运营服务是指为企业提供全托式电子商务服务的一种服务业务。代运营商帮助企业全程运营电子商务业务。通常，狭义的代运营服务仅指电子商务前端的店铺运营，以完成销售为主要的目标；广义的代运营服务还包括电子商务渠道规划、建站、产品上架、营销、客服、财务结算等运营衍生业务。作为传统企业与电子商务之间的桥梁，电子商务代运营服务企业不仅可以为传统企业解决人才问题，更能帮助传统企业快速建立网络销售渠道，树立企业在网上的品牌形象，降低运营风险和成本，满足企业初期对拓展电子商务战略的需求。代运营服务还可以细分为经销与代销两种。

（1）经销 经销是用单纯服务的模式来经营企业的官方旗舰店，代运营企业投入少，风险低，卖出货品后收取佣金和交易提成，这是目前主流的代运营模式。盈利模式包括基础服务费加销售提成，其中销售提成是主要的收入来源。基础服务费主要来源于网站建设与维护、电子商务系统开发等费用；提成根据产品销售情况而定，按照服务企业所处行业的特性，分成比例略有区别，一般为10%~30%。

（2）代销 代销是指代运营企业从品牌商处购买产品，进行全网零售和分销再卖给消费者，收益主要来自进出货差价，进出货期间的风险则全部由自己承担。代销模式虽然利润较高，但是需要代运营企业投入大量资金，有较高货品积压的风险和财务风险，要求代运营企业具备强大的资金实力和供应链管理能力。

代运营企业服务的客户包括传统品牌商和B2C网站等第三方平台上的卖家。典型的店铺代运营商与客户合作的一般过程是：搭建网站、拍摄照片、让客户每天检查；进货、促销、发货，客户负责提供产品；销售后分析数据、预测之后的销售趋势；销售量开始爆发后，客户需要投入更多的资源，配更多的人员。

代运营服务业的发展是由企业的电子商务应用需求带动的，从地域上看，目前代运营企业主要分布在北京、上海、广州、深圳、杭州等电子商务比较发达的地区，分布区域集中。我国代运营市场处于发展初期，存在企业服务能力和经验不足、运营渠道单一、市场格局混乱等问题。但是，整个代运营的市场规模将会呈现出爆发式增长，运营平台也趋于多元化，并且，随着市场的进一步细分，专业分工趋势将越来越明显。据统计，2015年中国电商代运营市场规模达4247.97亿，增速高达90%左右。随着中国"互联网+"时代的进一步开启，更多品牌商、制造商加入到电商行业，市场对代运营服务的需求仍有望保持高速增长。

2. 购物中介服务 购物中介服务是指互联网用户通过一些互联网服务主动或者被动地得到B2C网络零售的相关信息，并产生对网络零售网站的浏览。如医药电商领域的寻医问药网和39健康网都属于这一模式。

购物中介服务是B2C网络零售信息流传输的重要渠道，直接影响着顾客对网络零售网站的选择，又可以细分为导购网站、搜索引擎和分类导航网站、比较购物网站和联盟网站四类。

（1）导购网站 导购网站是指导一些刚使用网络购物，对网上购物不熟悉的人购物，或者是把各大网上商城进行对比后挑选出一些特价、性价比高的商品来指导选购的网站。通过提取各购物网站的优质商品给用户提供推荐，减少了用户为挑选优质商品所浪费的时间。网上购物的飞速发展，带动了物流、网银等行业的发展，导购网站是网上购物的延伸，是当前在线商品激增、用户购买复杂的较好的解决方法，是市场发展的趋势。

（2）搜索引擎和分类导航网站 这类网站主要采用主动提供网址+搜索+自助链接的模式，是消费者提供网购站点网址的一个综合导航，收录关于网购的方方面面，包括了日常网购所用到的一切，包括网购资讯、折扣优惠、网购工具、网购创意等。

（3）比较购物网站 比较购物网站将不同网站的同一商品按参数对照放在一个页面做横向比较，有助于用户高效地选择价格更低的商品。比较购物网站目前较多用于图书、音像、手机等同质化程度较高的商品类别，在其他领域因受商品参数影响较多，很难起到"比较购物"

的效果。比较购物网站正在向纵深化服务发展，咨询、导购等功能逐渐丰富，但其影响力有限，收入规模较小，在 B2C 网络零售产业链中处于补充环节的非必要位置。另外，一些社区式网站因其内容与商品关系较密切，也逐步增加比较购物功能，例如豆瓣网。

（4）联盟网站　联盟网站指多家网站销售一家 B2C 网络零售厂商的商品，即拥有货源的电子商务厂商通过网站联盟形式发展多家网站在线销售渠道。联盟网站常用于单品利润较高的垂直 B2C 厂商及虚拟物品 B2C 厂商，特别是此类厂商成立初开拓市场时期。

网上购物中介能够为 B2C 网络零售网站带去有价值的流量或者直接订单，因此 B2C 厂商须向网上购物中介支付一定报酬，报酬形式主要是交易分成或"返点"。网上购物中介模式如同网络广告的投放，较网络广告而言精确度更高。由于中国网络零售 B2C 市场长尾效应明显，购物中介特别是比较购物网站拥有较大的生存空间，能够帮助众多中小 B2C 厂商实现网络推广和销售。纵深化发展、提供更全面细致服务是比较购物网站发展的方向。

实际上，除了代运营服务和购物中介服务外，包括第三方支付等金融服务、云客服等技术支持服务都是服务支持模式的重要体现，就不再具体阐述。

四、网上药店

网上药店，即面向个人消费者的药品网络零售服务。如前文所述，这一类企业同样面临着严格的监管，需要满足《互联网药品交易服务审批暂行规定》中 C 类企业的要求。从市场的发展来看，其市场规模已高达百亿元，但 B2C 业务在医药电商市场中占有的份额不高，面临着更为激烈的竞争。据统计，截至 2015 年年底，全国累计有 517 家企业拥有《互联网药品交易服务资格证书》，其中拥有网上零售类 B2C 证书（C 证）共 386 家企业。

从具体运营模式来看，《互联网药品交易服务审批暂行规定》对自营和第三方平台 B2B 模式进行了区分，但并没有对向个人消费者提供服务的医药企业，即 B2C 企业进行类似的区分。实际上，医药电商 B2C 模式同样存在自营和第三方平台两种模式。其中，医药电商的自营 B2C 模式以中间商为主，很少有制造商直销。两类 B2C 模式在商业模式、核心竞争力等各个方面都存在显著的差异（表 2-2）。

表 2-2　中国医药电商 B2C 模式比较

	自营式 B2C	第三方平台式 B2C
商业模式	属于渠道商直接向客户提供服务	购药平台，由多个不同商家提供服务
核心竞争力	医药供应链管理	用户流量
主要客户	前端为网购用户，后端为供应商	前端为网购用户，后端为商家
对后端客户服务范围	提供供应链相关服务，直接介入经营过程	提供交易平台、IT 技术支持等，不介入经营过程
商品 SKU	精选品类	海量商品
销售结构	全品类发展，重点发展药品品类，更回归药事服务本质	全品类发展，医疗器械、隐形眼镜和计生用品是三大流量品类
服务	自建团队，可控性好，统一客户服务内容	仅提供交易平台，物流配送、售后等服务可控性较弱
流量	流量相对较低，客户忠诚度更高	流量高，用户的选择自由度大，商户间竞争更激烈
成本费用投入	自建平台需要投入大量人力、物力和财力	进入成本较低，运营成本高，尤其是推广

资料来源：艾瑞咨询研究报告。

从行业整体发展来看，虽然由于医药的特殊性，行业的监管较为严格，但逐渐放宽监管成为一个明显的趋势。由于空气环境、生活压力、生老病死等因素，药品消费将成为刚性的消费类别，而且随着消费者行为的变化，网上购药成为消费者的重要选择，在线医药的普及率在不断提高，都成为推动网上药店发展的主要动力。

网上药店的发展同样面临着瓶颈，如网上限售处方药、医药不分流、医保难支付等因素均制约了药品零售的发展。虽然 2014 年颁布《互联网食品药品经营监督管理办法（征求意见稿）》后，开始了网售处方药的试点，但随着 2016 年 8 月试点终止之后，网售处方药再次停止，甚至面临着全面禁止的风险。但随着居民健康意识的增强和在线医药的普及，医药零售电商的未来仍存在较大的发展空间。

第四节 C2C 模式

一、C2C 模式的概念

C2C 模式即消费者与消费者之间的电子商务模式，是指网络服务提供商利用计算机和网络技术，提供有偿或无偿使用的电子商务平台和交易程序，允许交易双方（主要为个人用户）在其平台上独立开展以竞价、议价为主的在线交易模式。

目前，我国 C2C 电子商务模式经过一轮激烈的竞争，形成了淘宝网一枝独秀的竞争格局，其早期的竞争对手 eBay 易趣、腾讯拍拍、百度有啊等，要么转型，要么已经退出市场。

【信息框】

淘宝与易趣的 C2C 大战

作为国内最早的 C2C 网站，易趣网于 1999 年 8 月 18 日在上海成立。通过在全国首创 24 小时无间断热线服务，并购 5291 手机直销网等一系列创新活动，迅速积累了 350 万注册用户，并在 2002 年获得国际最大的 C2C 网站 eBay 的注资，成为中国最大的 C2C 网站平台。而易趣的最大竞争对手淘宝，由 B2B 行业的领先企业阿里巴巴在 2003 年 5 月创立。两者之间的竞争成为了 21 世纪初 C2C 行业的主旋律。

易趣一直坚持收费模式，并不断通过服务质量提升进行市场开拓，由于起步较早，在早期迅速培养了一批用户。而淘宝网虽然起步较晚，但在创立伊始，就祭出了免费这一"杀手锏"，期望能在 C2C 市场培育阶段俘获更多用户。在淘宝的强大攻势下，易趣不为所动，仍坚持自己的收费模式，这一坚持造成了客户的流失，导致其行业第一的地位在 2004 年被淘宝取代。其后，淘宝不断通过强化针对中国本土用户的人性化服务和安全支付方式，牢牢掌握了市场竞争的主动权。易趣则先后尝试和 TOM 合作，转型海外代购业务等，都没有取得成功，在市场上逐渐被边缘化。

而其他的一些竞争对手，如腾讯于 2005 年推出的拍拍网，百度于 2008 年推出的百度有啊，都采取了类似的免费策略，但在淘宝形成的巨大先发优势面前，都没有取得预期成绩。百度有啊于 2011 年被迫关闭，在京东和腾讯电商合并之后，拍拍网也于 2016 年 4 月 1 日起停止运营，这些竞争对手的退出使淘宝在 C2C 行业中也将再无对手。

二、C2C 模式的特点

(一) C2C 模式的基本特点

C2C 模式为买卖双方提供了网上信息交流的平台，以及一系列交易的配套服务，不仅有别于 B2B、B2C 电商模式，还改变了信息交流方式，扩大信息交流范围，其特点主要表现在辅助性、节约性、繁杂性与创意性方面。

1. 辅助性　从人们的日常商业活动上看，C2C 电子商务模式是一种互换有无、互相方便的买卖关系，能够辅助人们的正常购买行为。

2. 节约性　C2C 模式的节约性体现在对生活资源的节约，真正的 C2C 模式交易物品主要是二手商品，对二手商品的再次利用本身就是对生活资源的节约，是对人们当前消费模式的一种矫正。此外，信息搜寻成本与买卖过程的节约也是 C2C 节约性的体现。

3. 繁杂性　C2C 模式的繁杂性主要体现在用户数量多，而且身份复杂。这是因为 C2C 电子商务平台开放性与免费性影响而成的，从 C2C 电子商务模式网站实际运营来看，几乎任何人都可以注册成为网站的用户。据不完全统计，淘宝注册会员从 2006 年的 3000 万，到目前已拥有近 5 亿的注册用户，所以在 C2C 电子商务模式平台上有海量的虚拟商品信息及少量的消费者的言论评价信息，表明了 C2C 的繁杂性，同时也体现了 C2C 交易形式的随意性和多元性。

4. 创意性　客观地说，C2C 电子商务模式是广大消费者具有创意的交易形式，在 C2C 交易中，消费者可以选择物物交换、议价交换，也可以选择拍卖方式，消费者可以选择任意一种交易方式，此外，消费者之间还可以创造出更新颖的交易形式。

(二) C2C 交易方式的特点

网络拍卖是传统 C2C 模式下的有特色的客户交易方式，最常见的拍卖方式有英式拍卖、荷式拍卖和逆向拍卖三种。

1. 英式拍卖　英式拍卖是拍卖方式中最常见的一种，也称为增式拍卖。在拍卖过程中，往往先有一个较低的价格或保留价格开始报价，竞价按照基本竞价阶梯由低至高依次递增，当到达拍卖截止时间或只剩下最后一位出价最高者时，拍卖结束。最高出价者将获得按照最高出价买入的权利。当最高出价低于保留价格时，卖家有权不出售拍卖品。在此过程中，每一位竞标者均知道现行的市场最高报价。英式拍卖比较适合古玩字画等珍稀物品或法院抵押物等其他特殊物品的拍卖。

2. 荷式拍卖　荷式拍卖和英式拍卖正好相反，被称为减式拍卖。其拍卖过程中，每一位竞标者同样知道现行的市场最高报价，但其竞价规则是从一个较高的起始价格开始，随着时间变动，按照基本竞价阶梯由高至低依次递减，直到有人出价为止。最终按照第一位出价者的出价成交。荷式拍卖为一次性竞价，由第一位出价者中拍，其比较适合时效性较强的物品，如鲜花等易腐品和广告空间等特殊商品。

3. 逆向拍卖　逆向拍卖，又称为反向拍卖，是电子采购中的一种主要方式。与前两种拍卖不同的是，逆向拍卖中存在一位买方和多位潜在卖方。一般由买方，即消费者先提供自己需要的产品或服务的数量、质量、价格定位等信息，邀请或由卖方主动参与投标，其中最低出价者获得向买方提供服务的机会。这一模式主要适合消费者所需产品或服务数量较大或价值较高，消费者在交易中往往握有交易的主动权。

除上述三种网络拍卖中最主要的拍卖方式外，现实生活中还有美式拍卖（差别价格拍卖）、日式拍卖（第一价位秘密竞标）、维克瑞拍卖（第二价位秘密竞标）等其他拍卖形式，这些拍卖形式的应用相对较少。

需要注意的是，由于 C2C 模式是基于个人和个人之间的交易，不像 B2B 模式和 B2C 模式中，供应方的信誉可以得到一定程度的验证，因而信任成为 C2C 模式中交易形成的关键因素。淘宝网的一个重要成功因素就是推出了支付宝，支付宝作为第三方支付被引入双方的交易过程中，从而为交易双方提供了保证，促进了信任的形成，从而使交易能够得以顺利实现。

另外一个关键的因素就是"最后一公里"问题——物流配送。C2C 模式和 B2C 模式一样，面临的服务对象是个人消费者，分布较为分散。更加重要的是 C2C 模式的供应商也是个人，其并不具备自建物流等物流配送能力，因而更加迫切地需要物流企业的支持。如电子商务巨头阿里巴巴，为了破解这一瓶颈，于 2013 年和相关物流企业合作，共同发起成立菜鸟网络，启动"中国智能物流骨干网"（简称 CSN）项目，计划首期投资人民币 1000 亿元，希望在 5～8 年的时间里努力打造遍布全国的开放式、社会化物流基础设施，建立一张能支撑日均 300 亿（年度约 10 万亿）网络零售额的智能骨干网络。

三、C2C 模式的细分

从收入来源看，C2C 模式中常见的收入来源包括会员费、交易提成、广告费、排名竞价及支付收费等，结合其提供的服务和收入结构特点，大体上可以细分为交易服务模式、特色服务与增值服务模式、网络广告模式三类。

1. 交易服务模式　C2C 网站作为个人对个人交易服务模式的电子商务贸易平台，它本身并不直接参与交易，但它必须对交易双方及交易过程提供必要的、完善的服务，最大限度公平地保障交易双方的正当利益不受侵害，例如淘宝网、eBay 易趣、拍拍网等对交易双方的身份进行基本信息的认证、审核，并提供解决电子支付安全性的措施，如支付宝、安付通、财付通等。C2C 网站为交易双方提供安全可靠的交易平台，适当地收取部分服务费用作网站正常运营的资本及收益。但以中国市场上的网站来看，在此项目上的盈利是非常有限的。

以国内 C2C 模式的开拓者——易趣为例，在交易服务方面，易趣初期收取费用的项目主要有：店铺费用、商品登录费、上传图片费、交易手续费，其收费的标准相对实体店而言是比较低的，对于交易双方而言是可以理解并接受的。然而在 2003 年阿里巴巴推出淘宝网免费政策，淘宝凭借免费这把利器，迅速切入了原本被易趣垄断的 C2C 市场，并且在两年多时间里，夺下了超过 60% 的市场份额。这也说明尽管服务费用的存在合理但仍然存在很大的竞争，所以说 C2C 市场在众多网站推行免费政策的轰击下，其交易服务盈利在很大程度上是极其微弱的，往往难以维持网站的基本维护及市场的正常运作。

2. 特色服务与增值服务模式　在淘宝网推行交易服务费用免费政策后，个性服务理所当然成为吸引商家、顾客的一大亮点。所谓特色服务与增值服务是以用户与顾客的不同需求为服务理念，通过网站自身多方面的努力，为用户提供最大化价值的服务，从而提高其对网站的满意度并从中获取合理比例的收入。总体来说，这是一个提高网站信誉与形象、增强网站竞争力的重要途径与方法。

在特色服务与增值服务方面，以易趣为例，它所收取的费用有字体功能费（字体加粗，也有免费字体可供使用）、物品推荐位费等，增值服务的项目比较有限。而淘宝网所提供的服务比较齐全，淘宝旺铺、旺旺 E 客服、阿里软件网店版、淘客推广、黄金推荐位、淘宝直通车等特色及增值服务功能强大，从而大大满足了不同卖家在不同特色及增值方面的各种需求，从而更好地吸引卖家注册。丰富的产品、便捷全面的服务吸引更广泛的消费群体进入，为网站赢得

NOTE

竞争力及更高的信誉。因此淘宝在很大程度上也是凭借此功能迅速地占领市场。

总之，特色服务与增值服务能够很好地使 C2C 平台、卖家、买家、第三方等在各个层面上满足自己的不同需求，实现用户价值的最大化，故而这种赢利模式必将得到用户的理解与接受。所以，这种盈利模式有着非常广阔的应用前景与商业价值，也必将得到更好的发展与完善。

3. 网络广告模式　C2C 市场的持续繁荣，网络广告低投入、高收益的优势，使得越来越多的企业商家趋向以网络作为宣传公司产品与企业信誉形象的重要渠道。C2C 网站以其得天独厚的本质特点在这一市场占领明显优势。首先，C2C 网站本身就是一个购物平台，对于广告投放者而言，他们在此平台上直接进行商品与服务的宣传与销售，其目标群体的精确性、广告收益的直接性、销售渠道的便利性是其他类型网站无法比拟的。其次，C2C 网站每天都有大量的新增商品进入，包括众多特色商品及在生活中很难出售或购买的商品，其旺盛的资源活力对于有购物需求的网民来说，具有更大的吸引力与影响力，并可以吸引到更多的网民光顾本网站，提高广告的转化率，从而迅速提高其经济效益。

在我们打开淘宝网、易趣等主要 C2C 网站时，可以明显地发现这些网站的首页都放置着大量的广告信息，这也足以证明网络广告在 C2C 网站生存与发展中的重要地位。因此可以说，不管是现在还是将来，网络广告收入都是 C2C 网站盈利的重要来源，并占据不可替代的角色。

第五节　B2G 模式

一、B2G 模式的概念

B2G 模式是指企业与政府机构之间通过互联网技术和网络通信手段进行产品、服务和信息交换的电子商务活动。在 B2G 模式下，政府可以通过互联网发布采购清单，企业可以以电子化方式来完成对政府采购的响应。政府和企业站在完全平等的立场上，利用互联网来完成双方的交易。

作为电子时代的甲方乙方，政府与企业利用电子商务完成交易，一方面可以提高采购效率，降低成本；另一方面可以便于建立监督机制，尽量避免腐败行为的发生，通常比他们离开网络的交易具有更高的效率。

需要注意的是，有些学者将 B2G 和电子政务混为一谈，认为 B2G 就是电子政务，他们认为政府网上采购、电子税务系统、电子外贸系统等业务活动都属于 B2G 范畴。实际上并非如此，B2G 是企业为政府提供商品或服务的营利性商务活动，而电子政务则是政府及相关部门为其他利益相关者提供公共服务的非营利性活动。除政府网上采购外，其他的电子税务系统、电子外贸系统等属于电子政务范畴。政府网上采购具有一定的特殊性，既属于 B2G 范畴，也属于电子政务范畴。从政府的主体角度看，属于 G2B 的电子政务，其采购不具有商业目的；从企业的主体角度看，属于 B2G 的电子商务，政府仅仅是服务的需求者，因而属于企业电子商务的重要组成部分。

二、B2G 模式的特点

B2G 模式主要有以下几个特点：

1. B2G 的核心是企业为政府提供服务　除 B2G 模式外，还有 G2B（Government to Business）模式，两者的一个重要区别是服务的供给和需求主体的差异。B2G 是企业作为服务的供给主体为政府提供商品或服务；而 G2B 是政府作为公共服务的供给者为企业提供服务。

2. 企业的营利性　在电子政务中，政府为各模式下的交易对象提供基本的公共服务，具有公益性特征，不以盈利为目的。而 B2G 模式下，企业为政府提供的服务为商业服务，不改变其利润最大化的经营目标，不具有公益性。这一模式的利润主要来自于交易双方的交易成本的节约，从而帮助企业获得比传统线下交易更高的收益，同时也帮助政府降低了采购成本。

3. 速度快和信息量大　速度快和信息量大是 B2G 网络模式和线下模式的一个重要区别。由于所有商务活动在网上完成，使得企业可以随时随地了解政府的动向，还能减少中间环节的时间延误和费用，提高政府办公的公开性与透明度。

4. 政府具有双重角色　在 B2G 电子商务活动中，政府有双重角色。作为商业活动的参与者，是电子商务的用户，从事购买产品或服务的交易行为，属于商业行为；同时，又作为商业活动的监管者，利用各种政策工具，扶持和规范电子商务市场行为，属于公共管理行为。

三、B2G 模式的应用

从实际应用来看，政府网上采购是 B2G 的典型案例，即政府机构在网上进行产品、服务的招标和采购。

从采购方式来看，分为招标和非招标两类，具体包括公开招标、邀请招标、竞争性谈判、单一来源采购、询价等多种方式，其中招标是最常见的方式。对企业来说，网上招标采购的一个重要优势就是投标费用的降低，供货商可以直接从网上下载招标书，并以电子数据的形式发回投标书。一方面，供货商可以得到更多甚至是世界范围内的投标机会；另一方面，通过网络进行投标，即使是规模较小的公司也能获得投标的机会。

在医药电商领域，B2G 模式的一个重要应用就是药品的集中采购。2015 年 2 月 9 日，国务院办公厅印发了《关于完善公立医院药品集中采购工作的指导意见》（国办发〔2015〕7 号），在实行药品分类采购的基本思路下，对公立医院的药品集中采购提出了明确的指导意见。目前，在各省市自治区都建立了药品阳光采购网络平台，负责各个地区的药品集中采购工作。

以某市医药阳光采购综合管理平台为例，该服务系统就包括了资审系统、遴选系统、交易系统、监管系统、变更系统、数据系统和公众查询系统等多个子系统，涵盖了招标信息发布、招标资格审核、招标对象遴选、药品交易、药品信息变更和价格调整等多个采购环节及相关活动，从而实现政府集中采购模式下的药品网络交易，降低药品价格，服务社会公众，实现政府的公共服务功能。

第六节　O2O 模式

一、O2O 模式的概念

O2O 的英文全称 Online to Offline，O2O 电子商务模式又称离线商务模式，是指将线下的商务机会与互联网结合，让互联网成为线下交易的前台，把线下商店的消息推送给互联网用户，从而将他们转换为自己的线下客户，也可以将线下实体店体验的用户引导至线上消费。这个概念最早来源于美国，O2O 的概念非常广泛，只要在电子商务模式中既涉及线上商务内容，又涉及线下商务内容，就可通称为 O2O。

O2O 电子商务模式泛指通过有线或无线互联网提供商家的销售信息，聚集有效的购买群体，并在线支付相应的费用，再凭各种形式的凭据，到现实世界的商品或服务供应商那里完成消费，让互联网成为线下交易的前台。这样线下服务就可以用线上来揽客，消费者可以用线上来筛选服务，还有成交可以在线结算，很快达到规模。O2O 电子商务模式为传统的企业开辟了新的市场营销渠道，通过 O2O 的方法，可以降低营销的成本，开辟新的市场机会。同时为广大电子商务消费者提供一个优秀的线上支付线下取货的交易平台，或者线下先体验，线上完成支付，再到收货的一个购物流程。

二、O2O 模式的交易流程

与传统的消费者在商家直接消费的模式不同，在 O2O 平台商业模式中，整个消费过程由线上和线下两部分构成。线上平台为消费者提供消费指南、优惠信息、便利服务（预订、在线支付、地图等）和分享平台，而线下商户则专注于提供服务。

要了解 O2O 电子商务，必须对它的商务交易活动流程进行分析。O2O 电子商务交易活动的流程主要包括线上撮合、线上支付、线下消费和消费反馈。O2O 电子商务的主要交易流程分为四个步骤（图 2 - 4）。

1. 线上撮合　消费者通过线上获取商品或服务信息，做出选择并进行评估，做出购买决策。

2. 线上支付　经线上撮合后，消费者通过网络银行或第三方支付等在线支付工具进行在线支付或在线预付购买商品或服务，支付成功后，领取数字凭证。

3. 线下消费　消费者凭借数字凭证或优惠券到线下实体店去消费所购买的商品或服务，实现线下消费。

4. 消费反馈　消费完成后，对与交易相关的数据进行实时处理，O2O 平台把分析的消费数据提供给商家。

这样线上撮合、线上支付、线下消费、消费反馈形成一个完整的 O2O 闭环交易流程。

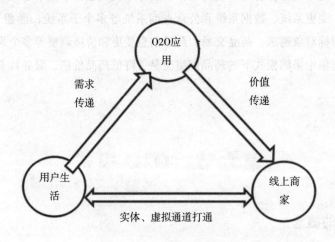

图 2 - 4　O2O 闭环交易

三、O2O 模式的特点

企业要完成 O2O 电子商务的全过程需要多种角色参与。一个好的 O2O 电子商务模式应该能够实现线上的信息流、资金流和线下的物流和商流无缝连接，为包括消费者、商家、O2O 运营商、第三方服务提供商等在内的所有利益相关者创造价值，实现持续盈利。一般来说，O2O 电子商务涉及的参与者主要包括以下四种（图 2-5）。

1. 消费者 从消费者角度来看，通过 O2O，消费者能够轻松、及时、全面地获取丰富信息，比如优惠券、折扣信息，能够快速筛选及订购适宜的商家及服务，而且价格非常具有诱惑力，甚至可以通过自己的需求而汇聚好友并影响到商家的供应。

特点：获取更丰富、更全面的商家及其服务的信息；更加便捷地向商家在线咨询并进行预购；获得比线下直接消费较为便宜的价格。

2. 商家 从商家角度看，O2O 为商家带来了更多的宣传和展示机会，同时可以通过消费者的支付信息掌握用户资料，通过数据挖掘可分析消费者行为，预测购买趋势，便于实现精确营销。

特点：能够获得更多的宣传和展示机会，吸引更多新客户到店消费；推广效果可查、每笔交易可跟踪；掌握用户数据，大大提升对老客户的维护与营销效果；通过与用户的沟通、释疑，更好地了解用户心理；通过在线有效预订等方式，合理安排经营、节约成本；拉动新品、新店的消费更加快捷；降低线下实体对黄金地段旺铺的依赖，大大减少租金支出。

3. 第三方服务提供商 第三方服务提供商是以第三方的角色向消费者、商家和 O2O 运营商提供专业性服务的厂商，第三方服务提供商主要包括信任认证提供商、第三方支付服务提供商等。例如，信任认证提供商给商户提供资质认证；第三方支付服务提供商（如支付宝）作为一个信用中介，为商家提供平台保证，协助消费者对服务满意后再付款，提升用户对商家的信任度。

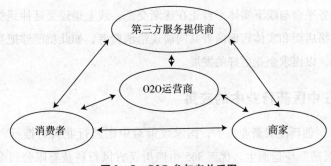

图 2-5 O2O 参与者关系图

4. O2O 运营商 O2O 运营商成为连接消费者、商家和第三方服务提供商的纽带，为网上交易各方提供专业的服务。它能带来高黏度的用户推荐，能带来各行各业的商家资源，还能带来充裕的现金流。O2O 运营商打通了线上虚拟渠道与线下实体渠道的消费环节，实现了线上服务和线下服务对接，使得线上渠道和线下渠道的关系从竞争转变为协同。

特点：与用户日常生活息息相关，并能给用户带来便捷、优惠、消费保障等作用，能吸引大量高黏性用户；对商家有强大的推广作用及可衡量的推广效果，可吸引大量线下生活服务商家加入；数倍于 C2C、B2C 的现金流；巨大的广告收入空间及形成规模后更多的盈利模式。

四、O2O 模式优势分析

O2O 的优势在于把网上和网下的优势完美结合，订单在线上产生，每笔交易可追踪，展开推广效果透明度高。让消费者在线上选择心仪的服务再到线下享受服务。通过网购导购机，把互联网与实体店完美对接，实现互联网落地；有效解决了物流不发达、地域存在差异及信息技术落后等问题。人们借助 O2O 实现线上与线下的有效整合，消费者可以读取到商家的基本资料，以便更好地选取最适合自己的商品。O2O 电子商务模式还能够跟踪商家的销售情况，打破传统商务无法预测的禁锢。让消费者在享受线上优惠价格的同时，又可享受线下贴身的服务。同时，O2O 模式还可实现不同商家的联盟。

（1）O2O 模式充分利用了互联网跨地域、无边界、海量信息、海量用户的优势，同时充分挖掘线下资源，进而促成线上用户与线下商品与服务的交易，团购就是 O2O 的典型代表。

（2）O2O 模式可以对商家的营销效果进行直观的统计和追踪评估，规避了传统营销模式的推广效果不可预测性，O2O 将线上订单和线下消费结合，所有的消费行为均可以准确统计，进而吸引更多的商家进来，为消费者提供更多优质的产品和服务。

（3）O2O 在服务业中具有优势，价格便宜，购买方便，且折扣信息等能及时获知。电商 O2O 模式并不需要通过物流来实现最终的服务，省掉这个环节使得产品及服务成本降低，更加具有价格优势。

（4）将拓宽电子商务的发展方向，由规模化走向多元化。

（5）O2O 模式打通了线上线下的信息和体验环节，让线下消费者避免了因信息不对称而遭受的"价格蒙蔽"，同时实现线上消费者"售前体验"。

（6）灵活配置互联网两端的资源，所谓互联网两端的资源也就是线上和线下的资源。线上的宣传推广能够拓宽线下的销售渠道，反过来，线下的用户评价能够为线上的商铺提供分析依据，例如现在热门的大数据分析，可以让线上的推广更加精准。从目前电子商务的发展趋势来看，线上电子商务平台与线下实体平台正在逐渐交汇，线上渠道要延伸到线下，线下要拓展到线上。商家将网络店面和实体店面两者共同展现给消费者，如此就能够把互联网和线下实体店的优势进行互补，以谋求企业更好的发展。

五、O2O 模式在中医药行业中的应用

在"互联网＋"创新发展新业态下，国家政策对中医药行业大力推行，发扬中医传承国粹，"互联网＋中医药"应运而生。优医 365 由四川汉方风行科技有限公司全盘运作，由四川汉方五行医药公司运营执行。优医 365 作为国内首家中医药行业医患互动 O2O 创新平台，以移动终端 App 构建信息交换为平台基础，以"线上预约咨询＋线下诊疗服务"为平台模式，整合名医、患者、诊所和道地药材四方资源，创建新型中医馆运营模式。优医 365 正式将 O2O 电子商务模式在传统的中医药行业中创新和应用。

O2O 中医药运营平台的功能分析（图 2-6）：

1. 通过地图功能找到最近的医馆和医生　使用优医 365 App 附近功能，通过地图上标注的中医诊所（馆），患者可快速地与诊所进行匹配，找到适合自己的满意的医生进行约诊看病。

2. 优医 365 约诊一键式操作　患者用优医 365 进行约诊操作简单，一键式完成约诊。患者在约定的时间段到中医诊所找医生看病，不需要再进行排队挂号或不必要的等待。

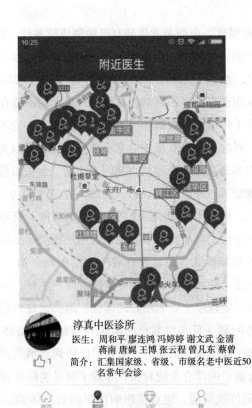

淳真中医诊所
医生：周和平 廖连鸿 冯婷婷 谢文武 金清
蒋南 唐娓 王博 张云程 曾凡东 蔡曾
简介：汇集国家级、省级、市级名老中医近50
名常年会诊

图2-6 O2O 中医药平台功能

3. 在线问诊服务 患者可以通过与医生建立沟通渠道，在中医诊所（馆）就诊之前完成病症的在线问诊，并且在就诊完成以后保持沟通。通过医患之间的互动大大提高了医患之间的黏合度。

4. 完善物流及配送体系 患者看完病以后，患者能够享受药品配送到家的服务，再也不用回家熬药，只需要填好收药的地址，中医诊所（馆）就会将熬好的药通过物流配送体系，非常贴心地将道地中药配送到家。

5. 便捷的支付体系 O2O 中医药平台具有方便的移动支付功能，以保证线下消费，线上支付。

第七节　电子商务模式的创新

近年来，随着互联网技术的创新，电子商务的发展日新月异，百花齐放，也呈现出一些新的趋势，涌现出一大批新的模式。本节将围绕 B2B2C、CBBS、C2B 及跨境电商等模式，对电子商务模式创新的趋势进行简单的介绍。

一、B2B2C 模式

B2B2C 是新的网络销售模式，其中的第一个 B 是卖方，包括成品、半成品、材料供应商等；第二个 B 是交易平台，即电商企业，提供卖方与买方的联系平台，同时能够提供高附加值服务；C 是买方，是第二个 B 构建的电商平台上的消费者。B2B2C 的模式来源于目前 B2B、

B2C 两种模式，通过 B2B2C 模式，电商企业构建自己的供应链系统，提供一站式服务。

B2B2C 将供应商、生产商、经销商、消费者等产业链各环节连接在一起，把生产环节、分销环节、零售环节全面整合，增强了电商平台的服务能力。通过 B2B2C 的模式，生产商可以在平台直接面对消费者，从而获得更多的利润，这种模式最大的价值在于为所有的消费者提供了新的电商交易规则，改变了传统的电商服务模式，将企业与客户的不同需求完全整合在一个平台上，缩短了交易链条，同时，B2B2C 模式通常不涉及库存，可以为客户节约时间、金钱等成本。B2B2C 模式不仅可以实现商家与商家的直接网上交易，也可以借助平台特性，让消费者找到想要的交易目标，它改变了一种方式和观念。比如，壹药网着力发展 B2B + B2C + 医疗服务模式。在医疗服务模式上，可为用户提供健康咨询、用药提醒、资源共享等医疗服务。同时入驻官网、天猫、京东等多平台，商品囊括多品类，为用户提供药品服务。

B2B2C 模式虽然是一种创新模式，但也存在着一定的弊端。第一，由于商户本身大小不一、参差不齐，在服务、配送、商品质量、价格等方面由商户主导，平台本身属弱势地位，不利于形成统一的标准，会在一定程度上影响用户的体验。第二，在售后服务方面，平台本身不涉及订单处理和商品退换等问题，只是将客户的需求和问题传达给商家，对商家并没有控制力，商家能否在第一时间做出反应也是未知的，平台只能协调。第三，在库存和配送方面，由于平台本身没有能力和所有商户的库存系统对接，导致了商品实际库存管理难题，同时，绝大部分 B2B2C 平台不支持货到付款功能，也直接影响用户的最终体验。第四，在商户的参与度方面，商户一般把电商平台当作其产品销售的一个渠道，在资金和资源上不会投入太多，而平台因其中介的性质，也不会将大量的投入放到推广和技术上。目前，B2B2C 模式虽然被炒得火热，但全球范围内成功的案例很少，要真正地综合 B2B 和 B2C 网站的优势，并注重用户的最终体验，是 B2B2C 模式未来需要发展的方向。

二、CBBS 模式

随着中国经济的加速转型，传统的制造企业在积极拥抱互联网的同时，传统产业集群正在积极寻求转型，尝试运用电子商务手段，在地方政府、电商平台和电商服务商的支持下，升级成为在线产业带。在线产业带是在原有产业集群的基础之上形成的，目前国内在线产业带的数量正在不断增加，已形成一股热潮。

在线产业带主要有地方政府、电子商务平台、电子商务服务商、地方企业四个主体。其中，地方政府能够提供相应的优惠政策、资金、人才引进措施，以达到推动本地企业成长、提升税收的作用；电子商务平台通过提供运营平台和工具、网站流量、技术及营销支持，吸引买家和卖家，实现在线交易成交额的增长；电子商务服务商通过为地方企业提供代运营、培训、营销等服务，实现客户的增加和利润的增长；地方企业通过入驻产业带，享受政府政策的支持和服务商的服务，以提高企业的流量和订单。在电商平台、企业、第三方服务商的相互作用之下，形成了在线产业带的运营模式。

在新的电子商务链条中，所有参与者的参与姿态相同，企业之间的差别缘于产品质量和服务水平的差别，而不是对资源的占有。小企业通过努力可以获得与大企业同样竞争力的订单，同时，消费者与企业之间是平等的，消费者可以有效监督企业，消费者可以决定产品的类别和服务的方式。如今阿里巴巴 B2B 业务开始向下游的淘宝等网上零售平台输送产品，阿里巴巴逐渐确立了 CBBS 商业模式。

CBBS 模式是基于地方产业带的新模式，CBBS 模式打破了 B2B、B2C 和 C2C 的模式，是

CBBS（消费者、渠道商、制造商、电子商务服务商）的模式，这种模式让服务商参与其中，重构整个产业链。电商平台与政府、运营商、服务商、产业基地等联合，通过线上线下结合的方式，协助当地政府搭建具有地方特色的电子商务平台，突出具有地方特色的产业优势，全方位地打造当地的电子商务产业，创造优良的电子商务环境和条件。传统的B2B模式是基于大量的企业信息，通过竞价、广告的方式提升曝光量，实际交易大多通过线下来完成，这是一种供给驱动的方式，而在线产业带，由于聚集各地特色商货，订单大多由零售商发起，通过在线交易的方式，最终由产业带的制造企业完成交易，这是一种需求驱动型电子商务。通过CBBS模式，在线产业带可以帮助企业实现互联网化，快速获取消费信息，省去若干中间渠道环节，实现转型升级。

三、C2B模式

近年来，随着电子商务市场的发展，也涌现出一些新的交易方式，C2B模式（Customer to Business）成为其中的一个重要代表。

C2B是与B2C完全不同的一种电子商务模式，B2C模式是先生产商品，再通过各种营销手段将其投入市场，吸引消费者购买，是典型的推动式，在这种模式下，企业很难准确预测消费需求；C2B模式则与之相反，从消费者的具体需求出发，拟定采购规模和生产计划，柔性化定制，降低了消费投入，从而以更低的价格提供给消费者，是一种拉动式生产方式，在这种模式下，企业是基于准确的消费需求进行生产。由于C2B模式需要消费者的深度参与，所以一直到近10年来，随着消费者参与意识的增强和网络传播效率的提升，才逐步流行起来。另有一种说法，C2B是一种完全以消费者意愿进行操作并完成的电子商务模式，即网络代购。目前网络代购的主要形式为代购远距离，尤其是境外商品、国外电子商务网站的商品。

（一）C2B模式的特点

与B2C和C2C模式相比，C2B模式存在以下几个典型的特点。

1. 消费者是交易活动的主导者　C2B模式是以消费者为中心，由消费者驱动，而不是由生产企业驱动的一种交易模式，消费者在产品和服务的交易过程中发挥主导作用。

2. 消费者个性化需求是主要驱动力　C2B模式是从消费者的个性需求出发，通常由消费者根据自身需求定制产品和价格，或主动参与产品设计、生产和定价，生产企业通过产品、价格等彰显消费者个性化需求的信息进行定制化生产。

3. 以定制化的方法创造独特价值　由于消费者在不同生产环节的深入参与，C2B模式下的商品生产以满足消费者的个性化需求为目标，可以创造出独特的体验价值。

4. 大规模的网络化协作是重要支柱　通过大规模、实时化、社会化的网络协作，实现柔性化生产，是满足消费者个性化需求的重要生产方式。

（二）C2B模式的具体形式

从消费者需求特征出发，C2B电子商务模式可以划分为两种基本模式：消费者联盟模式和个性定制模式。

1. 消费者联盟模式　消费者联盟模式是指具有相同需求的消费者在短时间内聚合成强大的消费者联盟，通过电子商务C2B平台将联盟需求传输给企业，企业按照需求开展生产。这种模式对消费者和企业都具有较大意义。对于消费者来说，一方面，消费者需求的聚合使得总的需求量变得很大，以至于生产商无法忽略这一需求；另一方面，作为采购集团的消费者联盟毫无疑问拥有了更强的与企业议价的能力，使得消费者联盟里的每一位消费者能够享受到更优惠的价格。对于企业来说，企业在获取准确需求后才开始组织生产，使得库存积压的风险得到了显著降低，促使了企业运营成本的降低，提高了企业的利益；此外，与消费者联盟的成功交易可以使企业的名声在消费者联盟中得到极快的传播，对提升企业的口碑有积极作用。

消费者联盟模式强调需求在短时间内的大量聚合，这表明至少有两个条件制约着它的发展：需求的足量性、需求聚合的快速性。这意味着消费者比较多、运营快消品的平台可能更适宜发展消费者联盟模式，前者保证了需求的足量性，后者保证了需求聚合的快速性。

值得注意的是，尽管消费者联盟模式与团购模式的表现形式是如此的相似，但它们并不完全相同。团购是指由生产企业或 C2B 电子商务企业、中介发起，通过 C2B 电子商务平台聚合消费者，最后完成交易；消费者联盟是指由消费者联盟发起，通过 C2B 平台吸引企业参与，最后完成交易。团购是消费者联盟的初级表现形式。

2. 个性定制模式 个性定制模式包括两种形式：无竞争个性定制模式和竞争性个性定制模式。

（1）无竞争个性定制模式 无竞争个性定制模式是指消费者直接或者通过 C2B 电子商务平台将自身个性化单一需求传递给企业，企业按照消费者需求开展生产。这种模式下，消费者要承担相应的高成本，需要在满足个性化需求所导致的高支付价格和满足低价需求所导致的个性弱化之间寻找平衡；企业也需要在满足消费者个性化需求导致的高成本与满足客户低价需求而导致的产品个性化不足之间寻求平衡。

无竞争个性定制模式下，消费者愿意为其个性化需求支付较高价格，但这绝不意味着消费者会愿意支付任意价格，定制成本过高会直接影响到消费者的购买意愿，因此个性定制模式更适宜于拥有更高柔性生产能力、经营模块化水平更高的产品的企业。

（2）竞争性个性定制模式 竞争性个性定制模式是指消费者将自身对产品及价格的个性化需求发布到 C2B 电子商务平台上，与 C2B 电子商务平台有合作关系的企业将这一需求与自身能够提供的产品及价格进行比较，然后选择符合自身条件的消费者完成交易。竞争性个性定制有多种表现形式：招标、拍卖和挂牌撮合。招标是指消费者在 C2B 电子商务平台上发布需求的产品及价格等信息，企业根据自身情况进行投标，消费者再从中选取适宜企业；拍卖是指消费者发布需求产品规格，并决定一个起拍价，企业在确定能满足消费者产品需求的前提下进行拍卖，其中价低者取得交易；挂牌撮合是指消费者将其对产品或服务的个性需求发布到 C2B 电子商务网站上，与此同时，提供产品或服务的企业将其诉求也提供到 C2B 电子商务网站上，C2B 网站对消费者需求与企业诉求进行匹配，一旦匹配成功，则交易达成。

理想情况下，这种模式可以使消费者剩余趋于零，促使企业利润最大化。消费者剩余是指消费者为取得一种商品所愿意支付的价格与他取得该商品而支付的实际价格间的差距。仔细分析可以看出，实际价格不为消费者所知，或价格很难公开量化的产品或服务更适合发展邀约模式。

个性定制模式对 C2B 电子商务平台提出了更高的要求：既要找到足够数量的，可以满足消费者个性化需求的，具有强大定制生产能力的企业，又要找到尽可能多的，具有个性化需求的消费者。

【本章小结】

电子商务模式是新的电子网络环境下，传统商务模式发展的一个新形式，是基于电子商务活动实践中所形成的方法和知识体系，是对开展电子商务给企业所带来的价值和企业为创造这些价值进行的活动的抽象描述。从交易对象的角度可以分为 B2B、B2C 和 C2C 等多种模式。

B2B 模式主要面向企业客户，是电子商务中发展最为成熟的模式，从服务领域的角度可以划分为综合服务模式和垂直服务模式；从服务主体的角度可以划分为撮合交易模式和自营模式；从服务内容的角度可以划分为信息服务模式、在线交易模式和供应链协同服务模式。

B2C 模式主要面向个人消费者，综合服务领域、服务主体和服务内容可以细分为直销模式、中间商模式和第三方平台服务模式及服务支持模式。

C2C 模式中的服务提供者和服务对象均为个人消费者，其具有辅助性、节约性、繁杂性与创新性等特点，并可以细分为交易服务模式、特色服务与增值服务模式、网络广告模式。

B2G 模式是企业与政府机构之间的电子商务模式，其核心是企业为政府提供服务，并且具有营利性、速度快和信息量大、政府有双重角色等特点，其在医药领域的应用主要体现在药品集中采购。

电子商务模式并不是一成不变的，随着技术的进步和服务方式的创新，涌现出了 B2B2C、CBBS、C2B 和跨境电商等众多新的模式，这些模式反映了不同的经营逻辑和运作理念，并将持续推动电子商务行业的发展和模式的创新。

【思考题】

1. B2B、B2C 和 C2C 三种模式之间的异同是什么？
2. B2B 模式有哪些细分模式？
3. B2C 和 C2B 模式之间的联系与区别是什么？
4. C2C 模式有哪些？
5. 电子商务的 B2G 模式和电子政务的联系与区别是什么？
6. O2O 电子商务模式的优势是什么？

【典型案例与讨论】

京东的医药电商之路

京东商城成立于 2003 年，是国内最大的 B2C 电商平台之一。京东最早起步于 1998 年，是中关村众多经营 IT 的实体商铺之一。2003 年突如其来的非典给京东的实体店经营带来了很大的困难，与此同时，快速崛起的电商模式也吸引着京东加入电商创业的热潮之中。从中关村的实体店铺向电商平台转型伊始，京东选择了差异化的竞争策略，以 3C 产品和 B2C 模式作为切入口发展垂直电商。主要基于当时电商行业的领军企业——阿里巴巴的重点为 B2B 的阿里巴巴和 C2C 的淘宝，且未在 3C 发力。同时，3C 品类是一个规模巨大且标准化甚高的品类，而且京东曾在中关村从事 IT 产品的线下销售，对相关产品市场比较熟悉。在聚焦于 3C 品类定位的主差异化之外，京东在 2007 年还确立了自建物流和支付模式差异化两个副差异化作为辅助策略。与阿里系电商平台受制于物流短板，经受"假货""骗局"等骂名不同，京东通过自建物流，实现物流服务品质和成本的综合控制，推出"211 限时达"服务，并且通过货到付款等方式，获得了消费者信任，快速地奠定了其电商行业的巨头地位。

随着京东的不断壮大，其开始尝试从最初以 3C 产品为主的垂直电商平台拓展为综合性的平台商。为了能够快速地在电商市场上"跑马圈地"，其于 2011 年启动了开放平台策略，即在自营业务之外，可以为其他的商家提供交易平台服务。京东商城也转型为自营 B2C 和第三方 B2C 结合的一种混合电商平台。在这一阶段，京东也开始涉足医药电商业务，与医药企业九州通合作建设医药电商版块——京东好药师，主要出售医疗器械和保健食品，在 2013 年已实现单月 1500 多万元的骄人销售业绩。但合资经营的蜜月期并不长，双方围绕好药师的控制权进行了一番博弈，最终京东退出了好药师的经营，但仍保持着和好药师的业务合作关系。

2014年，京东顺利拿到互联网药品交易服务A证，开始着力于建设开放性的医药电商平台。通过推广"区域式独占"的招商模式，即由一家大型连锁药店对应一个城市，只有在对应区域内的客户才能购买该店铺中的商品，京东已与多家医药连锁企业达成了独家合作商户的合作计划，涵盖北京、上海、广州、湖北、河北、山东等重点省市。

2016年，京东进一步整合自身资源，推出了面向产业上下游合作伙伴及流通渠道的"京东医药B2B分销平台"，以及为消费者提供自营非处方药（OTC）和健康保健产品的"京东大药房"业务。其B2B业务旨在打造以药品生产企业、批发企业为上游，以零售药店、诊所、民营医院等为下游的药品交易平台，除在产业链整合上发力外，还将提供丰富的增值服务，如金融服务、控销服务等。而B2C业务则将依托京东主站，面向普通消费者，主营京东自营OTC药品业务，包括药品、保健品、滋补品、医疗器械、计生用品、健康服务等相关品类。京东计划利用京东平台仓配核心优势，为自营药品业务设立青岛专属药品仓库，配送范围辐射全国；同时设立京东集团首个专业化客服中心——青岛药品客服中心，为消费者提供用药安全指导，致力于打造"轻资产、高质量、重服务、高效率、大规模"的专业药学服务和药品销售平台。

通过复制"自营＋平台"的发展模式，京东积极与医药企业开展合作，打造专业的药事服务优势，再结合"物流优势＋上游议价＋服务保障"的全流程保障，京东医药的发展前景被众多医药企业看好。而刚刚结束的2016年"双十一"大促的销售业绩似乎也在证明这一点。当日全天，京东医药健康品类整体销售额约达5亿元，自营的京东大药房取得了日销超过10万单的骄人业绩，成为医药电商领域不可忽视的一股力量。

讨论：

1. 从京东医药电商业务发展的过程来看，其是如何发展其医药电商业务的？这一发展过程逻辑是什么？

2. 京东目前的医药电商模式是什么样的？为何会形成这样的模式？这一模式的优势和劣势分别是什么？

第三章　电子商务技术基础

【学习目标】

1. 掌握计算机网络的定义和组成、计算机网络的功能和类型、计算机网络体系结构和网络协议及 Internet 服务。

2. 熟悉 Web 开发技术。

3. 掌握数据模型的种类，以及数据库概念模型和逻辑模型的设计。

4. 掌握数据处理的内容。

5. 熟悉数据库系统。

6. 掌握数据仓库和数据挖掘的概念。

7. 了解大数据和云计算的概念和应用。

8. 掌握大数据与云计算的关系。

【引导案例】

从健康追踪到移动医疗：苹果 HealthKit 掀健康革命

据美国彭博社 2016 年 9 月 26 日报道，苹果打造的 HealthKit 以 Apple Watch 2 为搭载平台，将从目前收集健康数据、追踪用户健康状况，逐步转为解析健康数据，向用户、医生等人群提供可行性意见，借此为苹果公司创造新的赢利点，但其发展还面临着诸多问题亟待解决。

近年来，苹果医疗技术团队不断改良其电子健康记录软件，同时为苹果智能手表研发新的 App，一款是帮助用户追踪睡眠状况，另一款是监测佩戴者的心跳。而他们的终极目标是把 HealthKit 打造成能更好诊断用户健康状况的工具，有望解决医疗界和医疗器械厂商的两大难题，即互操作性——数据能在医院之间的不同数据库进行传递；可分析性——为医生提供海量数据进行初步诊断。

苹果 CEO 库克希望苹果公司能在软件和服务上创造出新的赢利点，能让客户更加依赖苹果产品。而全球价值高达 8 万亿美元的健康产业无疑就是个极好的突破口。苹果公司认为现在时机已经成熟，就像用户从使用 ipod 到习惯把所有的音乐文件电子化，再到逐步适应收费的音乐平台，苹果可以效仿其音乐产业进军医疗行业，大展身手。

但 HealthKit 的进一步发展也有不少难题。如其搭载平台苹果手表要想获得美国食品与药物管理局的批准，就得增加医疗传感器，就得有能支持一天使用的电池，就要和手机有不一样的独立功能。

而苹果在 2016 年 3 月推出的 RearchKit 平台，则能借助苹果手机上的 App 让研究机构和制药商进行临床试验。北卡罗来纳州的杜克大学曾借助 RearchKit 开发出一款软件，通过 iphone 的前置摄像头，识别儿童对播出视频做出的反应，从而筛检自闭症。美国约翰·霍普金斯大学曾借助苹果手表的加速计和心跳传感器，用于记录癫痫发作的起始时间和持续时间，并做出相

NOTE

关预防。

而苹果面临的最大困难在于向医疗专家证明，搭载在可穿戴设备上的 HealthKit 和 Rearch-Kit 的数据是可信的。

第一节   网络技术基础

网络技术是电子商务最重要的支撑技术之一，对电子商务正常、稳定的运行及其深层次发展起着决定性作用，因此，对计算机网络的了解和认识是掌握和应用电子商务的基础。

一、计算机网络的定义和组成

（一）计算机网络的定义

计算机网络是指将地理位置不同的，具有独立功能的多台计算机及其外部设备通过通信线路连接起来，在网络操作系统、网络管理软件及网络通信协议的管理和协调下，实现资源共享和信息传递的计算机系统。

1951 年，美国麻省理工学院林肯实验室开始为美国空军设计称为 SAGE 的半自动化地面防空系统，最终于 1963 年建成，被认为是计算机和通信技术结合的先驱，可以说是现代计算机网络的雏形。1969 年美国国防部高级研究计划局（ARPA）建成 ARPAnet 实验网，标志着现代计算机网络的产生，该网络首次使用了分组交换技术，为计算机网络的发展奠定了基础。

20 世纪 70 年代中期，ARPAnet 的规模不断扩大，局域网技术理论首次提出，研制网络互连体系结构的时机已经成熟。20 世纪 70 年代末期，IP、TCP、UDP 这 3 个重要 Internet 协议的概念已经完成，标志网络互连体系结构的原则已经确立。20 世纪 80 年代，微型计算机的出现对社会生活的各个方面都产生了深刻的影响。

1985 年，美国国家科学基金会（National Science Foundation，NSF）利用 ARPAnet 协议建立了用于科学研究和教育的骨干网络 NSFnet。1990 年，NSFnet 代替 ARPAnet 成为国家骨干网，并且走出了大学和研究机构进入社会，向全世界范围扩展，并将此网络命名为 Internet。从此，网上电子邮件、文件的下载和消息传输受到越来越多人的欢迎并被广泛使用。20 世纪 90 年代后期，Internet 以惊人的速度发展，进入 21 世纪以来，计算机网络的发展主要体现在住宅宽带接入 Internet、无线接入 Internet 和无线局域网、对等网 3 个方面。

（二）计算机网络的组成

从结构上看，计算机网络主要由硬件和软件组成。一般来说，网络硬件可分为网络服务器、网络工作站、网络交换互联设备等，而网络软件可分为网络系统软件和网络应用软件。

1. 硬件   网络服务器是一台可被网络用户访问的计算机，可为网络用户提供各种资源，并负责管理这些资源，协调网络用户对这些资源的访问。服务器可以是个人计算机，也可以是工作站或小型计算机，它是局域网的核心，通过服务器，局域网上的用户可以共享文件、数据库和外部设备等。根据提供的服务不同，可分为 Web 服务器、文件服务器、打印服务器、电子邮件服务器、数据库服务器、通信服务器和视频服务器等。

网络工作站是用户在网上操作的计算机，常被称为客户机。主要作用就是让用户在网络环境下工作，并运行由网络上文件服务器提供的各种应用软件。服务器用来存放共享数据或文件，而工作站对这些信息或文件进行运行和处理。

网络交换互联设备包括很多种，常用的有网络适配器、交换机、网桥、网关和路由器等。网络适配器是计算机和网络线缆之间的物理接口，将服务器、工作站连接到通信介质上并进行电信号的匹配，实现数据的传输。交换机可以明显地提高局域网的性能，当工作站需要通信时，交换机能连通许多对端口，使每一对相互通信的工作站像独占通信媒体那样，进行无冲突的数据传输，通信完后断开连接。网桥是一种实现局域网互联的存储转发设备，可实现两个同类网络的连接，功能是放大、数据分组转发和格式变换。网关用于连接两个异构网络，功能是协议转换和简单的路由选择。路由器是为经过该路由器的数据包寻找一条最佳的传输路径，在Internet 中起着数据转发和信息资源进出的枢纽作用，是 Internet 的核心设备。

2. 软件　网络软件是一种在网络环境下使用和运行或者控制和管理网络工作的计算机软件。网络操作系统是指管理网络上的软硬件资源的系统软件，主要用于控制服务器的运行，并使用户能够而且容易地使用网络资源。网络应用软件是根据用户的需要，利用开发工具开发出来的在网络环境下运行的用户软件。

二、计算机网络的功能和类型

（一）计算机网络的功能

计算机网络的功能主要有资源共享、数据通信、分布式处理、提高性能价格比等。

资源共享使网上的各个用户在正常的权限范围内，都可以很方便地使用网络中各计算机上所提供的共享软件、数据和硬件设备，而且不受时间、地理位置的限制。例如，用户可以使用网上的数据库，也可以使用网上大容量磁盘存储器存放信息等。

数据通信是计算机网络最基本的功能，使不同地理位置的用户可以及时、快速、高质量、低成本地交流信息。根据需要可以对这些数据信息进行分散、分组、集中管理或处理。

分布式处理是指用户可以根据问题的性质，选择网内最合适的资源来处理，使问题得到快速而经济的解决。对综合性的大型问题可采用合适的算法，将任务分散到不同的计算机进行分布处理。利用网络技术，还可以将许多小型机或微机连成具有高性能的分布式计算机系统，使它们具有解决复杂问题的能力，从而使得只有小型机或微机的用户可以享受到大型机的优势。

提高性能价格比是指网络设计者可以全面规划，根据系统总需求和各站点的实际情况确定各工作站的具体配置，达到以最少的投资获得最佳性能的效果。计算机网络也可以将分散在各地的计算机中的数据资料适时集中或分级管理，共同解决某个大问题，并经综合处理后形成各种报表，为管理者提供参考。

（二）计算机网络的类型

根据不同的角度，计算机网络可以有不同的分类。

根据计算机网络规模和覆盖地理范围，计算机网络可以分为局域网（Local Area Network，LAN）、城域网（Metropolitan Area Network，MAN）和广域网（Wide Area Network，WAN）。局域网在企事业单位中发挥着重要作用，通常属于单位所有，单位拥有自主管理权，以共享网络资源和协同式网络应用为主要目的，正朝着多平台、多协议、异机种方向发展，数据速率和宽带也在不断提高。广域网是局域网的扩展，一般由相距较远的局域网经由公共电信网络互联而成，覆盖范围很大，甚至全球都属于广域网的范畴。而城域网是介于广域网和局域网之间的一种大范围的高速网络。

根据使用范围，可以分为公用网（Public Network）和专用网（Private Network）。公用网是指一个国家邮电部门构建的网络，用户使用公用网必须按照相关规定缴纳相关费用。专用网是指某个行业系统、行业领域或者某个单位为满足本部门的特殊工作需要而建造的网络，例如铁路、电子银行系统等自建的网络。

根据信息交换方式，可以分为电路交换网（Circuit Switching Network）、报文交换网（Message Switching Network）和分组交换网（Packet Switching Network）。电路交换网的特征是在整个通信过程中，需要始终保持两节点间的通信线路连通，形成一个专用的通信线路；报文交换网的通信线路是非专用的，利用存储转发原理，将待传输的报文存储在网络节点中，等到信道空闲时再发送出去；分组交换网是将报文划分为若干小的传输单位——分组，并将分组单独传送，能够更好地利用网络，是当今广泛采用的网络形式。

三、计算机网络协议和网络体系结构

计算机网络协议就是实体控制数据交换规则的集合，是网络之间互相通信的技术标准。为使各个计算机之间或者计算机与终端之间能正确地传递信息，必须在有关信息传输顺序、信息格式和信息内容等方面有一组约定或规则，这组约定或规则就是网络协议，是大家公认并必须遵照执行的"共同语言"。

网络体系结构是网络系统中各个组成部分及其相互间的关系，采用层次配对结构，描述了一组用于规范网络设备间进行互联的标准和规则。分层的目的在于将一个问题的复杂性弱化，因为任何网络系统都会涉及一整套复杂的协议集，而协议又是保证计算机之间有条不紊地进行数据交换的前提和基础。为完成计算机间的通信合作，把每个计算机互联的功能划分为定义明确的层次，这些同层次间的通信协议及相邻层间的接口统称为网络体系结构，即网络层次结构模型与各层协议的集合。

（一）OSI（Open System Interconnect）参考模型

1977年，国际标准化组织 ISO（International Organization for Standardization）成立了一个分委员会负责研究如何使用网络体系结构和协议标准化。1980年，ISO 提出了一个旨在使各种计算机实现互联的标准化框架建议书，就是著名的开放系统互联参考模型，简称 OSI。

OSI 标准将整个网络的通信功能分为物理层、数据链路层、网络层、传输层、会话层、表示层和应用层七个层次，每层各自完成一定的功能（图 3 - 1）。

物理层处于最低层，主要功能是利用物理传输介质为数据链路层提供物理连接，按照传送介质的电气机械特性的不同而有不同的格式，传送主要是以 bit 为单位，将信息按位逐一从一个系统经物理通道送往另一个系统。

数据链路层位于第二层，用以建立相邻节点之间的数据链路，传送数据帧。帧中包含应答、流控制、差错控制等信息，以确保数据正确传输。

网络层位于第三层，控制通信子网的工作，解决路径选择、流控制问题，以使不相邻节点之间的数据能够正确传送。

传输层位于第四层，主要功能是负责接收高层的数据，将数据分成较小的信息单位传送到

网络层。主要接收从会话层发出的数据，根据需要把数据划分为许多很小的单元，即报文，传送给网络层。

会话层位于第五层，在两实体间建立通信伙伴关系，进行数据交换，完成一次对话连接。

表示层位于第六层，负责对用户进行各种转换的服务，用标准编码方式对数据进行编码，对该数据结构进行定义，并管理这些数据。

第七层是应用层，是 OSI 的最高层，主要负责各用户访问网络的接口，为用户提供在 OSI 环境下的服务，实现网络虚拟终端的功能与实现用户终端功能之间的映射，依照不同应用环境，提供文件传送协议、电子邮件、远程任务录入、图形传送协议、公用电信服务及其他各种通用的或专用的功能。

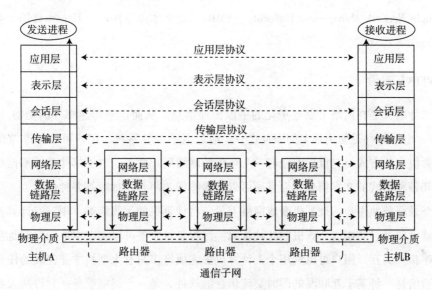

图 3 - 1 OSI 参考模型

（二）TCP/IP 协议

TCP/IP 协议的英文是 Transmission Control Protocol/Internet Protocol，翻译是传输控制协议和互联网协议，是互联网的基础和最基本的协议，由网络层的 IP 协议和传输层的 TCP 协议组成。

TCP 协议也称为传输控制协议，是面向连接的通信协议，通过三次握手建立连接，通信完成时要拆除连接，由于 TCP 是面向连接的，所以只能用于端到端的通信。TCP 提供的是一种可靠的数据流服务，采用"带重传的肯定确认"技术来实现传输的可靠性。TCP 采用一种称为"滑动窗口"的方式进行流量控制，所谓窗口实际表示接收能力，用以限制发送方的发送速度。

IP 协议也称为网际互联协议，是网络的底层协议，详细地规定了计算机在通信时应遵循的规则，包括规定的全部细节。连接到 Internet 上的每台计算机都必须遵守 IP 协议，所产生的分组必须使用 IP 规定的格式。但 IP 协议只能保证计算机发送和接收分组数据，不能解决数据传输中可能出现的问题，而 TCP 协议能很好地解决这个问题。

（三）TCP/IP 体系结构

TCP/IP 体系包括应用层、传输层、互联层和主机 - 网络层四个层次。主机 - 网络层是参考模型的最底层，负责通过网络发送和接收 IP 数据包，包括各种物理网协议，当这种物理网被用作传送 IP 数据包的通道时，我们就可以认为是这一层的内容。

互联层是参考模型的第二层，是 IP 协议，负责将源主机的报文分组发送到目的主机，源主机与目的主机可以在一个网上，也可以在不同的网上。

传输层是参考模型的第三层，负责在应用进程之间的端到端通信。主要目的是在互联网中源主机与目的主机的对等实体间建立用于会话的端到端连接。传输层定义了两种协议，即 TCP 和 UDP（User Datagram Protocol，用户数据包协议）。UDP 协议是一种不可靠的无连接协议，主要用于不要求分组顺序到达的传输中，分组传输顺序检查与排序由应用层完成。

应用层是参考模型的最高层，包括了所有的高层协议，并总是不断有新的协议加入，主要有远程登录协议（Telnet），文件传输协议（File Transfer Protocol，FTP），简单邮件传输协议（Simple Mail Transfer Protocol，SMTP），域名系统（Domain Name System，DNS），简单网络管理协议（Simple Network Management Protocol，SNMP），超文本传输协议（Hypertext Transfer Protocol，HTP）。

四、Internet 服务

电子邮件服务是在网络上以电子化的手段传递信息，从而达到传递邮件的功能。在 Internet 应用中，电子邮件是使用最多的服务之一。通过电子邮件系统，用户可以以非常低廉的价格，用非常快速的方式，与世界上任何一个角落的网络用户联系。电子邮件系统不但可以传输各种文字和各种格式的文本信息，而且还可以传输图像、声音、视频等多种信息。

远程登录服务使用户的计算机变成网络上另一台计算机的远程终端。用户有计算机的账号和口令，就可登录、使用该计算机的各种资源。远程登录服务可以实现本地用户与远程计算机上运行程序相互交互，用户可以利用个人计算机去完成许多只有大型机才能完成的任务。

即时通信是一种基于互联网的即时交流信息的软件，是一个终端服务，允许两人或多人使用网络即时传递文字讯息、文件、语音与视频交流。按使用用途分为企业即时通信和网站即时通信，根据装载对象可分为手机即时通信和 PC 即时通信。即时通信的新发展是由 PC 即时通信向手机客户端转移，并且即时通信出现新趋势。

第二节　Web 开发技术

Web 是 WWW（World Wide Web）的简称，是建立在互联网基础上的应用技术，主要由 Web 服务器、Web 浏览器，以及一系列协议和约定组成，采用图形界面，融网络技术、超文本技术及多媒体技术为一体的信息服务系统。

一、客户端技术

常用的客户端技术有超文本标记语言（Hypertext Markup Language，HTML）、脚本语言（Java Script，JS）、可扩展标记语言（Extensible Markup Language，XML）、级联样式表（Cascading Style Sheets，CSS）等。

（一）超文本标记语言

超文本标记语言是 WWW 上通用的描述语言，是设计网页的基础语言，是可供浏览器解释浏览的文件格式。使用 HTML 编写的文件的扩展名为 .htm 或 .html。可以使用记事本、写字板、Edit Plus 等编辑工具来编写。超文本标记语言文档制作不是很复杂,且功能强大,支持不同数据格式的文件嵌入,这也是万维网盛行的原因之一,它具备简易性、可扩展性、平台无关性等特点。

HTML 网页的编辑制作工具有很多,如 FrontPage、DreamWeaver 等,可以轻松制作出网页,但对于高级网页设计人员来说,需要学习和了解 HTML 的语法,在设计动态网页过程中,往往要用到 HTML 语法。

(二)脚本语言

脚本语言是一种对象和事件驱动并具有安全性能的脚本语言。有了 Java Script,可使网页变得生动。超文本标记语言、脚本语言一起使用可实现在一个网页中链接多个对象,与网络客户交互作用,从而可以开发客户端的应用程序。它是通过嵌入或调入的方式在标准的 HTML 语言中实现的。脚本语言具有简单性、动态性、跨平台性和节省交互时间等优点。

(三)可扩展标记语言

可扩展标记语言是专为 Web 应用而设计的,是标准通用标记语言(Standard Generalized Markup Language,SGML)的一个优化子集,是由万维网联盟于 1998 年 2 月发布的一种标准。它以一种开放的自我描述方式定义了数据结构,在描述数据内容的同时能突出对结构的描述,从而体现出数据之间的关系。允许文档的编写者制定基于信息描述、体现数据之间逻辑关系的自定义标记,确保文档具有较强的易读性、清晰的语义和易检索性。

(四)级联样式表

级联样式表用于控制网页样式,并允许将样式信息与网页内容分离的一种标记性语言。CSS 的引入就是为了使 HTML 语言能够更好地适应页面的美工设计。使用 CSS 控制页面有 4 种方法:行内样式、链接式、内嵌式和导入式。

二、服务器端技术

(一)ASP (Active Server Pages) 技术

ASP 由 Microsoft 公司推出,是一种在服务器端开发脚本语言的环境。利用它可以开发动态、交互、高性能的 Web 服务器端的应用程序。因为脚本是在服务器端运行的,所以 Web 服务器完成所有处理后,将标准的 HTML 页面运往浏览器。ASP 只能在可以支持的服务器上运行,用户不可能看到原始脚本程序的代码,用户看到的仅仅是最终产生的 HTML 内容。ASP 的缺点是:由于与 Windows 操作系统捆绑应用,深受 Windows 系统存在的漏洞或缺陷所影响,在安全性、稳定性等方面的问题较为突出。用户必须随时注意 Microsoft 公司发布的补丁程序,及时更新系统。

(二)JSP (Java Server Pages) 技术

JSP 是一种以 Java 为核心技术的跨平台 Web 开发语言。JSP 技术有些类似 ASP 技术,是在传统的网页 HTML 文件中插入 Java 程序段(Scriptlet)和 JSP 标记(Tag),从而形成 JSP 文件。与 ASP、PHP 处于同一个层次,既可以运行在 Windows 平台上,也可以运行在 UNIX/Linux 平台上。

（三）PHP（Hypertext Preprocessor）技术

超文本预处理语言（PHP）是一种通用开源脚本语言，语言风格类似于 C 语言，被广泛运用。它是在 20 世纪 90 年代中期由一位叫 Rasmus Lerdorf 的软件工程师提出，语法吸收了 C 语言、Java 和 Perl 的特点，入门门槛较低，易于学习，使用广泛，主要适用于 Web 开发领域。

PHP 是完全免费的，用户可以自由下载，甚至可以不受限制地获得源代码，从而加进用户自己需要的特色。缺点是数据库访问接口不统一、安装复杂、缺少企业级的技术、缺少正规的商业支持；商品化应用方面存在不足。

（四）CGI（Common Gateway Interface）技术

公共网关接口（CGI）是专门为 Web 服务器定义的一种外部应用程序交互、共享信息的标准。工作原理是：用户在客户浏览器端请求激活服务器端的一个 CGI 程序；CGI 程序将互联网页中用户输入的信息提取出来，传给外部应用程序，并启动外部应用程序；外部应用程序的处理结果通过 CGI 程序传给 Web 服务器；Web 服务器以 HTML 形式传给客户浏览器，并结束 CGI 进程。

CGI 的缺点是：对每个请求，CGI 都会产生一个新的进程，同一时刻发出的请求越多，服务器产生的进程就越多，耗费掉的系统资源也越多，这样在用户访问的高峰期，网站就会表现出响应时间长、处理缓慢等情况，严重时会导致整个网站崩溃；另外，创建和修改 CGI 程序相当困难，这是因为 CGI 程序没有被集成到 HTML 中，而是需要专门的语言来编制。对于大多数网页开发人员来说，要掌握和精通这些语言要花很长时间。

第三节　数据处理技术

数据处理技术是电子商务系统运行与发展的基础。电子商务系统是利用电子化手段进行商务活动时，在各参与方的支持下，进行交易活动的集合。其中商务、资金与物流等各个流程中产生的数据都需要在互联网中传递，同时大量的数据和信息以各种形式被存放在各节点的存储介质中，而这些数据不仅仅被用于传输与存储，经过加工的数据还可以用于管理、控制电子商务的各个业务流程，另外通过分析与电子商务有关的数据还可获得业务流程之间的联系和未来发展的趋势。

一、数据处理

（一）数据处理的基本概念

电子商务系统下的数据更强调静态数据的组织、管理方式，而数据之间的联系和表示方法决定着数据处理的效率。因此，在互联网平台中的数据处理可以看作是对于电子商务系统有关联的任何形式原始数据的管理。

1. 数据处理的主要目的

（1）将数据转换成便于在互联网系统中对电子商务系统进行分析、管理、预测等形式。

（2）在互联网环境下，从大量的原始数据中抽取部分数据，推导出对电子商务活动有价值的信息以作为决策的依据。

（3）利用互联网连接计算机科学地收集、存储和管理经过处理（如校验、整理等）的数据，以便人们能通过电子商务系统充分地利用信息资源。

2. 数据处理的基本内容 电子商务系统中的数据处理包括数据的收集、转换、筛选、组织、运算、存储、检索、输出等。

（二）数据组织的层次

数据处理是电子商务活动中的基础工作，也是电子商务系统最基本的功能。虽然不需要应用复杂的算法进行处理，但由于数量巨大，因此要考虑采用科学的方法组织数据。

数据的组织是按照一定的方式和规则对数据进行归并、存储、处理的过程。可分为4个层次。

1. 数据项 第1层次是数据项，表示多个字符组成的一个具有完整意义的不可分割的词或数字，是数据库中的最小单位，也称为分量。

2. 数据记录 第2层次是数据记录，表示一张二维表格中的一行，是与某类实物或某个活动有关的所有记录的集合，也称为元组。

3. 数据文件 第3层次是数据文件，表示一张二维表，是某个主题一致的数据集合。

4. 数据库 第4层次是数据库，表示了数据与数据之间的关系。是关于某个主题综合的文件的集合。

（三）数据结构

1. 含义 数据结构是计算机存储和组织数据的方式，它包括数据的存储结构和针对数据的操作与运算，数据读取和存储的效率取决于检索算法和索引的设计，因此，数据结构是数据处理中的重要概念。

2. 分类 数据结构分为逻辑结构和物理结构。

逻辑结构可用来表示数据与数据之间的逻辑关系，包括线性结构和非线性结构两大类。线性表、栈、队列及串为线性结构，而树和图则为非线性结构。物理结构则表示数据的存储方式，可分为顺序、索引、链接和散列等四种结构。而每个已确定的逻辑结构都需要对应一个合适的存储方式，而这种对应的关系被称为映像。

（四）数据管理的内容

1. 数据管理的相关概念

（1）信息资源管理 建立和维护信息资源的全部工作称为信息资源管理。

（2）数据管理 数据是一种资源，对它进行管理的过程称为数据管理。

（3）数据处理 数据处理是数据管理的基础，包括收集、转换、筛选、分组、排序、组织、运算、存储、检索和输出。

2. 数据库管理系统

（1）含义 数据管理经常应用数据库管理系统来完成。用户与操作系统之间的一层数据管理软件，它为用户应用程序提供访问数据库的方法，包括数据库的建立、查询、更新及各种数据控制。

（2）功能 数据库管理系统是一系列软件程序的集合。一般来说，一个数据库管理系统都具有定义数据库、管理数据库、维护数据库、数据通信等功能，除此之外，在数据管理方面它还具备以规范、一致的方式存储数据，以规范、一致的方式将数据组织成记录，以及以规范、一致的方式存取数据记录等功能。

二、数据库系统概述

（一）数据库的发展历程

数据库是统一管理的相关数据的集合。数据库系统诞生于 20 世纪 60 年代末至 70 年代初，IBM（International Business Machine）公司于 1968 年研制成功并于 1969 年形成产品，名为信息管理系统（Information Management System）。此后，美国数据系统语言协会（Conference on Data System Language）下属的数据库任务组（Database Task Group）发表了若干个报告，奠定了数据库的很多概念、方法和技术的基础。在 1970 年，IBM 公司的研究员 E. F. Codd 发表了论文《大型共享数据库的关系模型》，为关系数据库的发展奠定了理论基础。

（二）数据模型

1. 定义　数据库不仅存放数据，而且还要存放数据和数据之间的联系。表示数据和数据之间的联系的方法被称为数据模型，是数据库系统中用于提供信息和表示操作手段的形式构架。数据模型包括数据库数据的结构部分、数据库数据的操作部分和数据库数据的约束条件。

2. 分类

（1）**层次模型**　层次模型指用有方向的图形化的数据结构来表示各类实体及实体间的联系，结构中的每一个节点代表一个记录类型，这种结构被称为树状结构，它可以表示实体之间的联系。层次模型是最早用于商品数据库管理系统的数据模型。

（2）**网状模型**　用网络结构表示实体类型及实体之间联系的模型。顾名思义，一个事物和另外几个事物都有联系，这样构成的一张网状图就是网状模型。网状模型是一种可以灵活地描述事物及其之间关系的数据库模型。

（3）**关系模型**　基于网状模型和层次模型搭建的数据库已经很好地解决了数据的集中和共享的问题，但用户在对这两种数据库进行存取时，仍然需要明确数据的存储结构，指出存取路径。而基于关系模型的数据库较好地解决了这些问题。

3. 应用　随着数据库学科的发展，数据模型的概念也逐渐深入和完善。早期，一般把数据模型仅理解为数据结构。其后，在一些数据库系统中，则把数据模型归结为数据的逻辑结构、物理配置、存取路径和完整性约束条件等四个方面。

现代数据模型的概念则认为数据结构只是数据模型的组成成分之一。数据的物理配置和存取路径是关于数据存储的概念，不属于数据模型的内容。此外，数据模型不仅是提供数据表示的手段，还提供数据操作的类型和方法。数据库不是静态的而是动态的，因此，数据模型还应包括数据操作部分。

（三）数据库系统

1. 含义　数据库系统是由计算机系统、数据、数据库管理系统和有关人员组成的具有高度组织的总体。

2. 功能　其软件部分主要包括操作系统、各种宿主语言、实用程序及数据库管理系统。数据库由数据库管理系统统一管理，数据的插入、修改和检索均要通过数据库管理系统进行。数据管理员负责创建、监控和维护整个数据库，使数据能被任何有权使用的人有效使用。数据库管理员一般是由业务水平较高、资历较深的人员担任。

其中数据库强调数据，而数据库管理系统是系统软件，强调的是系统本身。

（四）数据库操作

1. 结构化查询语言的含义 结构化查询语言（Structured Query Language，SQL）是一种功能强大的数据库语言，是关系数据库管理系统的标准语言，SQL 语句通常用于完成一些数据库的操作任务，比如在数据库中更新数据，或者从数据库中检索数据。

例如：SQL 的核心语句是数据库查询语句，一般格式为：

SELECT < 目标列 > FROM < 表名 > ［WHERE < 条件表达式 >］［GROUPBY < 列名 1 >］
［ORDERBY < 列名 2 > ［ASC/DESC］］

其功能是根据 WHERE 子句中的条件表达式，从指定表中找出满足条件的元组。

2. 功能

（1）DML（Data Manipulation Language，数据操作语言） DML 用于检索或操作数据，主要的语句包括：SELECT 用于检索数据；INSERT 用于增加数据到数据库；UPDATE 用于从数据库中修改现存的数据；DELETE 用于从数据库中删除数据等。

（2）DDL（Data Definition Language，数据定义语言） DDL 用于定义数据的结构，比如创建、修改或者删除数据库。主要语句包括：CREATE TABLE；DROP TABLE；CREATE INDEX；DROP INDEX 等。

（3）DCL（Data Control Language，数据控制语言） DCL 用于定义数据库用户的权限。主要语句包括：ALTER PASSWORD。

三、数据库设计

数据库设计是指对于一个给定的应用环境，构造最优的数据库模式，建立数据库及其应用系统，使之能够有效地存储数据，满足各种用户的应用需求（信息要求和处理要求）。在数据库领域内，常常把使用数据库的各类系统统称为数据库应用系统。

（一）需求分析

调查和分析用户的业务活动和数据的使用情况，弄清所用数据的种类、范围、数量及它们在业务活动中交流的情况，确定用户对数据库系统的使用要求和各种约束条件等，形成用户需求规约。

需求分析是在用户调查的基础上，通过分析，逐步明确用户对系统的需求，包括数据需求和围绕这些数据的业务处理需求。在需求分析中，通过自顶向下逐步分解的方法分析系统，分析的结果采用数据流程图（DFD）进行图形化的描述。

（二）概念结构设计

对用户要求描述的现实世界（可能是一个工厂、一个商场或者一个学校等），通过对其中诸处的分类、聚集和概括，建立抽象的概念数据模型。这个概念模型应反映现实世界各部门的信息结构、信息流动情况、信息间的互相制约关系，以及各部门对信息储存、查询和加工的要求等。所建立的模型应避开数据库在计算机上的具体实现细节，用一种抽象的形式表示出来。以扩充的实体联系模型方法为例，第一步先明确现实世界各部门所含的各种实体及其属性、实体间的联系及对信息的制约条件等，从而给出各部门内所用信息的局部描述（在数据库中称为用户的局部视图）。第二步再将前面得到的多个用户的局部视图集成为一个全局视图，即用户要描述的现实世界的概念数据模型（图3-2）。

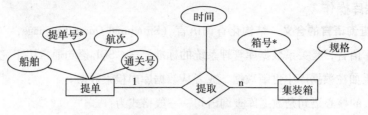

图3-2　实体联系模型

（三）逻辑结构设计

将现实世界的概念结构模型设计成对应的逻辑模式，即适应于某种特定数据库管理系统所支持的逻辑数据模式。与此同时，可能还需为各种数据处理应用领域产生相应的逻辑子模式。这一步设计的结果就是所谓逻辑数据库。

图3-2的逻辑结构模型应为：

提单（提单号，船舶，航次，通关号）

提取（提单号，箱号，提取时间）

集装箱（箱号，规格）

（四）物理结构设计

根据特定数据库管理系统所提供的多种存储结构和存取方法等依赖于具体计算机结构的各项物理设计措施，对具体的应用任务选定最合适的物理存储结构（包括文件类型、索引结构和数据的存放次序与位逻辑等）、存取方法和存取路径等。这一步设计的结果就是所谓物理数据库。

至今，数据库设计的很多工作仍需要人工来做，除了关系型数据库已有一套较完整的数据范式理论可用来部分地指导数据库设计之外，尚缺乏一套完善的数据库设计理论、方法和工具，以实现数据库设计的自动化或交互式的半自动化设计。所以数据库设计今后的研究发展方向是研究数据库设计理论，寻求能够更有效地表达语义关系的数据模型，为各阶段的设计提供自动或半自动的设计工具和集成化的开发环境，使数据库的设计更加工程化、更加规范化和更加方便易行，使得在数据库的设计中充分体现软件工程的先进思想和方法。

四、数据仓库概述

数据仓库的主要功能是将组织通过信息系统连接，利用联机事务处理系统收集并组织大量的数据，利用数据储存架构，对数据进行系统的分析和整理，这些数据可为联机分析处理和数据挖掘提供大量的数据资源，进而支持决策系统、经理信息系统，以达到帮助决策者能准确有效地在大量的数据中发现有价值的信息。同时还可以帮助决策者对外部环境的变化进行实时反馈，帮助电子商务企业建构商业智能系统。

（一）定义

数据仓库之父比尔·恩门在1991年出版的《Building the Data Warehouse》（《建立数据仓库》）一书中提出了数据仓库的定义，数据仓库是指面向主题的、集成的、相对稳定的、反映历史变化的数据集合，用于支持管理决策。

（二）特点

1. 面向主题　数据仓库是面向主题的。操作型数据库的数据组织面向事务处理任务，而数据仓库中的数据是按照一定的主题域进行组织。主题是指用户使用数据仓库进行决策时所关心的重点方面，一个主题通常与多个操作型信息系统相关。

2. 集成　数据仓库是集成的。数据仓库的数据来自于分散的操作型数据，将所需数据从原来的数据中抽取出来，进行加工与集成，统一与综合之后才能进入数据仓库。

3. 不可更新　数据仓库是不可更新的，数据仓库主要是为决策分析提供数据，所涉及的操作主要是数据的查询。

4. 相对稳定　数据仓库是随时间而变化的，传统的关系数据库系统比较适合处理格式化的数据，能够较好地满足商业商务处理的需求。稳定的数据以只读格式保存，且不随时间改变。

（三）功能

电子商务环境下的数据仓库技术在软硬件领域、Internet 和企业内部网解决方案及数据库方面提供了许多经济高效的计算资源，可以保存极大量的数据供分析使用，且允许使用多种数据访问技术。开放系统技术使得分析大量数据的成本趋于合理，并且硬件解决方案也更为成熟。在数据仓库应用中主要使用的技术如下：

1. 并行　计算的硬件环境、操作系统环境、数据库管理系统和所有相关的数据库操作、查询工具和技术、应用程序等各个领域都可以从并行的最新成就中获益。

2. 分区　分区功能使得支持大型表和索引更容易，同时也提高了数据管理和查询性能。

3. 数据压缩　数据压缩功能降低了数据仓库环境中通常需要的用于存储大量数据的磁盘系统的成本，新的数据压缩技术也已经消除了压缩数据对查询性能造成的负面影响。

（四）典型技术应用举例

某集团的主营方向包括农业、食品和化工，随着该集团的快速发展，旗下子公司已经有160 多个不同体系的数据库系统在运行。而且很难提供统一结构的数据，各系统的维护和重新开发的成本也不断上升。如果每新购一个系统就扩大一次基础架构，显然不是一种可以扩展的战略。该集团采用某世界知名企业资源计划系统中的应用程序作为其部分子公司的共享服务，目的是将其逐渐推广到整个企业，这些应用程序在两个不同地域的服务器上集中管理。该集团将混合数据库环境（包括 Oracle 和 Microsoft SQL Server）转移到 IBM DB2，将 IBM DB2 作为其标准数据库，同时还为关键的业务数据部署集中的存储系统。转移后，不再需要本地系统，能够极大地降低管理、支持和许可成本；借助 IBM DB2 可降低许多费用，简化管理并减少员工教育及培训；整合的存储有助于降低成本，而 IBM DB2 深度压缩会降低总体存储需求，并且让总成本减少了约 20%。

五、数据挖掘概述

近年来，数据挖掘引起了电子商务行业的关注，其主要原因是存在大量数据可以广泛使用，并且迫切需要将这些数据转换成有用的信息和知识。获取的信息和知识可以广泛用于各种应用，包括商务管理、生产控制、市场分析、工程设计和科学探索等。

（一）含义

数据挖掘是从数据中抽取正确的、有用的、以前未知的和综合的可理解的信息，并使用该信息做出商业决策的过程。

数据挖掘在电子商务活动中的意义在于支持决策的过程，利用数据挖掘能高度自动地找到潜在的模式，预测客户的行为，帮助电子商务企业的决策者调整市场策略，从而减少风险，辅助其做出正确的决策。

（二）基本理论思想

1. 统计学　数据挖掘利用了来自统计学的抽样、估计和假设检验。

2. 计算机理论　人工智能、模式识别和机器学习的搜索算法、建模技术和学习理论。

3. 其他领域　数据挖掘也迅速地接纳了来自其他领域的思想，这些领域包括最优化、进化计算、信息论、信号处理、可视化和信息检索。一些其他领域也起到重要的支撑作用。

4. 数据库技术　需要数据库系统提供有效的存储、索引和查询处理支持。源于高性能（并行）计算的技术在处理海量数据集方面常常是重要的。分布式技术也能帮助处理海量数据，并且当数据不能集中到一起处理时更是至关重要。

（三）分析方法

1. 关联分析　从大量的商务事务记录中发现潜在的关联关系，可以帮助人们做出正确的商务决策。其中最典型的例子是著名的购物篮分析中"啤酒与尿布"的例子。另一个典型的例子是预测一只股票的走势几乎是不可能的，但是通过相关分析，可以找出一只股票的走势与另一只股票走势的潜在规律，比如数据挖掘曾经得到过这个结论：如果微软的股票下跌4%，那么IBM的股票将在两周内下跌5%。而这也是关联分析的重要功能——预测。

2. 分类　为一个事件或对象归类，即预测一个特定的对象属于哪一类。比如根据电子商务企业客户的不同的登录互联网时间为客户分组。

3. 聚类　根据一定的聚类规则把整个数据分成不同的组，即将具有某种相同特征的数据聚在一起。比如网络营销过程中帮助市场人员发现客户中的不同群体，然后用这些知识来开展一个明确的目标市场计划。

4. 异常检测　异常是数据集中与众不同的数据，使人怀疑这些数据并非随机偏差，而是产生于完全不同的机制。异常检测是数据挖掘中一个重要方面，用来发现小的模式（相对于聚类），即数据集中间显著不同于其他数据的对象。比如人们平时使用手机时接到的骚扰电话，其接通的方式就不同于正常用户拨打手机的习惯。

（四）典型技术应用举例

某快递公司是国际快递和物流行业的全球市场领先者，它提供快递、水陆空三路运输、合同物流解决方案及国际邮件服务。该公司的国际网络将超过220个国家及地区联系起来，员工总数超过28.5万人。在美国食品药品监督管理局要求确保运送过程中药品装运的温度达标这一压力之下，该公司医药客户强烈要求提供更可靠且更实惠的选择。这就要求该公司在药品运输的各个阶段都要实时跟踪集装箱的温度。

虽然由记录器方法生成的信息准确无误，但是无法实时传递数据，客户和公司都无法实时监测，这就导致发生温度偏差时不能采取任何预防和纠正措施。因此，该公司的母公司德国某邮政公司明确拟订了一个计划，准备使用RFID技术在不同时间点全程跟踪装运的温度。通过另一知名信息技术公司的全球企业咨询服务部绘制决定服务的关键功能参数的流程框架。该公司因此获得了两方面的收益：①对于最终客户来说，能够使医药客户对运送过程中出现的装运问题提前做出响应，并以引人注目的低成本全面切实地增强了运送可靠性。②该公司提高了客户满意度和忠实度，为保持竞争差异奠定了基础，此后数据挖掘技术成为该公司重要的收入增长来源。

第四节 大数据与云计算

一、大数据

大数据是一个体量特别大、数据类别特别大的数据集，并且这样的数据集无法用传统数据库工具对其内容进行抓取、管理和处理。首先，大数据是指数据体量大，指代大型数据集，一般在 10TB 规模左右，但在实际应用中，很多企业用户把多个数据集放在一起，已经形成了 PB 级的数据量。其次，大数据是指数据类别大，数据来自多种数据源，数据种类和格式日渐丰富，已冲破了以前所限定的结构化数据范畴，囊括了半结构化和非结构化数据。再次，数据处理速度快，在数据量非常庞大的情况下，也能够做到数据的实时处理。最后，数据真实性高。

（一）大数据的概念

1. 大数据的基本含义 大数据又称为巨量资料，是指所涉及的资料量规模巨大到无法通过目前主流软件工具在合理时间内撷取、管理、处理并整理成为帮助企业经营决策的资讯。大数据的 4V 特点：Volume、Velocity、Variety、Veracity。

2. 互联网周刊对大数据的定义 大数据远不止大量的数据（TB）和处理大量数据的技术，它包含了在大规模数据的基础上的任何领域数据分析，在小规模数据的基础上，这是无法实现的。换言之，大数据以一种前所未有的方式，通过对海量数据进行分析，获得有巨大价值的产品和服务，或提出更深层次的某一领域未来发展的预测，最终形成企业业务流程重组的基础。

3. 研究机构 Gartner 提出的大数据的概念 大数据需要新处理模式才能具有更强的决策力、洞察发现力和流程优化能力。从数据的类别上看，是指无法使用传统流程或工具处理或分析的信息。它定义了那些超出正常处理范围和大小，迫使用户采用非传统处理方法的数据集。

4. 亚马逊网络服务与大数据科学家 John·Rauser 对大数据的定义 大数据就是任何超过了一台计算机处理能力的庞大数据量。

（二）大数据技术

1. 数据采集 将分布的、异构数据源中的数据如关系数据、平面数据文件等抽取到临时中间层后进行清洗、转换、集成，最后加载到数据仓库或数据集市中，成为联机分析处理、数据挖掘的基础。

2. 数据存取 关系数据库、NOSQL、SQL 等。

3. 基础架构 云存储、分布式文件存储等。

4. 数据处理 自然语言处理是研究人与计算机交互的语言问题的一门学科。处理自然语言的关键是要让计算机理解自然语言，所以自然语言处理又叫作自然语言理解，也称为计算语言学。一方面它是语言信息处理的一个分支，另一方面它也是人工智能的核心。

5. 统计分析 包括假设检验、显著性检验、差异分析、相关分析、T 检验、方差分析、卡方分析、偏相关分析、距离分析、简单回归分析、多元回归分析、逐步回归、回归预测与残差分析、岭回归、Logistic 回归分析、曲线估计、因子分析、聚类分析、主成分分析、聚类法、判别分析、对应分析、Bootstrap 技术等。

6. 数据挖掘 分类、关联、预测、相关性分组或关联规则、聚类、描述和可视化、复杂数据类型挖掘。

7. 模型预测 预测模型、机器学习、建模仿真。

8. 结果呈现 云计算、标签云、关系图。

（三）大数据在医疗行业中的应用举例

随着大数据在医疗与生命科学研究过程中的广泛应用和不断扩展，其数量之大和种类之多令人难以置信。比如：一个 CT 图像含有大约 150MB 的数据，而一个基因组序列文件大小约为 750MB，一个标准的病理图则大得多，接近 5GB。如果将这些数据量乘以人口数量和平均寿命，仅一个社区医院或一个中等规模制药企业就可以生成和累积达数个 TB 甚至数个 PB 级的结构化和非结构化数据。

1. 大数据在外国医疗领域的应用 对于许多医疗和生命科学机构而言，努力控制大数据造成的呈螺旋上涨的成本、复杂性和风险已经成为一个至关重要的问题。然而，从另一个角度来看，医疗大数据能够带来的收益要远远超出管理它们的成本，如开放新的具有医疗价值的信息源、提高诊断准确性和速度、预测疾病和健康形态，以及取得生命科学创新的不同见解。美国管理咨询公司麦肯锡全球研究院预测，如果美国的医疗行业能够有效利用不断增长的大数据来提高效率和质量，那么每年可创造超过 3000 亿美元的额外价值。而且，在欧洲的发达国家中，仅在提高运行效率一项上，政府行政管理部门就可以利用大数据节省 1000 亿欧元以上的费用。

2. 大数据在我国医疗领域的应用 在我国，2010 年，国家公布的十二五规划中指出要重点建设国家级、省级和地市级三级卫生信息平台，建设电子档案和电子病历两个基础数据库等诸项目标。过去由于缺少统一的电子病历系统标准，中国的电子病历系统发展比较缓慢，医院之间不能实现病患信息共享，医疗服务水平也因此受到影响。为改善这一现状，国家会逐渐加大对电子病历的投入以顺应这一趋势。各级医院也将加大在数据中心、IT 外包等领域的投入。而随着医疗信息数据的几何倍数增长，医院信息存储将越来越受到重视，医疗信息中心的关注点也将由传统计算领域转移到存储领域上来。

3. 医疗大数据的瓶颈

（1）成本问题 如何有效地将大数据存储成本降至最低，是企业和 IT 领导者尤其是内容驱动的医疗和生命科学企业面临的根本性挑战。因为除了数据数量和形态的迅速增加，医疗数据还需要越来越长的保留期。患者的病历可能需要保存 70 或 80 年，甚至更长。许多情况下，病历还必须以原始格式永久保存，以满足法规遵从的要求。同样，生命科学研究机构有选择性地保留和维护数十年的数据，以期为新研究提供依据。

（2）数据存储问题 存储消费速度加快，存储资产未得到充分利用，对空间的持续需求及动力和冷却成本的增加，都推动了总体拥有成本的不断攀升。而且，一旦存储系统的安全性出现问题，导致医疗数据丢失，医院会面临更严重的局面。对于研究机构来说，数据存取是创新和竞争力的核心。

4. 医疗行业应对大数据的解决方案

要实现最高数据经济效益，关键是能够对包括结构性数据和非结构性数据在内的所有医疗大数据进行集成，实现集中管理和更好的资源配置。为了整合医院不同部门或不同生命科学系统的大数据，实现最充分的信息搜索和共享，理想的存储架构必须是一个适用块数据、文件和内容的集成系统，并且拥有强大的容量、性能和吞吐量，在处理、移动和访问多个大型数据集和大量数据（数量常常达到数个 TB 甚至是 PB）时能够保持运行的一致性。为了尽量降低存储成本并满足临床业务需要，理想的存储架构还必须支持临床创新的数据互操作性，必须能够智能分层，根据访问频率、临床价值和实际存储成本自动完成数据分布。这种动态分层功能有助于进一步提高容量利用和资源配置水平，从而全面优化存储资源的成本效率。具体来说，这些解决方案所具有的独特功能包括：

（1）集成存储 文件、内容和块服务在单一管理界面中融合。通过跨平台创建存储池和利用虚拟化，客户可以简化管理，提高利用水平，并恢复或延长现有资产的使用寿命。

（2）智能分层 动态分层存储架构，通过预定义存储层、数据索引和制定自动将数据迁移到对应层。通过自动将活跃数据迁移到适当的平台，可以优化磁盘要求，比如：在低成本的 SATA 硬盘里存储更多数据，同时减少在费用高昂的光纤通道、SAS 或固态硬盘上存储数据。这一策略根据精确的业务运行需求管理内容，不仅使文件和内容存储更有效、更加智能化，还提高了整个存储系统的成本效率。

（3）存储优化 动态分层使闲置容量可以轻松得到再利用，重新确定现有资产用途以延长使用寿命，并自动将非活跃数据迁移到具有复制功能的内容仓库。这使容量效率和利用率达到最大化，同时可以减少备份卷，并且能够优化存储资产的投资回报率。

（4）内容感知搜索 本地自动感知能力可以识别所存储数据的相关性。对使用单一接口的多种资源还可以进行联合查询，以便搜索数据并提供索引。内容感知搜索实现了文件和内容服务的真正同化，以满足法律监管和企业要求，并可以管理内容引发的迁移和其他整体数据活动。

（5）低成本存储 通过集中建立存储池、跨系统智能扩展和利用动态分层自动完成数据迁移，减少了管理节点，提高了存储资产使用的经济效益，也降低了对硬件的要求。管理、备份、容量规划、动力和冷却成本随之降低，这些使固定资本和运营成本都大大降低。

二、云计算

云计算是一种新近提出的计算模式。云计算将待处理的数据送到互联网上的超级计算机集群中进行计算和处理，把互联网变成一种全新的计算平台，能够在网络上实现按需购买与按使用付费的业务模式。自从云计算的概念提出来以后，立刻引起业内各方极大的关注，现在已成为电子商务领域应用的热点之一。

（一）含义

云计算是由分布式计算、并行处理、网格计算发展而来的，是一种新兴的商业计算模型。目前，对于云计算的认识在不断地发展变化，云计算仍没有普遍一致的定义。

云计算是基于互联网的超级计算模式，包含互联网上的应用服务及在数据中心提供这些服务的软硬件设施进行统一的管理和协同合作。云计算将信息技术相关的能力以服务的方式提供给用户，允许用户在不了解提供服务的技术、没有相关知识及设备操作能力的情况下通过 Internet 获取需要的服务。

（二）特点

通过对云计算的描述，可以看出云计算具有高可靠性、高扩展性、高可用性、支持虚拟技术、廉价及服务多样性的特点。现有的云计算使用的技术体现了以下 3 个方面的特点：

1. 硬件基础设施架构在大规模的廉价服务器集群之上，与传统的性能强劲但价格昂贵的大型机不同，云计算的基础架构大量使用了廉价的服务器集群，特别是 X86 架构的服务器，节点之间的巨联网络一般也使用普遍的千兆以太网。

2. 应用程序与底层服务协作开发，最大限度地利用资源。传统的应用程序建立在完善的基础结构之上，利用底层提供的服务来构造应用程序。而云计算为了更好地利用资源，采用了底层结构与上层应用共同设计的方法来完善应用程序的构建。

3. 通过多个廉价服务器之间的冗余，使软件获得高可用性。由于使用了廉价的服务器集群，节点的失效将不可避免，并且会有节点同时失效的问题。为此，在软件设计上需要考虑节点之间的容错问题，使用冗余的节点获得高可用性。

（三）应用技术

云计算是一种新兴的计算模式，其发展离不开自身独特的技术和所涉及的一系列其他传统技术的支持，并借助 SaaS/PaaS/IaaS 等先进的商业模式把强大的计算能力分布到终端用户手中。

1. 虚拟化技术　虚拟化是实现云计算的最重要的技术基础，虚拟化技术实现了物理资源的逻辑抽象和统一表示，它是指计算元件在虚拟的基础上而不是真实硬件的基础上运行。通过虚拟化技术可以提高资源的利用率，并能够根据用户业务需求的变化，快速、灵活地进行资源部署，实现动态负载均衡，同时与硬件无关的特性带来系统自愈功能，提升系统的可靠性。

在云计算实现中，计算系统虚拟化是一切建立在云上的服务与应用的基础。虚拟化技术目前主要应用在中央处理器、操作系统和服务器等多个方面，是提高服务效率的最佳解决方案。

2. 数据存储技术　为保证高可用性、高可靠性和经济性，云计算采用分布式存储的方式来存储数据，采用冗余存储的方式来保证存储数据的可靠性，即为同一份数据存储多个副本。这样用户就无需考虑存储容量、数据存储位置及数据的安全性和可靠性等问题。

3. 数据管理技术　云计算系统对大数据集进行处理、分析，并向用户提供高效的服务，因此，数据管理技术必须能够高效地管理大量的数据。另外，如何在规模巨大的数据中找到特定的数据，也是云计算数据管理技术所必须解决的问题。

4. 编程模型　为了使用户能更轻松地享受云计算带来的服务，让用户能利用该编程模型编写简单的程序来实现特定的目的，云计算上的编程模型必须十分简单，必须保证后台复杂的并行执行和任务调度向用户和编程人员透明。

5. 云安全　云计算是一种基于互联网的计算模式，提供服务的时候不可避免地出现像安全漏洞、信息泄露、恶意攻击和病毒侵害等普遍存在于既有信息系统中的共性安全问题。云安全经过样本收集和 MD5 端匹配技术发展阶段，目前已发展到了第三代的可信云安全。可信云安全的特点是网上自动安全检测和防御，客户端可以优化到很小，以提高性能、减少资源消耗。

（四）服务形式

云计算被认为包括以下几个层次的服务：基础设施服务、平台服务和软件服务。

1. 基础设施服务　基础设施服务是指消费者通过 Internet 可以从完善的计算机基础设施中获得服务。比如硬件服务器租用。

2. 平台服务　平台服务是指将软件研发的平台作为一种服务，以软件服务的模式提交给用户。因此，平台服务也是软件服务模式的一种应用。但是，平台服务的出现可以加快软件服务的发展，尤其是加快软件服务应用的开发速度。比如软件的个性化定制开发。

3. 软件服务　软件服务是一种通过互联网提供软件的模式，用户无需购买软件，而是向提供商租用基于网站的软件来管理企业经营活动。比如云服务器。

（五）云计算的应用

1. 云物联　物联网就是物物相连的互联网。这有两层意思：第一，物联网的核心和基础仍然是互联网，是在互联网基础上延伸和扩展的网络；第二，其用户端延伸和扩展到了任何物品与物品之间，进行信息交换和通信。

随着物联网业务量的增加，对数据存储和计算量的需求将带来对"云计算"能力的要求：

（1）在物联网初级阶段　POP 即可满足需求。

（2）在物联网高级阶段　可能出现移动虚拟网络运营商，需要虚拟化云计算技术。

2. 云存储　云存储是在云计算概念上延伸和发展出来的一个新的概念，是指通过集群应用、网格技术或分布式文件系统等功能，将网络中大量不同类型的存储设备通过应用软件集合起来协同工作，共同对外提供数据存储和业务访问功能的一个系统。当云计算系统运算和处理的核心是大量数据的存储和管理时，云计算系统中就需要配置大量的存储设备，那么云计算系统就转变成为一个云存储系统，所以云存储是一个以数据存储和管理为核心的云计算系统。

三、大数据与云计算的关系

云计算就是硬件资源的虚拟化，大数据就是海量数据的高效处理。大数据相当于海量数据的数据库，而且通观大数据领域的发展也能看出，当前的大数据处理一直在向着近似于传统数据库体验的方向发展，整体来看，未来的趋势是云计算作为计算资源的底层，支撑着上层的大数据处理，而大数据的发展趋势是实时交互式的查询效率和分析能力，Google 中一篇技术论文中曾提到"动一下鼠标就可以在秒级操作 PB 级别的数据"，难道不让人兴奋吗？

（一）数据存储层

从存储层的搭建来说，关系型数据库、NOSQL 数据库和 HDFS 分布式文件系统三种存储方式都需要。业务应用根据实际的情况选择不同的存储模式，但是为了业务的存储和读取方便性，我们可以对存储层进一步地封装，形成一个统一的共享存储服务层。从用户来讲并不关心底层存储细节，只关心数据的存储和读取的方便性，通过共享数据存储层可以实现在存储上的应用和存储基础设置的彻底解耦。

（二）数据处理层

数据处理层需核心解决的问题是数据存储出现分布式后带来的数据处理上的复杂度，海量存储后带来了数据处理上的时效性要求，这些都是数据处理层要解决的问题。

（三）数据分析层

数据分析层的重点是真正挖掘大数据的价值所在，而价值的挖掘核心又在于数据分析和挖掘。那么数据分析层核心仍然在于传统的商业智能分析的内容，包括数据的维度分析、数据的切片、数据的上钻和下钻、cube 等。数据分析的主要内容包括：

1. 传统数据仓库的数据建模。

2. 根据业务目标和业务需求建立的 KPI 指标体系。

【本章小结】

本章主要介绍了计算机网络的定义和组成、计算机网络的功能和类型、计算机网络体系结构和网络协议、Web 开发技术。

随着数据处理技术、大数据、云计算的发展，互联网的功能越来越强大，用户可以通过云计算在互联网上处理庞大的数据和获取所需的信息。本章的后两节概括地介绍了数据处理、数据库系统、数据仓库、大数据与云计算等内容。

【思考题】

1. 计算机网络的功能有哪些？

2. 简要介绍 OSI 参考模型。

3. 与数据库相比，数据仓库的特点有哪些？

4. 数据挖掘的分析方法有哪些，请举例说明。

5. 根据你的理解，谈谈大数据与云计算的关系。

【典型案例与讨论】

IBM 基于云计算网络环境的智慧医疗方案

背景

在我国第四次国家卫生服务调查的结果中显示，2008 年中国门急诊人次达 50.1 亿，次均就诊费用为 169 元。中国 13.3 亿人口一年共有 8466.9 亿门急诊支出，要实现人人享有基本医疗卫生服务的目标，是无比艰巨而意义重大的。在这个可能是世界上最复杂的挑战面前，国家表现出前所未有的强大决心和联动各方的创新智慧。2009 年 4 月 6 日，新医改方案正式对外颁布，承载着国民福祉的医疗改革踏上征程。在这部被形象地比喻为一顶、四梁、八柱的医改文件中，信息化作为其中一大支柱，而新医改方案中的 5 项改革目标都离不开信息化的支持。

看病难、看病贵是我国的社会问题之一。三级甲等医院由于各个方面医疗资源丰富而人满为患，同时社区卫生服务机构却因资源严重匮乏无人问津，医患资源分配不合理，这就是看病难题的症结所在。医疗资源的共享瓶颈可通过以患者为中心实现数据的共享、流动与分析运用来解决。通过信息化手段，建立共享服务，在医疗服务整个环节中实现各类资源共享，这样可以推动医患资源合理化，以解决我国医疗改革中强调的资源及时共享的难题。

分析

IBM 在中国推出了智慧医疗系列解决方案，智慧医疗关注的领域包括建立高效的医疗体系、实现互联互通、提供高质量的医疗服务及对医疗科研的支持等。IBM 软件及架构为智慧医疗的愿景提供了强大的支持，其优势在于它基于可扩展的公共平台来解决行业问题。IBM 提出了医疗行业集成框架（Health Integration Framework），底层是基于面向服务的体系结构，由国际知名的中间件产品提供商提供可靠的共享平台。

IBM 推出的解决方案中，涵盖了患者基本信息、病历记录、各种实验室检验信息，乃至财务信息，打造了一系列整合各种应用的信息化平台，从而方便患者、医生、管理者输入、管理、使用信息，紧密连接各医疗部门乃至医疗机构间的业务，以灵活强大的信息化手段实现医患资源优化流动。

其中基于云计算网络环境的智慧医疗是以业界领先的云计算平台为支撑，将医疗机构的系统和设备通过互联网或专用网络互联起来，大幅度减少运行成本，并提高医疗资源的使用率。通过软件服务的创新模式向医疗机构和个人提供一整套在线服务，包括电子健康档案、注册预约等，大大缩减医疗机构的投资，并为患者提供便利。云计算等尖端科技亦将为未来医疗的美好图景贡献其智慧。IBM 医疗行业解决方案实验室正致力于打造基于云计算环境下的医疗解决方案。

IBM 在中国的开发中心宣布医疗行业解决方案实验室成立，这是 IBM 在中国的开发中心的八大行业解决方案实验室之一，由 IBM 在医疗行业多年的人才团队、服务技能与真知灼见积淀而成，其中更不乏医疗信息化行业中的资深专家。该实验室致力于研究开发基于软件和医疗行业知识资产的专门行业解决方案，与中国医疗客户携手探索新医改信息化之路。IBM 的副总裁兼中国开发中心总经理 W 博士表示：积极参与国家多个重要医疗卫生创新模式课题研究和探索，并将全球实施经验进行共享。

IBM 还会与我国的各级政府、医疗单位和相关行业共同努力，携手推动医疗领域信息化，打造高效、便捷、以人为本的医疗服务体系。IBM 已经与我国某一地区签署了区域医疗信息服务平台合作备忘录。IBM 与该地区一起通过应用无线通讯技术等创新优势全面改造及优化现有区域医疗服务体系，实现该地区健康保障体系的全民覆盖。通过技术创新支撑区域医疗体制及管理创新，通过信息技术打造现代的医疗信息服务平台，实现便民的智慧医疗服务体系，共同勾勒智慧医疗美好蓝图。

IBM 的大中华区副总裁及软件集团大中华区总经理表示，该公司通过智慧地球这一愿景从各个行业入手，力图帮助日益变小、变平的世界变得更加智慧。医疗行业一直是 IBM 关注的重点行业。无论是通过对研究开发的持续投入，还是通过与中国医疗行业合作伙伴的深入合作，IBM 智慧医疗的宗旨就是使医疗行业真正实现更加互联互通、更加可量化和更加智慧，这种更加智慧、惠民、可及、互通的医疗体系将成为未来发展的必然趋势。

讨论：
请详细解释智慧医疗中经常应用哪些本章提到的技术。

NOTE

第四章 电子商务网站开发与建设

【学习目标】

1. 了解网站规划的定义、特点、原则。
2. 掌握网站规划内容、设计原则、开发方法、设计与开发流程。
3. 熟悉电子商务网站运行的硬件平台、软件平台及网站开发技术。
4. 了解电子商务网站部署的主要内容。
5. 了解电子商务网站管理的定义。
6. 了解网站管理模式的类型。
7. 掌握网站管理的内容。

【引导案例】

社会化电子商务网站——美丽说

2009 年 11 月美丽说成立。美丽说在成立之初就开创了社会化电商导购模式，几年间快速吸引了上千万年轻时尚爱美的女性用户，成为中国年轻女性最青睐的时尚风向标。2013 年 11 月，美丽说开始建立电子商务交易平台，精选上千家优质卖家供应商，为用户提供女装、女鞋、女包、配饰、美妆等品类的优质时尚商品，成功转型为女性时尚垂直品类电商。美丽说是国内最大的女性快时尚电子商务平台，致力于为年轻时尚爱美的女性用户提供最流行的时尚购物体验。

1. 用户定位

截至 2014 年 6 月，美丽说拥有超过 1 亿的女性注册用户，用户年龄集中在 18 岁到 35 岁。美丽说已有上万家时尚优质商家入驻，其移动客户端装机量超过 7500 万，来自于移动端的订单占比超过 70%，全面超越 PC 端。美丽说移动客户端的用户黏性也很高，移动客户端人均单日使用时间超过 30 分钟，是年轻时尚女性的高频率使用软件之一。

2. 公司模式

美丽说创立于 2009 年 11 月，是一家以女性时尚分享为主的社交媒体，在这个垂直的时尚领域中，爱好时尚的人可以聚在一起分享包括服饰、美容等时尚话题的内容，并评论相关商品。

这种模式将相同兴趣爱好的人聚集在一起，在这个垂直领域中，这些人相互之间可以分享经验、推荐商品。在为用户提供讨论场所的同时，也为商家找到了精准用户，从商业模式的角度来说，这是一种链条非常短、非常高效的商业模式。由于具备了商业链条短、用户匹配度高等优点，自美丽说诞生后，美丽说模式开始逐渐蔓延开。阿里巴巴参谋长曾鸣曾对美丽说开创人徐易容说：淘宝等"美丽说模式"整整等了两年。

3. 产品功能

（1）逛宝贝

24 小时社区最热单品推荐，宝贝分享，时尚资讯。逛宝贝包含超过 600 万"爱美丽"用户，通过该功能模块可以传递时尚信息（创造时尚，分享时尚，寻找时尚，追赶潮流），分享购物乐趣，记录用户时尚日记，传递时尚美丽心得体会。

（2）翻杂志

翻杂志是时尚聚集地，无论属于哪种类型的女性，无论具有哪种兴趣，在美丽说杂志社，用户都能精确"归队"。这些杂志将以最新的版面、最新的形式、分不同的类别涌现在每位爱美者的面前。它将从不同的角度、不同的侧面宣扬美丽、传播美丽。在具有多样性风格的领域里，志趣相投的女性在一起分享各自的人生经历。

（3）搭配秀

用户可以使用该模块展示自己的美丽装扮和网购宝贝，记录购物经历。美丽其实不只是一种简单的狂购，想得到俏丽，你就要知道如何才能美丽，而这里就是你欣赏美、学习美的一个最好的去处，这儿可以教你怎样让你的服装搭配更合理、更时尚、更具魅力。

（4）达人

在美丽说，已有一部分老用户，她们自有丰富的阅历，自有广博的知识，可以说具有一定的代表性。她们是有名美容彩妆达人、服饰搭配达人、时尚博主、人气美女主播等，她们是美丽的代言人。这里是各路扮美达人的聚集地，积极分享美丽心计、网购心得的女孩们，关注她们，与美丽零时差。

（5）福利社

在这里，美丽说的注册用户可以享受免费试穿试用的机会。每周两期时尚潮品试用，包括衣服、配饰及美容护肤产品等。用户提交试用申请获得试用机会，幸运获得试用机会的用户在试用后提交试用报告，可以给其他女孩们提供更多的参考和建议。

（6）团购

免费试用的机会有限，美丽说团购为爱美丽们提供了更多时尚单品。商家可以来这里推荐商品，通过美丽说筛选的优质时尚商品将会在这里形成团购，给时尚 MM 更多优质的选择，价格 sale 时尚不打折。

（7）好店

想作为时尚达人，会看会穿也要会买，美丽说精选时尚 MM 们的私房推荐，集成美丽店铺 Top100，为爱美丽们提供逛街指引。美丽说还贴心地将店铺精选进行分类，方便精确推荐优秀店铺，想网购的女性可以依据自己喜欢的风格和看点进行选择。

随着互联网技术的不断发展，以互联网为核心的现代通信技术和网络技术得到飞速发展并在商务领域得到广泛运用，在电子商务运作中，企业是电子商务的主角。一个具有影响力巨大、结构开放、成本低廉等众多优点的电子商务网站可以为企业开展线上业务带来巨大的竞争优势；一个优秀的电子商务网站会成为人们了解企业商标、产品及服务的重要渠道；与此同时，电子商务网站不仅是一个门面，更是一种有效的营销工具。可以说，电子商务网站是电子商务系统运行的主要承担者和体现者，是企业开展网络经营活动的载体。

NOTE

第一节　电子商务网站规划与设计

网站规划工作是网站建设中最重要的环节之一，也是最容易被忽视的环节。对于一个网络站点来说，不可能包含所有的信息，面面俱到是不可能设计出一个优秀的电子商务站点的。建立一个便于浏览、功能强大的电子商务网站，在建站之前进行详细的规划是十分必要的，在网站建设初期就应有明确的指导方针和整体规划，确定网站的发展方向和符合本企业的产品及业务特点。

一、电子商务网站规划的概述

（一）电子商务网站规划的定义

从系统的观点来看，电子商务网站本身就是一个系统，它是在现代网络环境下，特别是随着Internet技术的成熟与应用，而出现的新一代信息系统。因此，电子商务网站的建设实质上是信息系统的开发、设计与实现过程。信息系统的规划是系统生命周期中的第一个阶段，也是系统开发过程的第一步，其质量直接影响系统开发的成败。本书结合信息系统规划的相关理论对电子商务网站规划进行如下界定：在网站设计建设工作启动前确定网站的定位、目标、必要性，梳理开发网站所需匹配的技术、环境及各种约束条件，以此为基础提出切实可行的行动计划，并用以指导其后开展的网站设计建设，使其更有序、更高效的整个过程即为电子商务网站规划。

（二）电子商务网站规划的特点

电子商务网站规划的几个特点：

1. 电子商务网站规划是面向全局、面向长远的关键问题，具有较强的不确定性，结构化程度较低。

2. 电子商务网站规划强调的是"做什么"，而非"怎样做"，即为整个系统确定发展战略和总体策划，并不是解决系统开发中的具体问题。

3. 电子商务网站规划并非一成不变，应随环境的变化实时地做出调整。

（三）电子商务网站规划的原则

电子商务网站的设计是提高企业知名度，宣传企业的产品与服务，开拓企业市场，提高企业素质的重要途径，因此，在建立网站之前，必须掌握市场需求状况，受众群体范围、受教育程度等信息，从而做出切实可行的设计规划。电子商务网站规划应做到以下几点：

1. 规划目标明确　第一，电子商务网站的规划方向和目标应该是非常明确的，不能笼统地说要做一个平台，要建一个网站，要开展电子商务等，而是要清楚地知道网站的定位和未来目标。第二，电子商务网站规划目标的确定应该是从企业的实际情况出发，实事求是，而不能脱离自身的人力、物力、财力及整个外部环境而盲目地制定目标，否则将使整个网站的开发陷入僵局。第三，电子商务网站本身就是一个较为复杂的系统，网站也将随着企业的发展而发生变化。因此，在规划过程中，应该留有一个变化的空间，使网站便于维护和扩展。

2. 全面分析环境对规划目标的约束条件　在规划网站的建设方案时，应找出环境、机会与自己组织资源之间的平衡。第一，要在充分调查的基础上，对网站开发环境及限制做充分的分析。第二，在规划中要充分考虑资源的整合，要找到一些最好的资源集合，使它们能最好地发挥企业的长处，并最快地达到企业的目标。第三，就是规划应反映对机遇的发现和把握，这一点对企业赢得发展机会是至关重要的。

3. 设计科学合理的指标　首先，在规划中细节的安排是不需要的，但一定要有开发时间进度表和具体的技术指标，用以监测和控制系统开发的进程。其次，制订的计划和指标必须是符合实际的，是合理和恰当的，具有可操作性。最后，计划和指标也要具有一定的灵活性。

二、电子商务网站规划的内容

（一）网站定位

所谓网站定位，就是网站在 Internet 上扮演什么角色，要向目标群（浏览者）传达什么样的核心概念，通过网站起到什么样的作用。因此，网站定位相当关键，换句话说，网站定位是网站建设的策略，而网站架构、内容、表现等都将围绕这些网站定位展开。通俗地说，就是明确网站是做什么用的。应在一个电子商务网站设计建设项目启动之初，根据开发的意图结合市场的需求首先明确一个总体目标，以指引后续具体网站的实施。

（二）网站用户定位

电子商务网站针对网站的目标访问群体也应具有明确的定位。网站的目标用户一般包括终端消费者、企业的经销商、企业的一般员工及销售人员、求职者等。针对的对象不同，网站布局和规划就应有所不同。

对于电子商务网站来说，确定网站的客户群体十分重要。只有清楚地确认网站的客户群体、客户的需求、客户的兴趣，才可能在网站上提供客户所需要的内容和信息，留住目标客户群体。网站对客户了解得越多，网站成功的可能性越大。网络客户群体具有多样性，网站的设计必须与之相适应。例如，同样的 B2C 网站，针对青年客户的网站和针对老年客户的网站，在设计思路上应有明显的区别。又如网上银行，如果目标客户是个人，那么需要多提供一些个人理财、咨询、消费类的信息；如果目标是企业客户，那么可能需要提供更多金融咨询、投资顾问之类的信息。确定客户群体，也就是要创建一个客户兴趣圈，以便在目标客户中突出网站的价值。

（三）网站总体框架规划及功能规划

1. 网站总体框架规划　确定建站定位和客户群体后，下一步工作是目标细化，构架网站内容框架，以确定网站核心内容、主要信息、服务项目、核心功能等。确定内容框架后，勾画网站的结构图，结构图有很多种，如顺序结构、网状结构、继承结构、Web 结构等。多数复杂的网站会综合应用几种不同的结构图。画出结构图的目的主要是便于有逻辑地组织网站和链接，同时，可以根据结构图去分配工作和任务。

2. 网站功能规划　电子商务网站的功能关系到电子商务业务的具体实现，关系到企业为用户提供的产品和服务项目的正常展开，关系到用户能否按照企业的承诺快速地完成贸易操作。可见，电子商务网站的功能设计是电子商务实施、运作的关键环节。电子商务网站一般具有如下的功能：

（1）**信息发布功能**　信息发布功能可实现网上发布企业相关新闻信息、企业产品或服务相关信息等，为用户提供快捷、简便、灵活的查找所需信息的手段和途径，包括企业新闻信息发布、产品信息发布和其他信息发布等内容。企业新闻信息发布功能包括企业经营理念、服务宗旨等对企业形象的宣传，企业组织机构的介绍，企业公告信息等内容的发布；产品信息发布

NOTE

功能包括产品分类目录、产品信息搜索等内容，特别是信息搜索引擎，当网站提供给客户的商品和服务信息越来越多的时候，逐页浏览获取信息的方式已经无法满足客户快速获取信息，此时网站搜索引擎则会大大方便客户，从而提高交易的成功率；其他信息发布功能包括介绍与商家所在行业相关的新闻和信息，以及其他信息的发布。

（2）商务交易功能   商务交易功能能够实现企业向客户销售其产品或服务，主要包括用户选购、订单管理、网上支付及用户注册管理、安全验证等功能。其中，用户选购功能包括购物车管理、订单生成、订单查询等内容；用户注册管理功能包括用户注册、更改注册等内容；安全验证功能包括用户登录和注销等相关内容。

（3）信息交流功能   信息交流功能有利于企业实现及时收集并分析消费者的反馈意见来改善其经营管理策略，提高服务质量，进一步促进企业的发展。交流功能具体包括提供聊天室、BBS、客户反馈意见、E－mail 联络等交流方法，实现包括有关产品的评价、意见反馈、服务投诉、客户与客户之间交流等功能。

（4）内部管理功能   内部管理功能主要针对企业内部，该功能提供有效信息和日常的业务管理。它包括企业内部业务管理、网站管理与维护、客户管理等。其中网站管理与维护功能包括网站页面日常调整、修改，数据库及常用数据的日常维护，网站流量统计分析，客户应用研究的订单管理等功能。在设计规划内部管理功能中，关键是通过网站实现企业内部各种管理功能的优化整合及管理信息的整合和共享，以及依据网站特点的管理流程实现管理模式的变革并促进管理水平和效率的提升。

（四）网站盈利模式定位

网站盈利模式是网站为了实现盈利而采用的方式和手段。没有利润的企业网站肯定不能长期地维持下去，因此，网站必须要设定盈利模式。网站的经营收入目标与企业网站自身的知名度、网站的浏览量、网站的宣传力度、广告吸引力、上网者的购买行为、对本网站的依赖程度等因素有十分密切的关系。

（五）主要业务流程规划

通过电子商务进行并完成网上交易是一个比较复杂的技术流程，但这一复杂的流程应当尽量做到对客户透明，使客户购物操作方便，让客户感到在网上购物与在现实世界中的购物流程没有本质的差别。在很多电子商务网站中上网者都可以找到"购物车""收银台""会员俱乐部"这样熟悉的词汇，实际上其中每一个概念的实现背后都隐藏着复杂的技术细节。但是，一个好的电子商务网站必须做到不论购物流程在网站的内部操作多么复杂，其面对用户的界面必须是简单和操作方便的。

（六）网站开发形式选择

电子商务网站的开发有多种可选方案，主要包括购买、外包、租借和自建。

1. 购买   在目前市场开发的商业化软件包中可以找到电子商务应用所需要的标准模块。与自建相比，购买现成的软件包成本较低，开发时间短，需要的专业人员少。缺点是难以与现有的企业运作系统整合，无法满足企业全部电子商务的需求，而且修改起来非常困难。小企业或个体户常常选用这种方法。

2. 外包   外包与购买有较多的相同之处。但外包可以在供应商开发的已有软件的基础上根据企业情况进行修改。开发商与企业的沟通，可以将开发商的技术优势与企业电子商务的需求密切结合，大大提高整个电子商务网站开发的成功率。

3. 租借　与购买和自建相比，租借更能节省时间和开支。虽然租借来的软件包并不完全满足应用系统的要求，但是大多数组织都需要的常用模块通常都包括进去了。在需要经常维护或者购买成本很高的情况下，租借比购买更有优势。对于无力大量投资于电子商务的中小型企业来说，租借很有吸引力。大公司也倾向于租借软件包，以便在进行大规模的电子商务投资前检验一下电子商务方案。

4. 自建　主要缺点是开发时间长，网站（特别是大型网站）的运行可能出现这样或那样的问题。但是这种方式通常能更好地满足组织的具体要求。那些有资源和时间去自己开发的公司或许更喜欢采用这种方法，以获得差异化的竞争优势。然而，自己开发电子商务系统是极具挑战性的，因为无论是从技术方面，还是从应用方面，将会遇到大量的新问题，同时，还要考虑组织外部的使用者。

三、电子商务网站的设计与开发

（一）网站设计原则

如果经常上网，会看到有的网站设计很简洁，看起来给人一种很舒服的感觉；有的网站很有创意，能给人带来意外的惊喜和视觉的冲击。但是，更多的网站页面上则充斥着怪异的字体，花哨的色彩和图片，给人网页制作粗劣的感觉。网站界面的设计，既要从外观上进行创意以达到吸引眼球的目的，也要结合图形和版面设计的相关原理，从而使得网站设计变成了一门独特的艺术。通常来讲，企业网站的设计应遵循以下几个基本原则：

1. 用户导向原则（User Oriented）　设计网页首先要明确到底谁是使用者，要站在用户的观点和立场上来考虑设计网站。要做到这一点，必须要和用户沟通，了解他们的需求、目标、期望和偏好等。网页的设计者要清楚，用户之间差别很大，他们的能力各有不同。比如有的用户可能会在视觉方面有所欠缺（如色盲），对很多颜色分辨不清；有的用户听觉有障碍，对网站的语音提示反应迟钝；而且相当一部分用户的计算机使用经验很初级，对于复杂一点的操作会感觉到很费力。另外，用户使用的计算机机器配置也是千差万别，包括显卡、声卡、内存、网速、操作系统及浏览器等都会有所不同。设计者如果忽视了这些差别，设计出的网页在不同的机器上显示就会造成混乱。

2. KISS 原则　KISS 原则就是 Keep It Simple and Stupid 的缩写，简洁和易于操作是网页设计最重要的原则之一。网站建设的初衷是普通网民用来查阅信息和使用网络服务。没有必要在网页上设置过多的操作，堆积上很多复杂和花哨的图片。该原则一般要求网页的载入时间不应超过 10 秒钟；尽量使用文本链接，而减少大幅图片和动画的使用；操作设计尽量简单，并且有明确的操作提示；网站所有的内容和服务都在显眼处向用户予以说明等。

3. 布局控制原则　关于网页排版布局方面，很多网页设计者重视不够，网页排版设计得过于死板，甚至照抄他人。如果网页的布局凌乱，仅仅把大量的信息堆积在页面上，会干扰浏览者的阅读。一般在网页设计上所要遵循的原理有：

（1）Miller 公式　根据心理学家 George A. Miller 的研究表明，人一次性接受的信息量以 7bit 左右为宜。简单地说，该理论认为：一个人一次所接受的信息量为 7 ± 2bit。这一原理被广泛应用于网站建设中，一般网页上面的栏目选择最佳在 5~9 个之间，如果网站提供给浏览者选择的内容链接超过这个区间，人在心理上就会产生烦躁、压抑的情绪，会让人感觉到信息太密集，看不过来，产生疲劳感。然而很多国内的网站在栏目的设置上远远超出这个区间。

（2）分组处理 上文提到，对于信息的分类，不能超过 9 个栏目。但如果内容模块实在太多，超出了 9 个，则需要进行分组处理。如果网页上提供几十篇文章的链接，需要每隔 7 篇加一个空行或平行线作分组，可以使用不同的颜色进行区别。

4. 视觉平衡原则 网页设计时，也要考虑各种元素（如图形、文字、空白），都会有视觉作用。根据视觉原理，图形与文字相比较，图形的视觉作用要大于文字。因此，为了达到视觉平衡，在设计网页时需要以更多的文字来平衡一幅图片。另外，按照中国人的阅读习惯是从左到右，从上到下，因此视觉平衡也要遵循这个道理。例如，网页文字是采用左对齐〈Align = left〉，需要在网页的右面加一些图片或一些较明亮、较醒目的颜色。一般情况下，每张网页都会设置一个页眉部分和一个页脚部分，页眉部分常放置一些 Banner 广告或导航条，而页脚部分通常放置联系方式和版权信息等，页眉和页脚在设计上也要注重视觉平衡。同时，也不能低估空白的价值，如果网页上所显示的信息非常密集，这样不但不利于读者阅读，甚至会引起读者反感，破坏该网站的形象。在网页设计上，适当增加一些空白，精炼网页，使页面变得简洁。

5. 色彩搭配和文字的可阅读性原则 颜色是影响网页的重要因素，不同的颜色对人的感觉有不同的影响。例如，红色和橙色使人兴奋并使心跳加速；黄色使人联想到阳光，是一种愉悦温暖的颜色；黑色显得比较庄重。考虑到希望对浏览者产生什么影响，需要为网页设计选择合适的颜色（包括背景色、元素颜色、文字颜色、链接颜色等）。

为方便阅读网站上的信息，可以参考报纸的编排方式将网页的内容分栏设计，甚至两栏也要比一满页的视觉效果要好。另一种能够提高文字可读性的因素是所选择的字体，通用的字体最易阅读，特殊字体用于标题效果较好，但是不适合正文。如果在整个页面使用一些特殊字体（如 Cloister，Gothic，Script，Westminster，华文彩云，华文行楷），这样读者阅读起来感觉则很糟。该类特殊字体如果在页面上大量使用，会使阅读颇为费力，浏览者的视觉神经容易疲劳，不得不转移到其他页面。

6. 风格一致性原则 通过对网站的各种元素（颜色、字体、图形、空白等）使用一定的规格，使得设计良好的网页看起来应该是和谐的。或者说，网站的众多单独网页应该看起来像一个整体。网站设计上要保持一致性，这又是很重要的一点。一致的结构设计可以让浏览者对网站的形象有深刻的记忆；一致的导航设计可以让浏览者迅速而有效地进入网站中自己所需要的部分；一致的操作设计可以让浏览者快速学会在整个网站的各种功能操作。破坏这一原则，会误导浏览者，并且让整个网站显得杂乱无章，给人留下不好的印象。当然，网站设计的一致性并不意味着刻板和一成不变，有的网站在不同栏目使用不同的风格，或者随着时间的推移不断地改版网站，会给浏览者带来新鲜的感觉。

7. 符合网络文化 电子商务网站依托 Internet 平台搭建，同时也生存于 Internet 之中，因此要想在此环境中脱颖而出，在网站上展现出与 Internet 独有的网络精神及网络文化相吻合的内容显得格外重要。首先，网络最早是非正式性、非商业化的，只是科研人员用来交流信息。其次，网络信息是只在计算机屏幕上显示而没有被打印出来阅读，网络上的交流具有隐蔽性，谁也不知道对方的真实身份。另外，许多人在上网的时候是在家中或网吧等一些比较休闲、比较随意的环境下。此时网络用户的使用环境所蕴涵的思维模式与坐在办公室里西装革履的时候大相径庭。因此，整个互联网的文化是一种休闲的、非正式的、轻松活泼的文化。在网站上使用幽默的网络语言，创造一种休闲的、轻松愉快、非正式的氛围会使网站的访问量大增。而且网站的整体风格和整体气氛表达要同企业形象相符合并应该很好地体现企业文化。

（二）网站开发方法

从系统的观点来看，电子商务网站的建设实质上是信息系统的开发、设计与实现过程。对于不同企业，网站建设所采取的方式可能不同，使用的系统开发方法也会存在很大差异。在电子商务网站的设计开发中，常采用的典型方法为快速原型法。

快速原型法是20世纪70年代中期提出的，旨在改进生命周期法缺点的一种系统开发的方法。它是根据用户提出的需求，由用户与开发者共同确定系统的基本要求和主要功能，并在较短时间内建立一个实验性的、简单的信息系统原型。在用户使用原型的过程中，不断地依据用户提出的评价意见对简易原型进行修改、补充和完善，如此反复，使快速原型越来越能够满足用户的要求，直至用户和开发者都比较满意为止。

1. 快速原型法的开发过程 快速原型法具体开发步骤如下（图4-1）。

（1）确定系统的基本要求和功能 这是建立快速原型的首要任务和编写原型报告的依据。开发者根据用户对系统提出的主要需求与功能，确定计算机管理的范围和应具有的基本功能，人机界面的基本形式等，得到一个简单的计算机模型。在快速原型法的早期工作中，通常基本功能是以最简单的形式置入原型的。

（2）建造初始原型 系统开发人员在明确了系统基本要求和功能的基础上，依据计算机模型，以尽可能快的速度和尽可能多的开发工具来建造一个结构仿真模型，即快速原型。由于要求快速，这一步骤要尽可能使用一些软件开发工具和原型建造工具，以辅助进行系统开发。

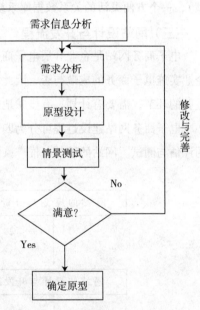

图4-1 快速原型法开发步骤

（3）运行、评价 初始原型建造成后，就要交给用户立即投入试运行，带入具体的可能发生的各类常规及特殊应用场景，测试其是否符合这些应用场景的使用，技术人员应对其进行效果分析。

（4）修改与完善 由于构造原型中强调的是快速，省略了许多细节，一定存在许多不合理的部分。所以，在试用中开发人员和用户之间要充分地进行沟通，尤其是对用户提出的不满意的地方要进行认真细致地反复修改和完善，直到用户满意为止。

（5）建造工作原型 在用户满意的初始原型基础上进一步完善性能，编制必要的技术文档，最后提交给用户，作为系统开发的结果。

快速原型法的关键是用户与开发人员密切合作，不断改造，反复迭代，逐步逼近用户的需求。在迭代时会有两种可能：一种可能是系统双方都满意，原型成为正式原型，继续执行，最终成为一个完整的信息系统；另一种可能是双方对系统都不满意，认为原型必须进行彻底的修改，或认为原型根本不可用，放弃原型。

NOTE

2. 快速原型法的特点

（1）系统开发效益高　运用快速原型法可以使系统开发的周期短、速度快、费用低，获得较高的综合开发效益。

（2）系统适应性强　由于快速原型法是以用户为中心的，系统的开发符合用户的实际需要，所以系统开发的成功率高，容易被用户接受。

（3）系统的可维护性　由于用户参与了系统开发的全过程，对系统的功能容易接受和理解，使得系统的移交工作比较顺利，而且有利于系统的运行、管理与维护。

（4）系统的可扩展性　由于快速原型法开始并不考虑许多细节问题，系统是在原型应用中不断修改、完善的，所以系统具有较强的可扩展性，功能的增减都比较灵活方便。

尽管快速原型法有很多优点，但必须指出，它的推广应用必须要有一个强有力的软件支持环境作为背景，没有这个背景它将变得毫无价值。一般认为原型方法所需要的软件支持环境主要有：一套高级的软件工具（如第4代编程语言4GL或信息系统开发生成环境等）用以支持结构化程序，并且允许采用交互式迅速地进行书写和维护，产生任意程序语言的模型（即原型），一个方便灵活的关系数据库系统（RDBS）。

（三）网站设计与开发流程

电子商务网站是企业开展电子商务活动的物质基础，网站建设的好坏在一定程度上决定着企业实施电子商务的成败与否，因此电子商务网站建设是企业实施电子商务过程中最基础、最重要的环节，需要有计划、有步骤地进行。

电子商务网站建设过程可分为四个阶段，即网站的规划与分析、网站的设计与开发、网站的评估与测试、网站的维护与推广（图4-2）。

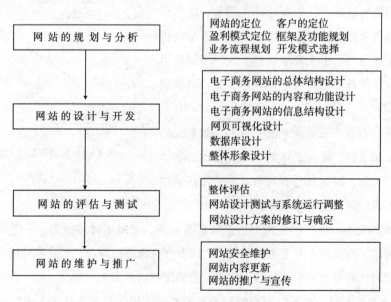

图4-2　网站开发设计流程

第二节　电子商务网站运行环境

电子商务网站运行在一定的软硬件平台之上，从技术上说，把支撑电子商务网站的软件硬件技术称为电子商务网站运行环境，这是电子商务网站运行的基本平台。构建一个完整的电子商务网站，至少要考虑到网络设施、服务器硬件、服务器网络操作系统、Web 服务器、数据库服务器等。

一、电子商务网站运行的硬件平台

电子商务网站的构建应该以硬件为基础，硬件主要包括服务器和网络连接设备。

（一）服务器

创建电子商务网站首先应配备网站服务器。服务器作为网站的核心，在整个网站建设中起着极为重要的作用。

1. 服务器性能指标　选购网站服务器时，应根据具体需求选择性价比高、品牌和服务均相对较好的服务器。同时要求选择的服务器具有较高的稳定性和可靠性，特别是数据库服务器，更不能出现半点差错。对于一台服务器的性能，通常可依据以下几大指标予以评价。

（1）综合性能　服务器的综合性能主要表现在运行速度、内存空间、磁盘空间、存取速度、总线带宽、容错能力、扩展能力，以及稳定性、安全性、易监控性和电源性能等方面。此外，还需关注网卡的自适应能力、相关部件的冗余设计和纠错能力等。

（2）可用性　服务器的可用性是指在一段时间内可供用户正常使用的时间百分比。服务器的故障率越低或处理故障的时间越少则其可用性就越高，因而提高可用性的途径包括减少硬件的平均故障率和采用有效的故障处理机制，能够自动执行系统和部件的切换、自动恢复等，以尽量避免意外停机或者尽可能地减少停机修复的时间。

（3）可管理性　可管理性是指对服务器的各种管理是否方便、快捷、有效，用户界面是否友好，有关的工具软件是否丰富好用等。在这方面，基于 Windows Server 2003/2008 的 PC 服务器有着明显的优势，这款服务器不但用户界面与其他常用的 Windows 系列操作系统保持了一致，更重要的是保持了与 Windows 环境下各种应用软件的兼容。

（4）安全性　服务器的安全就是网站的安全，加强其安全性的意义十分重大。为了提高服务器的安全性，通常采用服务器重要部件冗余的方法，该方法是保证系统安全运行、消除系统错误和维护系统稳定的有效手段，因而冗余性是衡量服务器安全性能的重要指标。目前，许多专门的服务器在电源、硬盘、网卡、SCSI 接口卡和 PCI 通道等方面都实现了设备的冗余，从而大大优化了服务器的安全性能。

（5）可扩展性　可扩展性也是服务器的重要指标之一，网站内部工作站或客户机数量站访问量的日益增多，都需要对服务器做相应的升级。为了确保服务器工作安全性，针对客户机请求的响应时间，就必须考虑服务器的可扩展能力，为硬盘和电源的增加留有充分的余地，具体考虑的事项包括：是否可容可热插拔的硬盘驱动器，是否支持可热插拔的 UPS 电源，主板是否有足够的插槽和 ISA 插槽来扩展各种外部设备等。

NOTE

（6）**可维护性**　服务器硬件的可维护性与服务器模块化设计的程度关系密切，如果服务器的电源、网卡、硬盘、SCSI卡等部件都做到了模块化并且支持热插拔，不仅能给服务器维护工作带来极大的方便，而且可以实现在线维护，从而大大减少停机维护的概率和时间。

2. 网站服务器的分类　网站中的服务器根据其用途可以分为 Web 服务器、DNS 服务器、FTP 服务器、E – mail 服务器和数据库服务器等。如果根据用作网站服务器的计算机来分类，则可将服务器分为两大类：一类是传统的采用 UNIX 操作系统的服务器；另一类是 PC 服务器。其中，UNIX 服务器又分为大型机和小型机（图 4 – 3）。

如果从性能考虑，UNIX 服务器仍占有绝对优势，是高端用户的首选。在 SMP 技术、总线技术、输入/输出性能方面，UNIX 服务器比 PC 服务器更为先进，但如果从性价比来考虑，目前采用多台 PC 的集群服务器也应该是高端用户的一种不错选择。

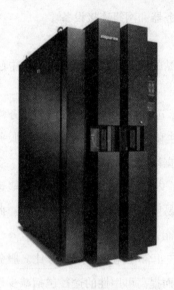
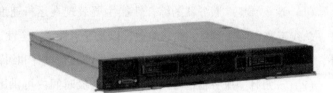

图 4 – 3　UNIX 服务器

集群服务器是指由网络互联并通过软件紧密集成在一起的一组充当服务器的计算机（图4 – 4）。采用集群服务器方案及相应技术，具有以下优点：

（1）多机集群可以提高整个系统的可靠性和可用性，当集群中的某台计算机发生意外故障时，集群中的其他计算机可立刻分担发生故障计算机的任务。

（2）多机集群可以改善整个系统的可伸缩性，可以根据客户的访问量，即服务质量的需求，灵活地增加或减少集群中计算机的数量。

（3）集群中的 PC 服务器界面更为友好、兼容性更强，因而更易于管理。

（二）网络连接设备

电子商务网站的建设离不开各种网络连接设备。网络连接的关键设备包括路由器、交换机及相关的网络安全设备等。

1. 路由器　路由器是一种连接多个网络或网段的网络互联设备，它能有效地将各个网络或网段的广播通信量隔离开来，使得每一个网络都成为一个独立的子网（图 4 – 5）。路由器还具备在网络中传输数据时选择最佳路径的能力，它不仅可以在一个大型网络内充当各个子网间的互联设备，而且是企业内部网络与互联网相连时必不可少的设备。

目前，应用比较广泛的路由器产品有 Cisco 公司、3Com 公司、Nortel 公司和华为公司的系

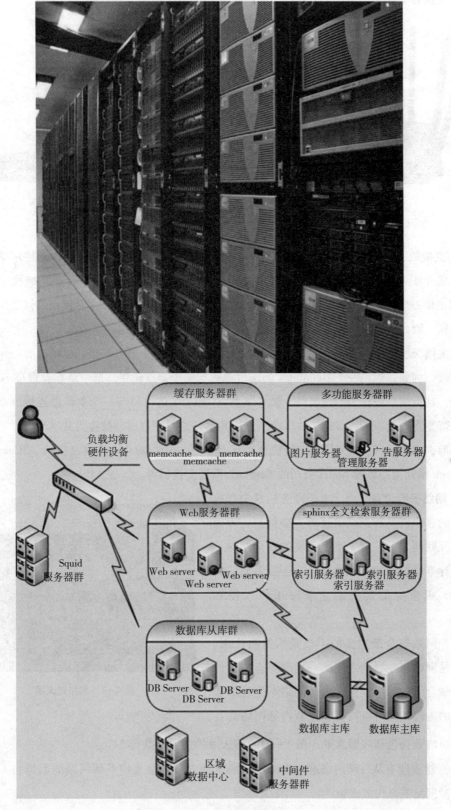

图 4 − 4　集群服务器

列路由器等。

　　电子商务网站所用路由器的主要功能是将局域网接入广域网并进行路由选择，由于局域网和广域网的种类繁多，因而需要根据实际情况选择路由器并对其进行必要的配置。

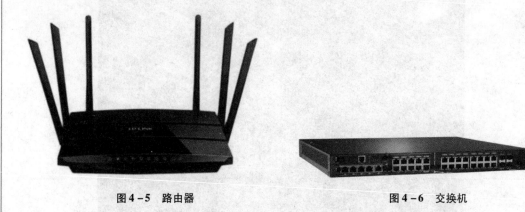

图 4 - 5　路由器　　　　　　　　　　图 4 - 6　交换机

2. 交换机　交换机是构建网站内部局域网常用的网络连接设备，目前广泛使用的是以太网交换机（图 4 - 6）。采用交换机构建的交换式局域网从根本上改变了传统局域网"共享介质"的工作方式，通过支持交换机端口之间的多个并发连接，实现了多个网络结点之间数据的并发传输，因此可以显著地增加网络带宽，改善局域网的性能与服务质量。

以太网交换机可以有多个端口，每个端口可以单独与一个节点连接，也可以与一个以太集线器连接。例如，如果一个 100Mbit/s 的端口单独与一个节点连接，这个结点就独享 100Mbit/s 的带宽，这类端口被称为专用端口，如果一个 100Mbit/s 的端口与一个集线器连接，那么这个端口的带宽将被与该集线器连接的多个结点所共享，这类端口通常被称为共享端口。

目前，应用最广泛的局域网交换机产品有 Cisco 公司的 Catalyst 系列交换机、3Com 公司的 SuperStack 系列交换机及 Nortel 公司的 BayStack 系列交换机等。

3. 网络安全设备　由于电子商务网站中存放了大量的客户资料和商品信息等重要信息，因而在接入互联网之后，对于整个系统的安全性除了要考虑计算机本身的可靠性之外，还要考虑防病毒问题，更重要的是要阻止非法用户入侵和攻击。

保护网站安全最主要的手段是构筑防火墙。防火墙是网站与互联网之间的一道屏障，由软件和硬件结合而成，可以保护内部网络不受外部非法用户的入侵，同时可检测和控制内部网络与互

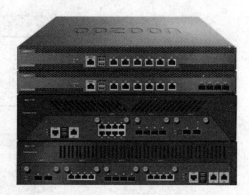

图 4 - 7　网络防火墙

联网之间的数据包和数据流量（图 4 - 7）。防火墙的主要功能有 3 个：

（1）检查所有从外部网络进入内部网络或者从内部网络流向外部网络的数据包，判断其是否会对网络安全构成威胁。

（2）执行制定的安全策略，限制所有不符合安全策略要求的数据包通过。

（3）执行防攻击机制，保护自身的安全。

主要的防火墙产品有 Check Point 公司的 Firewall - 1 防火墙、Sonicwall 公司的 Sonicwall 防火墙及 NetScreen 公司的 Netscreen 防火墙等。

二、电子商务网站运行的软件平台

在搭建好硬件平台之后，就应该考虑相关的软件平台的搭建了。电子商务网站的软件平台主要涉及网络操作系统、Web 服务器及其他应用软件。

（一）网络操作系统

完成网站硬件的安装和配置之后，就需要在作为网站服务器的计算机上安装适当的网络操作系统。目前流行的网络操作系统主要有 UNIX 操作系统、Linux 操作系统及 Microsoft 公司的 Windows Server 2003/2008 操作系统。

1. UNIX　UNIX 是一个多用户、多任务的操作系统。UNIX 作为工业标准，多年以来已经被大多数计算机厂商所接受，并且被广泛应用于各种类型的计算机上，特别是在中型机和小型机上几乎全部采用 UNIX 作为其操作系统。

开放性和可移植性是 UNIX 系统最重要的特征，最早的 UNIX 版本是用汇编语言编写的，后来用 C 语言进行了改写。由于 C 语言对不同类型计算机的依赖性较小，因此在计算机上运行 UNIX 系统时，即使计算机的 CPU 不同也不必重新编写 C 语言编译程序，从而使得 UNIX 得到了广泛的应用。此外，UNIX 提供了强大的数据库支持能力和友好的数据库应用系统开发环境，所有大型的数据库厂商，包括 Orcle、Informix 和 Sybase 等，UNIX 操作系统作为其数据库应用的开发平台和应用平台。

强大的网络功能是 UNIX 的又一个重要特点，TCP/IP 作为 UNIX 操作系统的组成部分，是和 UNIX 操作系统一起发展壮大起来的。此外，UNIX 还支持所有网络通信所需要的协议，如 NFS、IPX/SPX、SLIP 和 PPP 等，使得 UNIX 能够很方便地与现有的各种主机系统及各种局域网和广域网相连接。UNIX 甚至允许用户从其个人计算机通过使用调制解调直接拨号进入 UNIX 的主机系统。

UNIX 操作系统有多种不同的版本，主要有 Sun 公司的 Solaris、SCO 公司的 OpenServer 和 UNIX Ware、HP 公司的 HP - UX 及 IBM 公司的 AIX 等（图 4 - 8）。

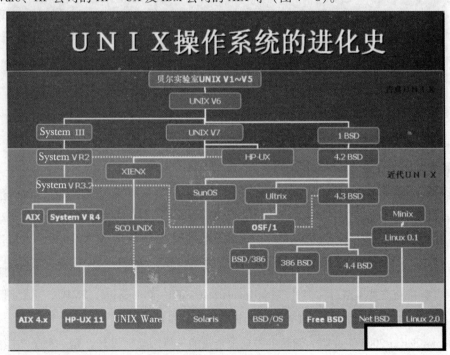

图 4 - 8　UNIX 操作系统

NOTE

2. Linux Linux 是 20 世纪 90 年代在 Internet 环境中发展并壮大起来的操作系统,其目的是建立不受任何商品化软件版权制约的、全世界都能自由使用的 UNIX 兼容产品。经过许多人多年的不断改进,Linux 以其免费使用、自由流通、开放的源代码、优异的性能和支持所有 Internet 通用协议等特点占领了网络操作系统市场 20% 左右的份额。

Linux 操作系统在不少地方与 UNIX 操作系统类似,几乎所有的 UNIX 工具软件与外壳程序都可以运行在 Linux 上,因此熟悉 UNIX 操作系统的用户可以很容易地掌握 Linux。

Linux 支持 PC、各种工作站和服务器,并支持各种流行的数据库和提供完整的网络集成。目前,Linux 越来越多地作为网站应用服务器的操作系统,包括 Web 服务器、DNS 服务器和代理服务器等。由于 Linux 可在各种环境中建立可靠的服务器和网络,全世界已有越来越多的 ISP、大学实验室和商业公司的网络选择了 Linux。

由于 Linux 操作系统是免费使用的软件,通常可通过匿名 FTP 服务在 sunsite. unc. edu 的 "pub/Linux" 目录下获得(图 4 – 9)。

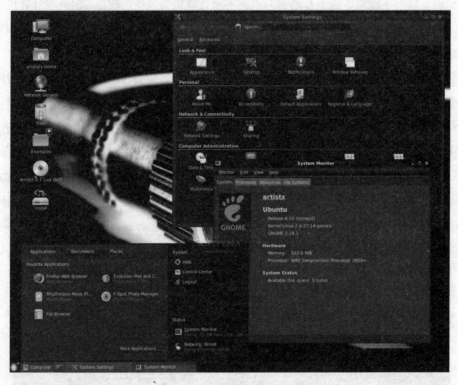

图 4 – 9 Linux 操作系统界面

3. Windows Server 2003 Windows Server 2003 是 Microsoft 公司在 2003 年到 2004 年间发布的网络和服务器操作系统。该操作系统延续微软的经典视窗界面,同时作为网络操作系统或服务器操作系统,力求高性能、高可靠性和高安全性。Windows Server 2003 有多种版本,每种适用于不同的商业需求(图 4 – 10)。

Windows Server 2003 标准版是一个灵活、可靠的网络操作系统,是小型企业和部门应用的理想选择。标准版支持 4 路对称多处理(Symmetrical Multi – Processing,SMP),主要用于提供文件和打印机共享及安全的 Internet 连接,允许集中化的桌面应用程序部署。

Windows Server 2003 企业版为满足各种规模企业的一般用途而设计,是一种全功能的服务器操作系统，提供高度可靠、高性能的软件服务，是构建各种应用程序、Web 服务和基础结构的理想平台。企业版支持 8 路 SMP 和 64 位计算平台，在功能上与标准版基本相同，只是提供了对更高硬件系统的支持，可用于更大规模的网络，支持更多数量的用户和更复杂的网络应用。

Windows Server 2003 数据中心版是为应用程序而设计的，它支持多达 32 路的 SMP 和 64GB 的内存，提供 8 结点群集和负载平衡服务。可用于能够支持 64 路 SMP 和 512 GB 内存的 64 位计算平台。数据中心版软件一般不单独销售，可以通过指定的合作伙伴获得。

Windows Server 2003 Web 版主要是作为 IIS 6.0 Web 服务器使用，用于生成和承载 Web 应用程序、Web 页面及 XML Web 服务，提供一个快

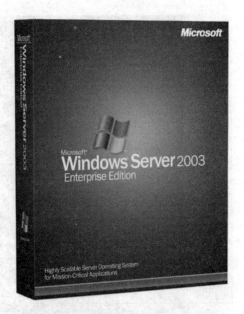

图 4 – 10 Windows Server 2003 操作系统

速开发和部署 XML Web 服务和应用程序的平台，实现 Web 服务和托管。与数据中心版类似的是，Web 版一般也不单独销售，而是由合作伙伴进行委托生产。

4. Windows Server 2008 Windows Server 2008 是微软的服务器操作系统，它继承了 Windows Server 2003 的很多特点。使用 Windows Server 2008，IT 专业人员对其服务器和网络基础结构的控制能力更强，从而可重点关注关键业务需求。Windows Server 2008 通过加强操作系统和保护网络环境提高了安全性。通过加快 IT 系统的部署与维护，使服务器和应用程序的合并与虚拟化更加简单，并提供直观管理工具。Windows Server 2008 为任何组织的服务器和网络基础结构奠定了良好的基础。

Windows server 2008 用于在虚拟化工作负载、支持应用程序和保护网络方面向组织提供最高效的平台。它为开发和可靠地承载 Web 应用程序和服务提供了一个安全、易于管理的平台。

Windows server 2008 完全基于 64 位技术，在性能和管理等方面，系统的整体优势相当明显。目前，企业对信息化的重视程度越来越高，服务器整合的压力也越来越大，因此应用虚拟化技术已经成为大势所趋。Windows 服务器虚拟化能够使组织最大限度地实现硬件的利用率，合并工作量，节约管理成本，从而对服务器进行合并，并由此减少服务器所有权的成本（图 4 – 11）。

（二）Web 服务器软件

在电子商务环境中，Web 服务器除了用来存储和管理用户可访问的电子商务网站信息外，还是一种电子商务应用系统开发及安装的环境，负责管理并控制安装在其上的站点和组件信息。由此可见，相应的 Web 服务器软件是各类网站的核心软件。目前，大多数 Web 服务器软件是针对某一种操作系统进行优化的，有的甚至还能运行在某一种操作系统上，所以在选择 Web 服务器软件时必须与操作系统平台一起考虑。此外，在选择 Web 服务器软件时不仅要考虑目前的需要，还要考虑将来可能的需要，因为更改和重新安装 Web 服务器软件将涉及 Web 应用程序的脚本修改等一系列问题。

NOTE

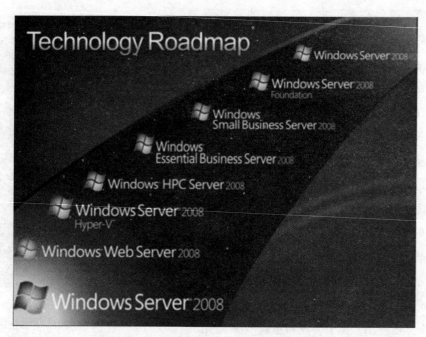

图 4 – 11　Windows Server 2008 操作系统版本

1. Web 服务器软件的主要性能　在选择 Web 服务器软件时，通常应考虑以下几个方面的性能：

（1）响应能力　Web 服务器的响应能力主要是指 Web 服务器对客户端浏览器请求的响应速度。响应速度越快，意味着 Web 服务器能在较短的时间内对用户的单击做出回应，因而单位时间内可支持的用户访问量也就越大。

（2）集成能力　Web 服务器除了向客户端浏览器提供 Web 信息之外，通常还担负着与DNS 服务器、FTP 服务器、E – mail 服务器、数据库服务器等其他各种网站服务器的协同工作任务。Web 服务器可以说是互联网中各种信息的集散地，它能够将各种不同来源、不同格式的信息转换成统一的格式供客户端浏览器以统一的界面进行浏览。这样，客户端就只需通过浏览器这种统一的界面来访问其他所有网站服务器中的信息。

一般来说，各种电子商务应用程序的开发与运行都离不开 Web 服务器的支持，服务器软件支持 Web 应用程序开发的能力和难易程度是必须考虑的重要性能。

（3）管理能力　Web 服务器软件的管理能力主要表现在对客户端用户的管理能力及对其自身的管理能力和方便程度，同时体现在是否能够通过 Web 进行远程网络管理等。

（4）与硬件平台和操作系统的协调能力　在选择 Web 服务器软件时，应考虑其对小型机或 PC 机等不同硬件平台配合工作的能力，同时也应考虑该种 Web 服务器软件与操作系统平台、Web 应用开发软件和一些中间件协同工作的能力。例如，Web 服务器软件 IIS 通常应与Windows 2000 及以上版本操作系统协同工作，而 Web 服务器软件 Apache 则通常应与 Linux 操作系统协同工作。

（5）稳定性与可靠性　Web 服务器运行的稳定性与工作的可靠性除了有硬件的因素之外，还必须考虑 Web 服务器软件的因素，即服务器出现软件故障的概率和排除故障的措施、速度和难易程度。任何不稳定或不可靠因素都将对网站的声誉和效益产生严重的负面影响。

（6）安全性能　Web 服务器的安全性在很大程度上与 Web 服务器软件有关，主要应从两方面进行考虑：一是 Web 服务器中的机密信息是否会被泄漏和如何防止泄漏；二是是否有防止黑客攻击的相应策略。

2. 常用 Web 服务器软件　目前应用比较广泛的 Web 服务器软件有 Microsoft 公司的 IIS 和 Apache 等。

（1）IIS（Internet Information Server）　Microsoft 公司推出的 Web 服务器软件 IIS 6.0 是和 Windows 2003 操作系统捆绑在一起的，由于具有与 Windows 操作系统的亲和性并继承了 Microsoft 软件产品一贯的用户界面，同时也因为借助了 Windows 操作系统在 PC 上被广泛使用的绝对优势，使得 IIS 成为当今使用最广泛的 Web 服务器软件之一。

IIS 提供了一套完整的、易于使用的 Web 站点架设方案，除了可用来架设站点的 Web 服务器之外，IIS 还集成了用于文件传输的 FTP 服务器软件和用于邮件发送的 SMTP 服务器软件，因而是一个多功能的 Internet 服务器软件。IIS 主要是提供对 ASP 动态网页设计技术的支持。使用 ASP 可以综合 HTML 和 VBScript、JavaScript、PerlScript 等多种脚本语言，并且可以使用 COM 组件创建动态交互式网页和功能强大的 Web 应用程序。COM 是 Windows 环境下程序组件协同工作的标准，而 DCOM（即分布式 COM）则允许 Web 应用程序使用分布在网络上的组件，就好像这些组件在本地计算机上一样。

当前的许多电子商务网站采用 Windows Server 2003 操作系统，而 IIS 6.0 是 Windows Server 2003 操作系统内置的 Web 服务器软件，新增了许多功能，有助于开发人员创建灵活的、可升级的 Web 应用程序。在管理方面，它支持 IIS 的重新启动及对 IIS 设置信息的备份与还原、进程限制和远程管理等功能；在对 Internet 标准的支持方面，它支持多个站点使用同一个 IP 地址、Web 分布式创作与版本管理、SMTP 服务、FTP 重新启动和 HTTP 压缩等新的特性；在安全性方面，IIS 6.0 除了延续 IIS 5.0 的摘要式身份验证、SSL（安全套接层）和 TLS（传输协议层安全）、AGC（服务器网关加密）等功能之外，IIS 6.0 还进行了不少的改进。IIS 6.0 在默认情况下处于锁定状态，从而减少了暴露在攻击者面前的攻击表面积。此外，IIS 6.0 的身份验证和授权功能得到了改进。IIS 6.0 还提供了更多、更强大的管理功能，改善了对 XML 元数据库的管理，并且提供了新的命令行工具。IIS 6.0 在降低系统管理成本的同时，大大提高了信息系统的安全性。

（2）Apache　Apache 取自 a patchy server，意思是充满补丁的服务器。经过多次修改，Apache 已成为当今最流行的 Web 服务器软件之一。如果需要创建一个每天有数百万人访问的 Web 服务器，Apache 可能是最佳的选择。

Apache 属于自由软件，完全免费和完全开放源代码，这种开放源代码的开发模式具有一个特别的好处，即可以吸引全世界众多的开发人员共同来开发，他们为 Apache 编写了许多模块，这些模块中有许多是大家所需要的功能。此外，如果用户找不到想要的功能模块，完全可以自己开发。

Apache 的特点是简单、速度快、性能稳定，并可用作代理服务器软件。它允许通过简单的 API 扩展，将 Perl/Python 解释器编译到服务器中。Apache 有多种版本，可支持 SSL 安全套接层协议，并可支持多个虚拟主机。最初，Apache 只应用于小型或试验性网站的 Web 服务器软件，后来则逐步扩展到各种 UNIX 系统中。目前，Apache + Linux 操作系统已被称为自由软件的黄金组合。

Apache 的软件结构以进程为基础，一般来说，进程要比线程需要更多的系统开销，不太适用于多处理器环境。因此，一个采用 Apache 软件的 Web 网站在扩容时，通常是增加服务器的数量或扩充服务器集群结点，而不是增加服务器的处理器。在易用性方面，Apache 服务器的管理界面也较其他 Web 服务器差。然而，对于许多个人网站来说，Apache + Linux 的组合仍是相当不错的选择。

（3）其他 Web 服务器软件　除了以上两种广为应用的 Web 服务器软件之外，还有一些优秀的 Web 服务器软件，如：Netscape 公司的 Enterprise server、Novell 公司的 Netware Web server、Oracle 公司的 Webserver 和 IBM 公司的 Webspherec 等。

（三）其他服务器及其软件

在完成操作系统和 Web 服务器的安装之后，要使网站能够正常运行，并能够方便地进行管理和使用，还需要安装一些其他的应用软件，主要包括数据库服务器、代理服务器、FTP 服务器及 E - mail 服务器。

1. 数据库服务器　电子商务是以网络技术和 Web 数据库技术为支撑的，Web 数据库技术是电子商务的核心技术之一。在电子商务网站中，数据库服务器是不可缺少的，通常用来保存与管理各种商品信息、订单信息和客户信息等。

目前，各种 Web 数据库管理系统软件已经相当成熟，相关的产品也很多，如 Oracle、Sybase、Informix、DB2、SQL Server 和 MySQL 等。其中，在 Windows server 2003 操作系统平台上通常采用 Microsoft SQL Server，而在 Linux 操作系统平台上则大多采用 MySQL 或 Sybase。

2. 代理服务器　代理服务器是指运行代理服务程序的计算机，使用代理服务器能够解决 IP 地址资源有限的问题，并可以增强网站的安全性。此外，使用代理服务器可以加快与互联网的连接，提高访问效率，并便于网站的管理。

代理服务器通常安装有两块网卡，一块网卡与互联网连接，其地址是真实的地址；另一块网卡一般通过交换机等网络设备与内部网络的客户机相连，并给每台客户机分配一个虚拟的 IP 地址，实现客户机与互联网的间接连接。

代理服务器使用的管理软件也被称为 Proxy。其中的 Proxy Server 软件起代理网络协议的作用，实现内部网络与互联网的互联；而 Proxy Client 软件则负责对客户机进行管理，当客户端用户访问互联网时，其虚拟的 IP 地址经过 Proxy Client 后被转换成代理服务器的真实 IP 地址，从而实现客户机与互联网的连接。

3. FTP 服务器　不管两台计算机相距多远，只要都已连入互联网，并且都得到 TCP/IP 高层协议中的文件传输协议（FTP）的支持，就可以将一台计算机上的文件传输到另一台计算机上。FTP 既是文件传输协议的缩写，也是文件传输服务的代名词。

对于文件传输量较大的电子商务网站还应该建立 FTP 服务器。FTP 提供了互联网上任意两台计算机之间传输文件的机制，并且能够保证文件传输的可靠性。Microsoft 公司的 IIS 中包含了用于创建和管理 FTP 服务器的软件。

FTP 服务器相当于一个大的文件仓库，将文件从 FTP 服务器传送到客户端计算机的过程称为下载；将文件由客户端计算机传送到 FTP 服务器的过程称为上传。采用 FTP 传输文件时，可以传输文本文件、各种二进制文件和压缩文件，并且在传输过程中不需要对这些文件进行复杂的转换，因而具有相当高的传输效率。

利用 FTP 不仅可以节省许多实时联机的通信费用，而且可以方便地离线阅读和处理传输来的文件。更重要的是，互联网上的许多公司、大学、科研机构的 FTP 主机内部存放有为数众多的共享软件与文档，用户通过 FTP 就可以访问互联网上这些巨大的、宝贵的信息资源，或者干脆将感兴趣的软件和文档下载到本地计算机的硬盘上。

4. E - mail 服务器　E - mail 是互联网上应用最为广泛，并且最为快速、简便、价廉的一种通信服务。E - mail 服务器就像一个邮局，一方面，它负责接收在该服务器注册的用户发送的电子邮件，并根据收件人的地址将此邮件通过互联网传送到收件人所在的 E - mail 服务器中；另一方面，它负责接收其他 E - mail 服务器通过互联网发送来的电子邮件，并根据收件人的地址分发到在这个服务器注册的各个收件人的邮箱中。收件人可以在任何时间、任何地点连接到这个 E - mail 服务器，并从各自的邮箱中读取或下载信件。作为有一定规模的电子商务网站，通常应该创建自己的 E - mail 服务器，为客户提供邮箱空间，以便通过电子邮件的方式向客户通报商品信息或与客户进行必要的联络。

第三节　电子商务网站部署与管理

一、电子商务网站部署

一个 Web 应用系统的性能、稳定性及吞吐量等技术指标是依靠很多方面的设计和优化共同提高的，包括系统设计、系统代码编写过程的算法优化，还有一点非常重要，就是系统的部署。在我们的实际工作中发现，即使相同的系统采用不同的部署方法也能够大幅度提高性能。本节对网站应用系统的部署做大致的描述，如果在系统设计开发之初就考虑到这样的架构，则上线运行后性能及稳定性就能够顺利达到目标要求。

(一) 网站应用系统的分类

网站是由一个一个的网页组成的，而每一个网页就是一个 html 文档和很多个元素（内嵌 html、js、css、文字、图片、视频）组成的，把这些元素有机地生成一个个网页就是网站应用系统的作用。从目前网站应用系统的分类看，大致分为两类。

1. 传统的内容浏览系统——静态　这样的系统类似各大门户网站的新闻频道，这些内容的生产者是网站的运营方，即编辑，内容一旦生成就静止不动，称为静态内容。广大网友只能单向地通过浏览器打开这些网页阅读其中的内容，每个网友看到的内容是完全相同的，也就是常说的 Web 1.0。

2. 互动类应用系统——动态　这样的系统称为 Web 2.0，也就是动态网站应用系统，这样的系统生成的内容多是网友之间相互交流的内容，类似于评论、微博等。这样的系统使得每个网友打开的网页内容都不完全相同，需要根据条件动态生成，也就造成了系统的复杂性提高，性能大幅度下降，需要通过对系统的结构优化来满足运营的指标需求，但是动态应用系统也不是网页的所有内容都需要动态生成，而是 80% 的内容是完全相同的，也就是所谓的静态内容，我们就是抓住这点在部署上充分优化就能够大幅度提升整个系统的响应时间。

（二）B/S 系统数据组成

B/S 系统的数据包括客户端数据和服务器端数据，客户端数据就是用户通过浏览器提交到服务器端的数据，浏览器提交到服务器的数据相对单一，无非是文本或者图片、视频、音频等流数据，其中文本数据作为基本数据和作为服务器端应用的参数数据，图片、视频、音频等流数据只是作为文件存储的数据；服务器端数据就是应用系统通过接受浏览器端提交的请求及数据而产生的数据，也就是服务器返回给浏览器的数据，包括了页面基本文档 html、样式 css、客户端程序代码（js、flash 等）、图片、视频、音频、数据（xml、json）等，而服务器端的这些数据只有基本文档 html（或者部分 html）有可能是根据浏览器端的参数动态生成的，而其他数据均是静态的，这样就很自然地将服务器端的数据分成静态和动态两个部分。

（三）网站部署

目前的网站基本由两部分组成：静态内容和动态内容，这样在部署策略上也就分成两种。

1. 静态网站部署　静态内容是可以通过多种方式缓存在网络的各个节点上的，例如，浏览器所在的客户端本身、网络前沿节点服务器即 CDN 网络节点、IDC 分布式文件服务器、IDC 中心服务器。浏览器获取这些内容的搜索次序是：本地缓存→CDN 节点→IDC 分布式文件服务器→IDC 中心服务器。所以在部署静态内容的时候也要遵循这样的策略，充分利用网络就近原理给用户提供这些网络静态资源，这样不仅提高了用户获取资源的速度而且大大缓解了 IDC 中心服务器的压力。

2. 动态网站部署　动态网站的内容是服务器端的应用系统根据某些条件动态生成的内容，但是这些动态内容的生成频次并不完全相同，有的要求不能有任何延时，而有的是可以接受一定延时，针对完全实时的内容就只能靠应用系统自身的优化来提高响应时效了，其中包括结构设计优化、算法优化等，在部署层面只能依靠负载均衡提高效能；针对有一定延时的动态系统，可以设定返回给浏览器的资源文件的过期时间（Expired – time）来最大限度利用上面说到的缓存网络节点，也就是如果用户在过期时间内请求这个资源，则就从以上的缓存节点直接获取，只有过了过期时间的用户请求才会到 IDC 中心应用系统请求生成这个资源，这样也能够最大幅度提高用户响应效率，并且降低 IDC 中心应用系统的负载压力。复合型网站（动、静态内容混杂）的部署架构如下所示（图 4 – 12）。

（1）**应用系统部署**　这个是网站应用系统的核心，每个系统的架构可能都有所不同，可以是单台服务器，也可以是服务器集群，这个要视系统的响应指标而定，静态的资源要独立部署，其中涉及系统的静态资源部署在一起（js、css、页面修饰图片等部署在一个虚拟目录）；动态程序部署在一起，当然动态程序也可以按照结构分别部署；数据库部署在一起；其他一些 cache 系统部署在一起；如果系统涉及大批量的图片、视频、音频等文件，要考虑采用分布式文件系统部署。动态程序可以部署在一个负载均衡系统下。

（2）**静态原站族部署**　在应用系统的上层部署一个静态资源原站族，也就是网站各个应用系统的静态资源（html、js、css、页面修饰图片）相对集中到一个服务器族中，应用系统的静态资源服务器将这些静态内容推送同步到这个层面。

（3）**CDN 部署**　CDN 类似于静态原站族的下级缓存网络节点，部署策略和静态网站相同。

以上的部署原则就是：不同的缓存策略资源走不同的网络通道，不同的资源分配不同的域名。

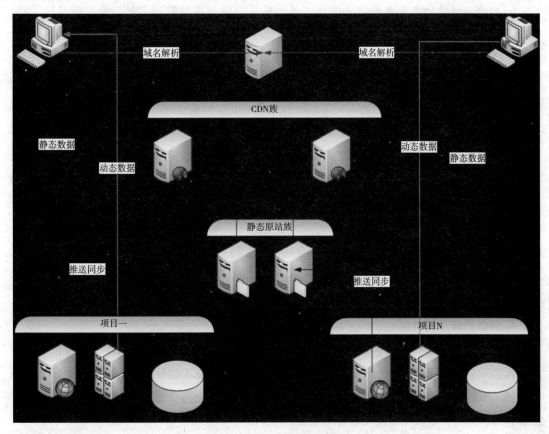

图 4 - 12　网站部署架构图

另外，页面中的动态内容尽量采用 Ajax 的方式异步提供，这样会更好地增强用户体验，而且会降低应用系统的负载压力。

二、电子商务网站管理

人们已经习惯和依赖于网站的存在，因为它确实能给人们带来极大的便利，但是大多数人不知道的是网站的运行具有非常强的系统性与技术性，如果不对其做好维护与安全管理工作，就会导致网站的质量降低、运行速度减慢，甚至可能会泄露数据资料。企业网站的质量、运行效率及安全性等因素决定着用户对网站的体验度，也就是说我们想要改善用户对网站的体验，就要不断提高网站的质量与运行效率，增强网站的安全性，而这取决于网站的维护与安全管理工作做得是否到位。

（一）网站管理的定义

狭义的网站管理：指对网站的系统进行运行维护管理，通常包括三个方面：系统维护管理、数据库维护管理及网站内容更新维护管理。

广义的网站管理：既包括对网站系统的管理，也包括对网站工作人员的管理及对网站内外环境的管理。

（二）网站管理模式的类型

1. 按照网站管理技术发展经历的阶段分类　按照网站管理技术发展经历的阶段可以分为以下三种模式：

（1）面向网站特定设备的单点管理工具　最早出现的网站管理工具就是单点管理工具，它为管理员提供网站设备或资源的安装配置和监控手段。单点管理工具管理特定网站设备非常有效。单点管理工具通常是企业最先引入的网络管理工具。但由于单点管理工具只支持特定厂商的设备或资源，不同的单点管理工具之间很难集成，因而无法管理整个网络，网站管理平台便应运而生了。

（2）面向网站各种设备的通用网站管理平台　网站管理平台是一个公共平台，可集成各种网站设备管理工具，提供网站拓扑图、网站事件报警等管理功能。但是平台本身提供的功能比较有限，多数功能依赖于第三方的网站设备管理工具；对 TCP/IP 以外的协议支持很弱，与系统管理、应用管理和业务管理脱节。因此传统的网站管理平台不是理想的网站管理解决方案。

（3）面向网站运营的全面网站管理　全面网站管理是在更大范围实现平台和功能的集成，不仅提供一个功能丰富的管理平台，而且为企业提供"端到端"的网站管理功能。全面网站管理是一个规模较大、功能较全的企业网站发挥较好效益的保证。

2. 按照网站功能分类

（1）静态网站管理模式　这种模式对应于以静态页面为主的宣传型网站，没有在线交易和交互功能。可手工更新或使用模板技术和程序执行方式更新。这种模式下费用低廉、操作简单快捷、所需人员少。也存在一些问题：第一，每次更新需上传全部内容；第二，网站难于升级和扩展；第三，必须要专业人员管理和维护。

（2）动态网站管理模式　这种模式利用数据库存储信息，在 Web 服务器上运用 ASP、PHP 等 CGI 程序进行数据的处理并自动生成 HTML 页面。这种模式下能进行较大容量的网站管理，可实现部分维护的自动更新。管理工作较简单。在管理过程中，存在以下一些问题：第一，网站改版和升级困难，工作量大；第二，网站访问量受设备限制较大；第三，系统响应速度下降，受数据库影响大。

（3）网站管理系统　这种模式利用数据库技术，将信息分类存储在数据库中，采用模板技术，用程序自动生成网页。这种模式可以为网站的建设、管理、维护、统计分析提供统一的环境和各类模板与接口。同时，功能强大，允许任意组合及改变网页界面和风格，定义不同模板。但是该模式仍然具有网站前期投入大、维护人员多等问题，通常情况下只适用于 C2C/B2B/B2C 等大型网站的构架中进行管理。

3. 按照网站内容分类

（1）页面生成模式　这种模式以数据库存储内容，采用模板技术和标签库技术，将页面的模板独立出来，把数据库中的数据和标签库中的数据相结合生成静态网页。结合其他 Web 技术也可以生成动态网页。该模式在实施管理时灵活多样、自动化高，节省大量人工时间，是网站更新、维护的主要技术手段。

（2）智能结构模式　该模式以数据库存储内容，将内容进行结构化分类，通过智能化手段自动实施网站的管理、调度和重构。

（3）智能化管理模式　该模式可实现信息从原始存储状态到不同服务类型的自动组织、归类。在智能化管理模式中，应用到海量存储、智能检索、数据挖掘等新型 IT 技术。比如为不同用户构建个性化网页等。

（三）网站管理的内容

1. 数据管理　网站的数据管理是利用软硬件技术对数据进行有效的收集、存储、处理和应用的过程。其目的在于充分有效地发挥数据的作用。实现数据有效管理的关键是数据组织，有效地利用数据库是网站维护的重要内容，因此数据库的维护要受到重视。在数据库系统中所建立的数据结构可以更充分地描述数据间的内在联系，便于数据修改、更新与扩充，同时保证了数据的独立性、可靠性、安全性与完整性，减少了数据冗余，提高了数据共享程度及数据管理效率。

2. 记录和监测网站运行情况　网站对于数据的监测方法共有以下四种，包括网站技术监测法、人工数据采集法、互联网调查法和在线问卷调查法。对于数据的分类来说，大致可以分为定性数据、定量数据、定性与定量数据相结合三种。定性数据一般不能直接用数字来表示，一般用文字表达；而定量数据基本运用量化的数字。

（1）网站技术监测法　使用专业的网站监测系统工具对网站进行实时的监控，比较常见的工具如 Website Analyse. Net 网站监测系统（V 2.1）、HTML 验证服务和 CSS 验证服务，按照指标体系中的页面数量、访问量、音频使用、图片使用、视频使用、Flash 使用、是否符合W3C 标准、网站首页反向链接数等相关指标，对网站的运行情况进行技术监测，并记录监测结果，这一方法多用于对客观定量数据的监测。

（2）人工数据采集法　按照定性指标中的各项指标，如主办单位类型、信息资源的质量、导航风格的一致性、对软硬件及网络条件的要求、网站的互动服务性等，组织专业技术人员，根据网站的网址逐一打开浏览，并记录下监测结果。然后，将所得结果统计并与专家进行研讨，分析所得结果的必然性和偶然性，选出有疑惑的数据结果，并组织工作人员重新进行监测，从而保证网站人为数据监测的数据质量。这一方法多用于对网站的定性数据监测。

（3）互联网调查法　由于日人均量和点击率这两项指标的数据是随时变化的，因此"网站数据监测评估系统"中录入的数据有可能存在误差，因此，可以组织技术人员通过"中国排名网"和"Alexa 网"等专业网站来获取所需要的某日网站的日人均量和点击率，从而记录调查结果，以供分析时使用。这一方法通常用来核实定量数据的准确性。

（4）在线问卷调查法　在线问卷调查法是通过网络平台发布调查问卷的一种形式，借助网络的交互性、时效性和广泛性收集网民对问卷调查内容的意见和看法，通过问卷调查进行系统分析，获取网民对网站的评价。采用了诸如 Net Touch 等一类网络调查系统，对网站的用户进行在线问卷调查，了解网站用户的结构与特征。这种方法主要是针对定性与定量数据相结合而运用的监测方法。

3. 人员权限管理　对网站的访问权限是通过将用户账户和某种权限结构相结合的方式来进行控制的，该权限结构控制用户可以执行的特定操作。通常通过以下几种方法提供控制网站访问权限的能力。

（1）网站用户组　该模式下网站用户组可以指定哪些用户能够在网站中执行特定操作。例如，某个用户是"讨论参与者"网站用户组的成员，那么可以向所使用的服务器列表添加内容，例如任务列表或文档库。

（2）匿名访问控制　该模式下可以启用匿名访问允许用户匿名向列表或调查中投稿，或者匿名查看网页。大多数的 Internet 网站允许匿名查看网站，但是在某人想要编辑网站或在购

NOTE

物网站上购买物品时要求身份验证。通常，可以向"所有验证用户"授予权限，使域内的所有成员不必启用匿名访问即可访问网站。

（3）每列表权限　该模式下可以通过基于每个列表设置唯一权限来精确地管理权限。例如，如果有一个文档库包含下一年的敏感财务数据，可以限制对该列表的访问，使得只有适当的用户才能够查看。每列表权限覆盖列表中通用于网站范围的权限。

（4）子网站权限　子网站既可以使用与母网站相同的权限（继承母网站上可用的网站用户组和用户），也可使用独有权限（这样就可以创建所属用户账户并将它们添加到网站用户组中）。

4. 网站内容管理　相对于建站来说，网站内容常规维护管理工作则是一个持续的任务。因为，对于网站来说，只有不断地更新内容，才能保证网站的生命力，否则网站不仅不能起到应有的作用，反而会对企业自身形象造成不良影响。如何快捷方便地更新网页，提高更新效率，是很多网站面临的难题。现在网页制作工具不少，但为了更新信息而日复一日地编辑网页，对信息维护人员来说，疲于应付是普遍存在的问题。

（1）网站内容管理　网站内容管理一般包括：

①业务数据的维护。

②新闻信息的维护。

③访问者交互信息的维护。

④其他信息的维护。

（2）网站内容管理原则　为了保证网站数据的准确性、及时性和一致性，在网站内容维护更新录入时，应遵循以下原则：

①源点输入。

②统一输入。

③数据简洁。

④录入界面友好。

（3）网站内容管理制度　网站主管部门需要制定相关的规章制度来约束各业务部门对各种信息内容的维护和更新，这些制度应包含以下内容：

①录入数据的时间要求　企业可以根据自己的行业特点来决定数据更新的频率和时间要求。

②录入数据的准确性要求　在提交网站数据库之前，数据一定要认真校验。

③一致性要求　同一个业务数据，必须保证访问者在网站上得到的数据是唯一的。企业除了网站还有其他的传统媒介，如报纸、杂志、广告等都应该一致。

5. 客户服务管理　客户服务主要是用于快速及时地获得问题、客户的信息及客户历史问题记录等，这样可以有针对性并且高效地为客户解决问题，提高客户满意度，提升企业形象。网站客户服务主要功能包括以下几个方面的内容：第一，客户反馈，应用客户反馈中的自动升级功能，可让管理者第一时间得到超期未解决的客户请求；第二，解决方案，解决方案功能使全公司所有员工都可以立刻提交给客户最为满意的答案；第三，满意度调查，满意度调查功能又可以使最高层的管理者随时获知本公司客户服务的真实水平。同时，有些客户服务管理软件还会集成呼叫中心系统，这样可以缩短客户服务人员的响应时间，对提高客户服务水平也起到了很好的作用。

6. 网站安全管理　在网站运营过程中，可能会遇到以下威胁：硬件故障、黑客攻击、操作者的误操作、病毒破坏、系统软件（操作系统、数据库管理系统）故障。因此，为了保证网站数据的正确性，建立网站安全管理基本措施应包含以下几点：第一，定期备份，网站的安全管理人员应对服务器数据库信息进行定期备份，该项工作应为常规工作，定期将数据库的内容转存到其他地方。一般来说，按数据的备份方法可以分为完全备份和差异备份；按备份的内容可以分为数据库备份、事务日志备份和文件备份。科学正确合理地选择适合自己网站的备份方式可以更好地保证网站数据库的安全和维护。第二，对每次应用数据库的过程进行记录，以便出现错误时可以检查错误来源。

【本章小结】

在网站规划部分，介绍电子商务网站规划的定义、特点、原则，重点阐述了网站规划内容、设计原则、开发方法、设计与开发流程。

在网站开发技术部分，主要包含电子商务网站运行的环境及开发技术两个部分，重点详细阐述了电子商务网站运行的硬件平台、软件平台及网站开发技术。

在网站部署与管理部分，介绍了电子商务网站部署的主要内容，重点阐述了网站管理模式的类型及网站管理的内容。

【思考题】

1. 什么是网站规划？
2. 简述网站规划的特点和原则。
3. 简述网站规划的内容。
4. 简述网站设计原则。
5. 简述网站开发方法。
6. 简述设计开发流程。
7. 简述电子商务网站运行的硬件平台包含的内容。
8. 简述电子商务网站运行的软件平台包含的内容。
9. 什么是网站管理？
10. 简述网站管理模式的类型。
11. 简述网站管理的内容。

【典型案例与讨论】

蒙牛官方网站分析

背景简介

在电子商务飞速发展的今天，每个大企业都在思考着如何在网上对本企业进行有力而有效的推广。而在中国电子商务尚不太成熟的今天，如何在众多网站中脱颖而出，抢占消费者心理，如何占到更多的知名度，对企业是有着长远的意义的。一个好的网站应是如何设计、如何建设、如何一眼就吸引消费者的眼光、如何使消费者能迅速有效地搜到自己所需要的信息，就是我们今天所要探讨的问题。

蒙牛集团是乳品产业链的"链主"之一，也是乳品产业信息化的先行者。产业链"链主"的新网络采购平台会吸引更多的供应商和中小乳品加工企业。中小乳品加工企业为了成为电子商务产业链条中的稳定一员，必须按照蒙牛集团的商务规划建立电子商务系统，并通过贸易洽谈会、网络招商会等各种方式，建立与大型乳业的贸易往来，尤其是与全信息化水平的乳业巨头之一进行贸易合作，将更加有利地推动电子商务步伐，也不失为一种省时省力的模式。

网站分析

1. 网站类别定位 蒙牛的官方网站（http：//www.mengniu.com.cn/）从类别上（信息发布型、网上销售型）来说属于信息发布型，是企业网站的初级形式。而其网上销售业务主要是由其旗下的蒙牛幸福商城及各大主流 B2C 商城合作负责分销（图 4 - 13）。

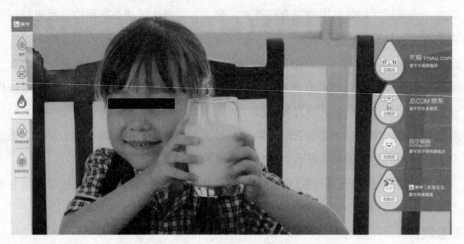

图 4 - 13　蒙牛网上产品分销界面

2. 网站总体结构 蒙牛官方网站栏目的结构分为首页、关于蒙牛、品牌与产品、可持续发展、新闻与活动 5 个界面模块（图 4 - 14）。

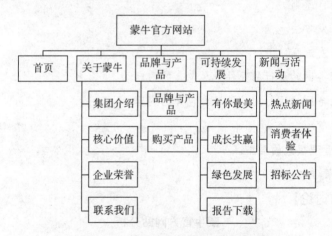

图 4 - 14　蒙牛官方网站总体结构图

3. 网站功能 蒙牛官方网站的功能分为以下 5 个模块。

（1）首页模块，是为其塑造良好的蒙牛品牌形象，主要内容均为反映蒙牛企业文化精神及产品品牌形象（图 4 - 15）。

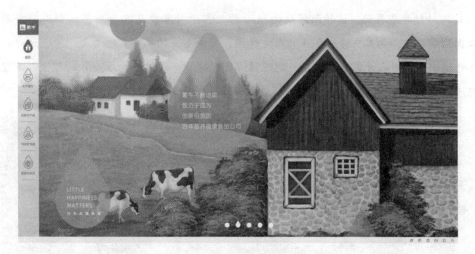

图4-15　蒙牛首页广告宣传页面

（2）蒙牛企业介绍界面，该模块通过"集团介绍""核心价值""企业荣誉""联系我们"四个子模块对蒙牛集团的企业全方位地进行了描述和展示（图4-16）。

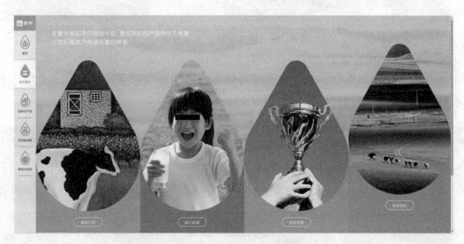

图4-16　蒙牛企业介绍界面

（3）品牌与产品界面，网站公布了蒙牛集团所推出的所有产品，对产品的规格等进行相近的描述和展示，同时建立了与产品销售的分销网站的链接（图4-17）。

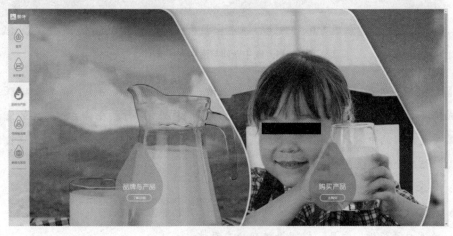

图4-17　蒙牛品牌与产品界面

NOTE

（4）可持续发展界面，该界面模块的核心意义在于对客户及其企业员工形成一种基于网络的双向沟通渠道，向客户传递企业的人文精神，反映企业的社会责任与文化，也通过此界面向网络传递出一种对人才需求的意愿。通过该界面传递出一种建立资源合作的期望，希望与其他有经济能力的各类实体建立投资合作、业务合作、技术合作等（图4-18）。

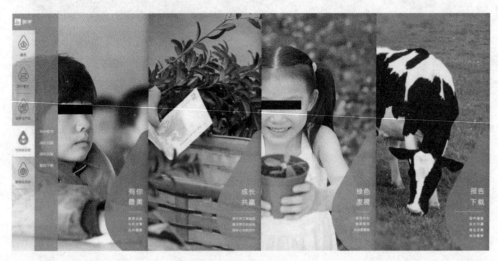

图4-18　蒙牛可持续发展界面

（5）新闻与活动介绍界面，该界面实时反映蒙牛集团各种近期的动态及事务性工作，供客户及合作商了解（图4-19）。

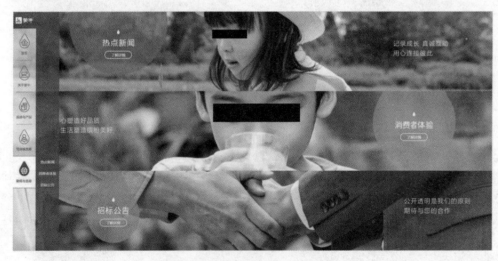

图4-19　蒙牛新闻与活动介绍界面

4. 网站的信息处理过程　从信息获取方面来看，在蒙牛的集团网上，主要是由联系我们与客户或消费者建立联系，获得消费者对企业的意见和建议。同时，在其主打品牌的官方专属网站和蒙牛商城网站中，可以获得注册会员的用户所填写的基本信息，与之建立销售促销联系。网站的信息处理主要包括：

（1）将客户的数据整理放入数据库存档。

（2）将零散订单数据整合成完整的订单，备份、存档并准备输出。

（3）将客户的投诉、意见、提问等信息分类存档。

而信息输出主要包括向内输出和向外输出两个方面。

向内输出有：①把客户信息输出到客服系统，供营销部人员、客服部人员及高层管理者使用；②将订单信息输出给库存、运输、财务等部门进行落实；③将分类后的客户投诉、意见、提问输出给客服部和高层经营人员。

向外输出主要有：①把订单中的金额部分输出给相关银行，实现货款的支付；②把集团消息动态、经营状况、产品开发、社会活动等信息及时发布在网上，供客户及投资者使用。

蒙牛官方网站案例启示

从用户的角度来讲，企业网站建设必须注意以下几点：

1. 保持网站功能正常运行，这是对网页建设最基本的要求。

2. 网页下载速度（跟企业的服务器、网页格式和字节、用户的宽带有关），对这点企业网站能做的就是做好对服务器的建设和维护，对网页内容的编程应该力图简洁，因为结合动态网页的制作，下载速度稍微会慢点，但在下载过程中的 loading 做得清新自然、美轮美奂，具有很强吸引性，减少客户焦急等待的弊端，一定程度上降低了下载速度慢而降低的访问量。

3. 网站简单易用（查找信息方便），企业网站的分类应该清晰，每一个页面都有搜索引擎的帮助。

4. 网站信息的有效性（及时更新），企业必须经常对其网站的内容进行更新，企业有什么最新产品和活动都会发布在网站上，成功起到宣传企业形象、扩大品牌知名度的作用。

5. 保持网络链接有效性，网站的内部链接和外部链接必须是同样准确和有效的。

6. 用户注册及退出应该是方便的，同时要注意保护注册用户个人信息。

7. 避免对用户造成滋扰，没有类似强制插件、音乐等网站内容影响用户的浏览。

总体来说，网站建设为蒙牛实现其卓越的运营提供了基础，企业有效地利用网络推出新产品、服务和商业模式，抢占市场先机，保持客户关系的紧密度；及时更新、迅速处理数据，紧跟最新信息和技术发展趋势，提高了决策能力，保持了竞争优势；同时，更为科学的网站布局、人性化的功能设计可以进一步吸引、亲近客户和供应商，坚守其在各自行业的领先地位，以求得企业的继续发展壮大。

讨论：

一个优秀的电子商务网站会为企业带来怎样的改善？

NOTE

第五章　电子商务安全

【学习目标】

1. 了解电子商务安全的要素与构成。

2. 掌握电子商务安全面临的威胁。

3. 掌握防火墙技术、虚拟专用网技术的原理及应用。

4. 掌握多种电子商务安全协议的作用。

【引导案例】

黑客入侵湖南某医药电商，勒索9.6万"年费"

继携程网遭受不明攻击、支付宝故障事故之后，2015年7月19日，湖南一家医药电商称遭到黑客持续48小时的猛烈攻击，导致该网站长时间瘫痪。与此同时，湖南、上海、成都等全国各地数家医药电商曾遭到一次集体攻击。

该医药电商企业CEO称，2015年7月16日下午6点左右，其网站开始遭到黑客攻击。当天下午6点左右，攻击规模峰值流量甚至高达每秒122.44GB，通俗来讲就是，黑客通过植入木马，劫持多台服务器、个人计算机在同一时间访问该网站，对该网站发起流量攻击。这一攻击规模达到目前全球互联网最大一次DDOS（分布式拒绝服务）攻击每秒453.8GB的1/4多，导致该网站突然陷入瘫痪。

由于该网站的服务器放在广东东莞电信，此次攻击导致整个东莞电信网络出现严重堵塞，并因此影响到数万家网站。该医药电商企业CEO称，随后东莞电信拔掉了他们网站的网线并封锁了IP。

2015年7月19日上午，该医药网站采取的综合防御策略生效，见攻击成本变高，黑客终于罢手，网站随后恢复正常，为此他们前后花费了10多万元。

在该医药电商网站遭受猛烈攻击的10天前，即2015年7月6日、7日，中国医药电子商务行业曾遭受首次大规模的恶性黑客攻击，数家医药电商皆成为受害者。

第一节　电子商务安全概述

随着电子商务的不断发展，网络安全事件层出不穷，既有中国银行等网上银行网络仿冒事件，又有电子商务网站入侵事件等，最著名的当属发生在美国的"电子珍珠港事件"。在电子商务充分发展的今天，网络安全问题直接影响着电子商务的发展。

一、电子商务安全的概念

电子商务的一个重要技术特征是利用IT技术来传输和处理商业信息，因此，电子商务安全从整体上可分为两大部分：计算机网络安全和商务交易安全。

（一）计算机网络安全

计算机网络安全的内容包括：计算机网络设备安全、计算机网络系统安全、数据库安全等。其特征是针对计算机网络本身可能存在的安全问题，实施网络安全增强方案，以保证计算机网络自身的安全为目标。

（二）商务交易安全

商务交易安全则紧紧围绕传统商务在互联网上应用时产生的各种安全问题，在计算机网络安全的基础上，保障以电子交易和电子支付为核心的电子商务的顺利进行。即实现电子商务保密性、完整性、认证性、不可拒绝性和不可抵赖性、访问控制性等。

二、电子商务安全的特征

（一）系统性

系统性是指构成电子商务安全所包括的一系列因素。既有计算机网络安全和商务交易安全等技术上的问题，还有电子商务管理上的问题，以及与社会的道德准则和人们的行为习惯等方面有关的问题。无论哪一个因素存在问题，都会给电子商务安全带来不利的影响。

（二）确定性

确定性是指电子商务安全无论从网络技术的角度，还是从管理规章、法律制度的角度来说，都要确保电子商务过程的顺利进行。

（三）有条件性

有条件性是指电子商务安全是在特定环境下实现的，有时需要加大投入，并且会因多次的复杂运算使信息的传递速度降低。这也是电子商务安全的成本和代价。如果只注重速度，就必定要以牺牲安全作为代价；如果要考虑到安全，速度就得慢一点。如果不直接牵涉支付等敏感问题，对安全的要求就可以低一些；如果牵涉支付问题，对安全的要求就要高一些，所以安全是有成本和代价的。

（四）动态性

动态性是指电子商务安全需要从网络技术、管理规章、法律制度、安全防范的角度不断地检查、评估和调整相应的安全策略，以保证电子商务在不断拓宽服务领域时安全保障措施能够及时跟上。今天安全，明天不一定安全，没有一劳永逸的安全，也没有一蹴而就的安全。

三、电子商务安全的要素

（一）保密性

商务数据的保密性（Confidentiality）是指信息在网络上传输或存储的过程中不被他人窃取、不被泄露给未经授权的人或组织，或者经过加密伪装后，使未经授权者无法了解其内容。

（二）完整性

商务数据的完整性（Integrity）是指保护数据的一致性，防止数据被未授权者修改、建立、嵌入、删除、重复发送或由于其他原因使原始数据被更改。

（三）认证性

商务对象的认证性（Authentication）或称真实性是指网络两端的使用者在通信之前相互确

NOTE

认对方的身份，保证交易双方确实存在，而并非有人假冒。

（四）不可抵赖性

商务服务的不可抵赖性（Non‐repudiation）或称不可否认性是指信息的发送方不能否认已发送的信息，接收方不能否认已收到的信息，这是一种法律有效性要求。

（五）不可拒绝性

商务服务的不可拒绝性（Denial of service）或称可靠性是为了保证授权用户在正常情况下访问信息和资源时不被拒绝，即为用户提供稳定可靠的服务。

（六）访问控制性

访问控制性（Access control）或称可控性规定了主体访问客体的操作权力限制，以及限制进入物理区域（出入控制）及限制使用计算机系统和计算机存储数据的过程（存取控制），包括人员限制、数据标识、权限控制、控制类型和风险分析等。

电子商务除了以上六个主要的安全要素外，还有匿名性服务（隐匿参与者身份、保护个人或组织隐私）等要素，以及一些特殊环境的特殊要素（图5‐1）。

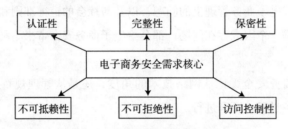

图 5‐1　电子商务安全需求核心

电子商务安全技术体系结构是保证电子商务中数据安全的一个完整的逻辑结构，由网络服务层、加密技术层、安全认证层、安全协议层、应用系统层五个部分组成（表5‐1）。

从表5‐1中的层次结构可以看出：下层是上层的基础，为上层提供技术支持；上层是下层的扩展与递进。各层次之间相互依赖、相互关联构成统一的整体。各层通过控制技术的递进实现电子商务系统的安全。

表 5‐1　电子商务安全体系结构

分层	内容
应用系统层	保密性、完整性、认证性、不可拒绝性和不可抵赖性、访问控制性
安全协议层	SET 协议、SSL 协议等
安全认证层	数字摘要、数字签名、数字凭证、CA 认证等
加密技术层	对称加密、非对称加密等
网络服务层	网络隐患扫描、网络安全监控、内容识别、病毒防治、防火墙等

电子商务系统是依赖网络实现的商务系统，需要利用 Internet 基础设施和标准。构成电子商务安全框架的底层是网络服务层，它提供信息传递的载体和用户接入的手段，是各种电子商务应用系统的基础，为电子商务系统提供了基本、灵活的网络服务。同时，为确保电子商务系统的全面安全，必须建立完善的加密技术和认证机制。表5‐1所示的电子商务安全框架体系中，加密技术层、安全认证层、安全协议层即为电子交易数据的安全而筑。其中，安全协议层

是加密技术层和安全认证层的安全控制技术的综合应用和完善。

电子商务安全是一个备受关注的系统问题，用于保护电子商务的安全控制技术很多，并非把这些技术简单地组合就可以获得安全。但是通过合理应用安全控制技术，并进行有机结合，可以从技术上实现系统、有效的电子商务安全。

第二节　电子商务安全问题与分类

随着 Internet 的普及，人们通过 Internet 进行沟通越来越多，相应地通过网络进行商务活动即电子商务也得到了广泛的发展。电子商务为我国企业开拓国际国内市场、充分利用国内外各种资源提供了一个千载难逢的良机。电子商务对企业来说真正体现了平等竞争、高效率、低成本、高质量的优势，能让企业在激烈的市场竞争中把握商机、脱颖而出。发达国家已经把电子商务作为 21 世纪国家经济的增长重点，我国的有关部门也正在大力推进我国企业发展电子商务。然而随着电子商务的飞速发展也相应地引发出一些 Internet 安全问题。

一、电子商务存在的安全威胁

（一）网络系统中面临的安全威胁

由于电子交易基于 Internet 基础上，因此，除了在交易过程中会面临一些安全威胁外，还会涉及一般计算机网络系统普遍面临的一些安全问题。从网络安全角度考虑，网络系统面临的主要安全威胁有以下几种：

1. 物理实体的安全问题　它包括设备的功能失常、电源故障、由于电磁泄漏引起的信息失密和搭线窃听四种类型。其中前三种因素是无意或非人为的，而搭线窃听则是人为的，是常用的一种非法手段，将导线搭到无人值守的网络传输线路上进行监听，通过调解和正确的协议分析就可以完全掌握通信的全部内容。

2. 自然灾害的威胁　计算机网络设备大多是一些易碎品，不能受重压或强烈的震动，更不能受强力冲击。所以，各种自然灾害如洪水、风暴、泥石流，还有建筑物破坏、火灾、空气污染等对计算机网络系统都会构成强大的威胁。

3. 黑客恶意攻击　所谓黑客，现在一般泛指计算机信息系统的非法入侵者。黑客的攻击手段和方法多种多样，一般可以粗略地分为以下两种：一种是主动攻击，它以各种方式有选择地破坏信息的有效性和完整性；另一种是被动攻击，它是在不影响网络正常工作的情况下，进行截获、窃取、破译以获得重要机密信息。

4. 软件的漏洞和"后门"　在计算机网络安全领域，软件的漏洞是指软件系统上的缺陷，这种缺陷导致非法用户未经授权而获得访问系统的权限或提高其访问权限。随着计算机系统的复杂程度日益增高，开发一个大型的电子商务应用软件，要想进行全面彻底的测试已经变得越来越不可能了。一个实际的电子商务系统总会多多少少留下某些缺陷和漏洞。而"后门"是软件设计者为进行非授权访问而在程序中故意设置的万能口令，这些口令无论是被攻破，还是只掌握在设计者手中，都会对使用者的系统安全构成严重的威胁。综上所述，软件的漏洞是难以预知的，而"后门"则是人为故意设置的。

NOTE

5. 网络协议的安全漏洞　众所周知，电子商务系统是基于 Internet 网络平台上的信息系统，通过 Internet 基础设施向电子商务应用提供各种网络服务，而网络服务又是通过各种协议来实现的。目前，Internet 采用的是 TCP/IP 协议族，但在安全方面仍存在着一定的缺陷。当今许多黑客的攻击就是利用了这些协议的安全漏洞才得逞的。事实上，网络协议的安全漏洞是当前 Internet 面临的一个重要安全威胁问题。

6. 计算机病毒的攻击　由于 Internet 的开放性，计算机病毒在网络上的传输比以前快了许多，而且 Internet 的发展和普及又促进了病毒在网络上的交流，使病毒及其变种层出不穷，杀伤力也大为提高，这些都给个人和企业带来了许多不便和经济损失。

7. 操作系统中存在的安全隐患问题　目前网络操作系统中明显存在的安全脆弱性问题会直接影响安全服务。在计算机上存储、传输和处理的电子信息往往缺乏对信息的来源和去向是否真实、内容是否被改动，以及是否泄露数据等的判断和鉴别。在应用层支持的服务协议中也存在着不安全因素。

（二）电子交易中面临的安全威胁

目前，电子商务发展面临的主要问题之一是如何保障电子交易过程中的安全性。交易安全是网上贸易的基础和保障，也是电子商务技术的难点，围绕电子商务安全的防护技术已经成为目前电子商务研究的重点之一。在电子交易过程中，消费者和商家面临的安全威胁通常有以下几个方面：

1. 信息的截获——从网络上窃听他人的通信内容　在电子商务中，信息流和资金流以数据形式在 Internet 网络中传输。在传输过程中，如果没有采用加密措施或加密强度不够，攻击者可能通过 Internet 网络在电磁波范围内截获装置或在数据包通过的网关和路由器上截获数据，获取传输的机密信息，或通过对信息流、通信频度和长度等参数的分析，推测出有用的信息，如消费者的银行账号、密码及企业的商业机密等。

2. 信息的中断——有意中断他人在网络上的通信　这是针对可用性信息进行的攻击。在中断过程中，信息资源变得易损失或者不可使用。网络故障、操作错误、应用程序错误及计算机病毒等恶意攻击都可能导致电子交易不能正常进行。因此，要对产生的潜在威胁加以预防和控制，以保证交易数据在确定的时刻、确定的地点是有效的。

3. 信息的篡改——故意篡改网络上传送的报文　当攻击者熟悉了网络信息格式后，通过各种技术和手段对网络传输的信息进行中途修改并发往目的地，从而破坏信息的完整性，改变信息流的次序，更改信息的内容，如更改购买商品的出货地址、删除某个消息或消息的某些部分、在消息中插入一些让接收方不懂或接收错误的信息等。

4. 信息的伪造——伪造信息在网络上传送　当攻击者掌握了网络信息数据规律或解密了商务信息以后，可以伪装成合法用户或发送伪造信息来欺骗其他用户，主要有以下两种方式。一种是伪造电子邮件。例如，虚开网站和电子商店，给用户发送电子邮件，伪造收货订单；伪造大量用户，发电子邮件，穷尽商家服务器的资源，使合法用户不能正常地访问网络资源，使有严格时间要求的服务不能及时得到响应等。另一种是假冒他人身份。例如，伪装成他人身份，进行非授权信息资源的访问或者骗取对方的信任；冒充网络控制程序，套取和修改使用权限、保密字、密钥等信息；接管合法用户，欺骗系统，占用合法用户的资源。

5. 交易抵赖　它是指在交易的过程中用户与商户之间存在抵赖交易等。

【信息框】

随着电子商务的蓬勃发展，如何规范发展电子商务也成为2016年全国两会的热点之一。全国人大代表、奥克斯集团董事长郑坚江已提交议案，建议尽快制定《电子商务安全交易法》。

在议案中，郑坚江指出，目前我国针对电子支付领域仅有《电子签名法》《电子支付指引》《非金融机构支付管理办法》《非金融机构支付管理办法实施细则》《电子银行业务管理办法》《电子银行安全评估指引》《关于促进电子商务规范发展的意见》等几部法律法规，这些法律法规存在立法层级不高、法律体系不全、执行效力不强等问题。而目前世界主要国家、地区和国际组织均制定了电子商务方面的法律规范，比较有代表性的是美国的《电子资金划拨法》《统一电子交易法》、欧盟的《欧洲电子商务提案》和英国的《2002电子商务规则》等。国外的一些成功实践对我国电子支付法律的制定和电子商务法律体系的完善提供了有益的借鉴。

二、电子商务安全现状

（一）电子商务安全现状——中国篇

尽管我国的电子商务安全技术研究与产业规模在过去几年中获得了飞跃，但由于发展时间短、需求变化大、响应要求快等原因，致使我国的电子商务安全产业整体布局缺乏顶层设计，没有形成布局合理、体系化的信息安全产业链。《2015年度中国电子商务市场监测报告》中显示：2015年，中国电子商务交易额达18.3万亿元，同比增长36.5%，增幅上升5.1个百分点。售后服务、发货迟缓、网络售假、退换货难、退款难、订单取消、网络诈骗、虚假发货、价格欺诈、货不对板为"2015年度网络零售十大热点被投诉问题"。

2015年互联网应急中心共接收境内外所报告的网络安全事件共126916起，同比增长125.9%；威胁主要来自于境内有126424起，同比增长128.6%；来自境外的威胁逐渐减少，同比减少了43.9%；互联网威胁主要分为PC端和移动端两个方面，主要以PC端为主。PC端的威胁之一为网络病毒&安全漏洞，其中2015年新发现电脑病毒数为1.45亿，电脑总体病毒数量整体呈上升趋势；2015年病毒感染机器量达47.87亿次。PC端的威胁之二为恶意程序&钓鱼网站，其中2015年PC端的用户感染恶意程序攻击167.1亿次，平均每天约1.8亿次；新增恶意程序以资费消耗为主，占比73.5%；拦截钓鱼攻击60.6亿次，同比下降32.3%，其中PC端占总拦截量的92.2%；境外彩票类占56.3%；77.8%来自国内，国外以美国为主。移动端所面临的威胁主要有以下两方面，其一为手机病毒&恶意程序，2016年上半年手机病毒感染用户数超2亿，其中支付病毒感染用户数1670.33万，同比增长45.82%；用户感染恶意程序3.7亿人次；资费消耗类恶意程序占73.6%，仍然保持最多；广东省为感染手机恶意程序最多的地区，为14.8%。全国手机用户拦截各类钓鱼网站攻击48.0亿次，尤其是7月、8月钓鱼网站拦截量都达到6.8亿，居各月之首。移动端所面临的第二种威胁表现为垃圾短信&骚扰电话。垃圾短信方面：2015年，360手机卫士共为全国用户拦截各类垃圾短信约318.3亿条；广告推销类垃圾短信数量依旧最多，占比高达91.9%。骚扰电话方面：2015年，360手机卫士共为全国用户识别和拦截各类骚扰电话272.6亿次；"响一声"电话以37.0%的比例位居用户标记骚扰电话的首位；标记的中国移动电话号码数最多，占比高达51.5%。

NOTE

综上所述，种种数据表明我国电子商务网络安全面临的主要威胁有缺乏自主的计算机网络核心技术和软件、信息安全意识淡薄、网络运行单位没有建立相应的网络安全防范机制、电子商务安全法律法规不健全、缺乏电子商务安全管理专业技术人才。同时，电子商务安全成为制约我国电子商务快速发展的主要因素，如信用卡信息安全、数据传输安全、个人隐私保护等问题逐渐凸显。

（二）电子商务安全现状——国外篇

目前，在电子商务安全方面处于领先的国家主要是国外发达国家，这些国家在技术特别是芯片技术及信息安全技术的应用上起步较早，应用也比较广泛。他们的领先优势主要体现在网络防火墙、入侵检测、漏洞扫描、防毒、杀毒、身份认证等安全产品的研发应用方面。

1. 美国的电子商务发展及其安全现状　电子商务在美国的应用和发展起步较早，为推动电子商务在美国的广泛应用与快速发展，1996 年克林顿政府倡导成立了美国政府电子商务工作组，由该工作组专门负责制定有关发展电子商务的政策法规，并提出了《全球电子商务纲要》。1997 年 7 月 1 日，美国政府颁布了"全球电子商务框架"文件，该文件强调电子商务的发展应在政府引导的基础上以民间为主，鼓励政府认可和接受合同、公证文件等正式的电子通信；鼓励国内和国际规则的协调一致以支持电子签名和其他身份认证技术的可接受性；推动研究形式适当的、科学有效的国际电子商务交易纠纷调解机制；建立软件和电子数据的许可证交易、使用和权利转让等。从 1999 年 1 月 1 日起，美国政府要求联邦政府对外采购均采用电子商务方式，这一举措将美国电子商务推向了高速发展的快车道。另外，为了使广大消费者对电子商务的安全性充满信心，美国政府加大了对知识产权和数据安全的保护力度，如同年 10 月美国通过《域名权保护法案》，规定域名与商标保持统一，不得冒用、非法注册或使用他人域名十分相似的域名进行网上商业活动，同时美国积极推广加密技术和数字签名技术，倡导世界各国共同接受"经济合作与发展组织"于 1997 年 3 月 27 日公布的电子资料加密政策。

为此，美国电子商务在其政府一系列相关政策法规的促进下取得了快速发展，其应用领域与规模远远超过世界其他国家，仅 1998 年其网上交易额达 170 亿美元，占当年全球网上交易总额的 1/3。随着互联网用户的快速增长与电子商务的飞速发展，1999 年底美国已有约 4000 万个家庭接入互联网，约有 5500 万个美国人经常上网收发电子邮件、浏览信息、研究问题和从事电子商务活动。同时，美国良好的信息化基础设施和丰富的网络消费群体促使美国诞生了如亚马逊、eBay 等著名电子商务网站。到 2002 年时，美国网络交易总额已达到 3270 亿美元；2007 年美国电子商务的交易额已达到 2180 亿美元，相当于零售总额的 8%，为美国节约了 5%~15% 的交易成本，此时美国电子商务的快速发展也促进了美国企业的信息化建设步伐，使供应链管理与客户关系管理系统在美国得到了广泛的应用。

2. 法国的电子商务发展及其安全现状　21 世纪经济全球化的发展，促使法国越来越多的企业通过实施信息化建设进入了以现代信息通信技术和计算机应用为基础的电子商务领域。2012 年法国电子商务市场实现稳步增长，成为西欧仅次于英国和德国的第三大电子商务市场。法国电子商务的健康发展得益于其利用现代电子技术不断完善其电子商务的供应链管理模式和物流配送流程，保障电子商务的安全性，从而实现电子商务网站前端到最终客户的整个过程均享有优质的服务。

3. 澳大利亚的电子商务发展及其安全现状　澳大利亚的网络通信服务体系具有世界先进

水平，企业和家庭的互联网接入率始终在世界各国保持前几位，通过网络进行互动交流和各种电子商务活动的企业和个人的比例也很高。澳大利亚政府机构一直致力于消除电子商务发展的各种障碍和不利因素，同时也关注企业和消费者双方共同利益的相互协调，如 1999 年澳大利亚颁布的以推动电子商务在澳大利亚成功开展为目的的《电子交易法》，允许个人通过电子方式与政府部门和机构进行交易，并明确规定了个人可以通过电子方式签订合同的一般原则，为各种电子交易方式的使用扫清了法律方面的障碍。此外，澳大利亚各州和领地也相应制定了在其辖区中具有类似效果的法规。与此同时，澳大利亚政府鼓励个人与相关公共部门采用认证技术为电子商务在澳大利亚境内的应用提供便利，如澳大利亚积极推广电子签名在澳大利亚境内的应用，并将其视为完善公共密钥基础设施建设的解决方案，同时政府还出台了电子认证的相关标准。

澳大利亚政府认为个人隐私和网上数据的保护对于消费者的利益而言是非常重要的，因为有很多消费者担心存储在各大电子商务系统平台中的个人信息被私人部门或个人违规或违法利用。因此，澳大利亚政府将其在 1988 年颁布的关于在联邦公共部门和私人部门中保护个人信息的《隐私法》广泛应用于电子商务活动的各个流程，针对电子商务消费者个人信息的收集、使用、披露，以及信息的性质和安全性的判定提出了具体的保护措施和法规，并对网络安全问题进行了专门的规定。同时，澳大利亚政府通过与互联网交易保安公司（Internet Security Firm）的合作，提供电子商务交易隐私保护技术与信用卡密码被窃防范技术等服务，电子商务网站将与其合作的保安公司商标置于网站首页明显位置，以消除消费者对电子商务安全的顾虑。

4. 韩国的电子商务发展及其安全现状　20 世纪 90 年代后期，韩国的主要产业进入成熟期，面临经济增长缓慢、国际竞争力减弱的严峻挑战，韩国政府意识到应大力发展信息产业。在韩国政府的大力支持下在全国范围内完成了光缆架设和互联网基础设施建设。1998 年 5 月，韩国商工能源部提出了一整套电子商务立法的指导原则，涉及数字化贸易中的关税、税收、知识产权保护、数字签名、身份认证、隐私保护等内容。1998 年 6 月，为建设一个用于产品开发、采购与供应、营销与服务、产品库存管理的公用数据库，韩国商工能源部与国内主要的电子设备公司开展广泛的合作，以推动韩国电子商务标准的制定和电子数据交换系统的应用。2000 年韩国颁布了《电子商务基本法》和《促进电子商务综合对策》，以便与国际上的 Internet 贸易标准接轨。

韩国电子商务的飞速发展归功于韩国政府的扶持政策，韩国政府对电子商务的扶持政策主要可分为几个方面：

（1）完善电子商务安全法律法规，如韩国政府于 2002 年修订了《电子商务基本法》，主要目的是扩大该法案的应用范围，加强电子文档公共存储空间管理，并赋予电子文档以法律效力。同时，韩国政府为了支持电子商务交易，起草了《电子金融交易法》。

（2）为扩大技术、人力资源和行业标准等对电子商务发展的推动作用，韩国政府于 2000 年制订了电子商务人力资源发展计划，又于 2003 年制订了电子商务技术发展中长期计划，以重点支持面向未来的有国际竞争力的核心技术领域，构建完备的技术开发系统，使技术顺应国际和国内技术标准等。

（3）为扩大电子商务的应用，韩国政府先后制订了 B2B 网络支持计划、亚洲网络市场计

NOTE

划、中小企业信息化计划，并依托较强的制造业和完善的信息化基础设施，发展制造业数字化的核心技术和数字化协作标准。

第三节　电子商务安全技术

信息安全技术在电子商务系统中的作用非常重要，它守护着商家和客户的重要机密，维护着商务系统的信誉和财产，同时为服务方和被服务方提供极大的方便，因此，只有采取了必要和恰当的技术手段才能充分提高电子商务系统的可用性和推广性。

一、密码技术

20 世纪 70 年代，密码学逐步形成一门新的学科，现代密码学已发展成为集信息论、数论、代数、概率论等理论于一体，并与信息通信技术、计算机网络技术、微电子技术等紧密结合的一门综合性学科。现代社会对信息安全的需求大部分可以通过密码技术来实现。密码技术是信息安全的核心技术。利用密码技术可以保证商务交易的机密性、完整性、真实性和不可否认性等。它主要包括加密、密钥管理等技术。

（一）加密技术

加密技术是实现信息的保密性的一种重要手段，是保证电子商务安全的重要手段，许多加密算法已经成为网络安全和商务信息安全的基础。

1. 对称加密技术

（1）对称加密技术概念　对称加密技术又称为对称式密钥加密技术或单密钥加密技术，在加密和解密过程中它使用的是相同的加密算法和密钥，从一个密钥可推导出另一个密钥，而且通信双方都必须获得这个密钥并保证密钥的机密性。当需要对方发送信息时，发送方首先使用自己的加密密钥对明文加密，而在接收方收到加密之后的数据时，用发送方所给的密钥解密，该加密技术的安全性主要取决于密钥的保密程度。

（2）对称加密算法　根据加密方式的不同，对称加密技术又可分为流加密技术和分组加密技术。在流加密技术中，明文消息按字符逐位加密；在分组加密技术中，先将明文消息分组，然后逐组加密。典型的对称加密算法主要有数据加密标准（Data Encryption Standard，DES）、三重 DES（Triple DES，3DES）、高级加密标准（Advanced Encryption Standard，AES）、国际数据加密算法 IDEA、GDES（广义 DES）等。

①DES 加密算法　DES 加密算法是由 IBM 公司研发、美国国家标准局颁布的一种分组对称加密算法，具有相当高的复杂性，破译过程需要花费很大的时间和物力代价，后来被国际标准化组织接受作为国际标准。它采用 64 位密钥来加密或解密 64 位的数据，加密和解密速度较快、效率高，此加密方法经济适用，适用于大量民用敏感数据的加密。DES 加密算法的安全性并不是依赖于其算法的保密性，而是以其加密密钥的保密性为基础的，其加密算法是公开的，只需要保证密钥的安全就可以保证加密的数据是很难被破译的。

DES 加密算法仅使用最大为 64 位的标准算术和逻辑运算，运算速度快、密钥生产容易，适合在大多数计算机上以使用软件的方法实现，同时也适合于在专用芯片上实现。自从它问世以来，经受住了许多专家和学者的研究和破译，已成为世界公认的一种民用加密算法，为电子商务、金融等领域提供了重要的安全保障。

②3DES加密算法　尽管DES加密技术对数据和信息的保护取得了一定的效果，但DES加密后的数据并非绝对安全，通过密钥穷举攻击的方式就可以破解；而且由于DES算法完全公开，其安全性完全依赖于对密钥的保护，必须有可靠的信道来分发密钥，在开放的网络环境下并不能单独使用。随着DES加密算法被破解的概率逐步增大，人们开始认识到基于密钥长度为56位的DES数据加密技术已经无法满足当今分布式网络环境对数据加密的安全性要求，必须增加密钥的长度才能进一步确保数据信息的安全。针对DES算法的这些不足，人们在DES算法基础上设计了一种采用两个独立的56位密钥进行3次加密的三重DES算法，即3DES加密算法，它可使有效密钥长度达到112位。3DES加密算法的基本思想是发送方用密钥Kl加密，密钥K2解密，再使用密钥K1加密；接收方则使用密钥Kl解密，密钥K2加密，再使用密钥K1解密，其效果相当于将密钥长度加倍。

③AES加密算法　2000年10月2日，美国国家标准技术研究所（原美国国家标准局，NIST）在综合考虑了安全性、性能效率和灵活性的基础上，将比利时研究者Joan Daemen和Vincent Rijmen研究的可变数据块长、可变密钥长的分组迭代加密算法Rijndael确定为高级加密标准（Advanced Encryption Standard，AES）。这一加密算法在许多领域逐渐替代了1977年美国国家标准局所采用的数据加密标准DES，成为21世纪保障敏感信息安全的高级加密算法。随着网络通信技术在各行各业的深入应用，网络传输的数据不断增多，AES加密算法逐渐成为实际的网络数据加密标准，其算法是公开的，可被免费使用。

AES是一个迭代的、对称密钥分组的加密算法，可以使用128位、192位和256位3种不同长度的密钥，并且用128位（16字节）分组加密和解密数据。与3DES加密算法相比，AES的安全性更高，算法实现更加灵活、简单。AES算法的核心是排列（对数据重新安排）和置换（将一个数据单元替换为另一个）运算。

对称加密技术具有加解密速度快、密钥长度比较短且容易生成、安全强度较高等优点，不仅能够适应大量数据信息的加密，而且可用来构建各种安全强度更高的密码体制。然而，密钥在通信双方的管理和分发是对称加密技术面临的致命缺点。一方面，多方通信时要保存的密钥数量较多；另一方面，对称加密技术无法鉴别。

2. 非对称加密技术

（1）非对称加密技术概念　非对称加密技术也称为公开密钥加密技术或双密钥加密技术，加密和解密分别使用两个成对的密钥来实现，分别称为公开密钥和私有密钥，私有密钥具有唯一性和私有性。其中，用于加密的密钥可公开，任何人都可以知道，但解密密钥只能解密者自己知道，即发送方使用公开密钥加密数据之后，接收方只能使用自己拥有的私有密钥来解密。

非对称加密技术的优点主要体现在以下几方面：首先，用公开密钥加密的数据信息只能使用私有密钥来解密，而且用于解密的私有密钥不需要在通信信道中进行双方交换，增加了私有密钥的安全性，不仅可广泛应用于网络通信过程中的数字签名和身份认证服务，而且可实现身份鉴别、数据完整性验证和交易抵赖性预防等安全保障。其次，非对称加密技术易于创建两个相距遥远终端用户之间的密钥通信信道，而不需要发送方和接收方彼此见面或使用在线认证服务。最后，由于非对称加密技术中的私有密钥不需要公开，密钥少且便于管理，有效解决了密钥的管理和分发问题，网络中的每个用户只需保存自己的解密密钥（即私有密钥）即可，N 个用户仅需 2N 对密钥，远远小于对称加密技术中需管理的密钥数。

（2）非对称加密算法

①RSA 加密算法　RSA 算法是目前国际最著名、应用最广泛的一种非对称加密算法，是美国麻省理工学院的 Ron Rivest、AdiShamir、Leonard Adlemall 于 1978 年公布的一种支持变长密钥的公开密钥加密算法，它的安全性是基于大整数因子分解的困难性，而大整数因子分解问题是数学上的著名难题，至今没有有效的方法予以解决，因此可以确保 RSA 算法的安全性。

RSA 是第一个比较完善的非对称加密算法，既能用于加密，也能用于数字签名。RSA 算法经受住了多年的密码攻击与分析，目前已经成为最流行的公开密钥算法。然而，RSA 算法的运算速度比 DES 算法慢几个数量级，主要适用于对少量关键的机密数据进行加密。

②DSA 加密算法　ElGamal 算法是一种既能用于数据加密，也能用于数字签名的非对称加密算法，其安全性依赖于计算有限域上离散对数这一数学难题。DSA（Digital Signature Algorithm）是由 ElGamal 算法演变而来，由密钥生成算法、签名算法和验证算法三部分组成，1994年 12 月被美国国家标准与技术研究所确定为数字签名标准（Digital Signature Standard，DSS）。

（二）密钥管理技术

密钥管理不仅影响系统的安全性，而且涉及系统的可靠性、有效性和经济性。当然，密钥管理过程中也不可能避免物理上、人事上、规程上等一些问题。用密码技术保护的现代信息系统的安全性主要取决于对密钥的保护，而不是对密码算法或硬件本身的保护，密码算法的安全性完全寓于密码之中。

1. 密钥管理概述　现代密码体制要求加密算法是可以公开评估的，整个密码系统的安全性并不取决于加密算法的保密性，而是取决于密钥的安全性。密钥管理技术是认证系统的基础，好的密钥管理技术可大大降低系统维护的成本，提高系统的性能，简化操作过程。密钥的泄漏将直接导致明文内容的泄漏，从密钥管理的途径窃取机密比用破译的方法所花费的代价要小得多，所以对密钥的管理和保护格外重要。密钥管理处理的是密钥自产生到最终销毁的整个过程中的相关问题，包括密钥的生成、分发、使用、存储、备份、更新、销毁等，主要目的是确保使用的密钥是安全的。

2. 密钥管理的基本原则　密钥管理是一个庞大且繁琐的系统工程，需要遵循以下基本原则。

（1）**区分密钥管理的策略和机制**　密钥管理策略是密钥管理系统的高级指导，策略着重原则指导，而不着重具体实现；而密钥管理机制是实现和执行策略的具体技术机构和方法。

（2）**安全原则**　必须保证密钥在生成、存储、分发、使用、更新和销毁的各个阶段都是安全的，否则只要其中一个环节出问题，则密钥就不安全。

（3）**责任分离原则**　一个密钥应当只具备一种功能，不要让一个密钥兼任几种功能，如用于数据加密的密钥不应同时用于认证，用于文件加密的密钥不应同时用于通信加密。密钥专职的好处在于万一发生密钥泄漏，可使损失最小化。

（4）**密钥分级原则**　大型系统所需要的密钥的种类和数量很多，应采用密钥分级策略，根据密钥的功能和重要程度，把密钥划分为几个不同的级别，用高级密钥保护低级密钥，最高级的密钥由安全的物理设施保护。这样既可减少受保护的密钥数量，又可简化密钥管理工作。

（5）密钥更新原则 密钥必须按时更新，否则即使采用很强的密码算法，只要攻击者截获足够多的密文，密钥被破译的可能性也会非常大。因此，一个好的密钥管理系统应该满足以下3个基本条件：第一，密钥难以被窃取。第二，在一定条件下窃取了密钥也没有用，因为密钥有使用范围和时间的限制。第三，密钥的分发和更换过程对用户透明，用户不一定要亲自掌管密钥。

3. 密钥管理技术的种类

（1）对称密钥管理 对称加密是基于接收方和发送方共同保护密钥来实现的，接收方和发送方必须保证彼此密钥的交换是安全可靠的，同时还要设定防止密钥泄密和更改密钥的程序。这样，对称密钥的管理和分发工作将变成一件具有潜在危险的繁琐过程。通过公开密钥加密技术实现对称密钥的管理可使相应的管理变得简单和更加安全，同时还可解决对称密钥系统中存在的可靠性问题和鉴别问题，其基本思想是一方为每次交换的信息生成唯一一把对称密钥并用公开密钥对该密钥加密，然后再将加密后的密钥和用该密钥加密的信息一起发送给相应的另一方。由于对每次信息交换都对应生成了唯一一把密钥，因此各方就不再需要对密钥进行维护和担心密钥的泄露或过期。此外，采用这种公开密钥管理方法之后，即使泄露了一把密钥也只会影响一次解密过程，而不会影响密码系统中双方之间所有的加密和解密过程，也能为分发对称密钥提供一种安全的途径。

（2）公开密钥管理 为更好地解决公开密钥管理的问题，Whitfield Diffie，Martin Hellman 和 Ralph Merkle 于 1976 年提出了一种用于公开密钥管理的公开密钥加密案（Public Key Cryptogaphy，PKC），基本思想是设计一种在加密和解密时使用不同密钥的函数，接收方公开自己的加密密钥（公开密钥），但解密密钥（私有密钥）要保密。这样，任何人都能够给接收方发送保密信息，不仅可解决需要公开密钥加密时需事先共享密钥的不便，而且也可解决公开密钥的保密性问题。此外，也可以使用数字证书来完成公开密钥的管理，因为数字证书通常包含唯一标识证书所有者的名称、唯一标识证书发布者的名称、证书所有者的公开密钥、证书发布者的数字签名、证书的有效期及证书的序列号等。

（3）多密钥管理 为解决机构内部多个用户使用同一个公开密钥的安全问题和管理问题，Kethero 提供了一种相对实用的解决方案，即建立一个安全的、可信任的密钥分发中心 KDC（Key Distribution Center）。当两个用户需要进行通信时，首先向密钥分发中心 KDC 申请，密钥分发中心 KDC 将会话密钥使用用户的密钥加密处理后再分别发送给相应的用户。这样，每个用户只知道一个 KDC 进行会话的密钥，用户之间的会话是通过密钥分发中心 KDC 生成标签和随机会话密钥来进行加密的，并且这种密钥只有相互通信的两个用户知道。这样，每个用户只需保管与 KDC 之间使用的密钥来加密密钥，而 KDC 为每个用户保管一个互不相同的密钥来加密密钥，从而能够保证公开密钥的安全性。

二、网络安全技术

网络安全是电子商务的基础，一个完整的电子商务系统应建立在安全的网络基础设施之上。网络安全技术所涉及的方面比较广，如防火墙、虚拟专用网技术、各种反黑客技术和漏洞检测技术等。当前在电子商务领域应用最广泛的有防火墙、虚拟专用网技术。

（一）防火墙

1. 防火墙概述 防火墙是一种在企业的专用网络与 Internet 间起过滤作用的应用软件。它就是要在你的网络及相连的服务器和用户的周围建立起一堵围墙，就像在现实世界里防火墙能在有限的时间里保护你免受大火侵害一样，对你的网络起保护作用。防火墙可以阻止远程客户机登录到内部网络，监视并检查所有进出网络的通信信息。网络接收或发送的每条信息都要经过防火墙软件处理，由它判断该条消息是否符合企业制定的安全政策，如果符合，就允许其传输，否则就拒绝其进入。例如，某个安全措施下的防火墙允许 HTTP 访问通过防火墙，却不允许 FTP 或 Telent 请求出入被保护网络。在理想的情况下，防火墙保护应限制未经授权的用户访问防火墙内的网络，从而保护敏感信息；同时，又不能妨碍合法用户，使防火墙之外的员工能访问防火墙所保护的网络和数据文件。防火墙还可以把公司的网络分成若干安全区域，防止某个部门的员工访问另一个部门的信息。这时的防火墙就相当于一个简单的访问权限过滤设备（图 5 – 2）。

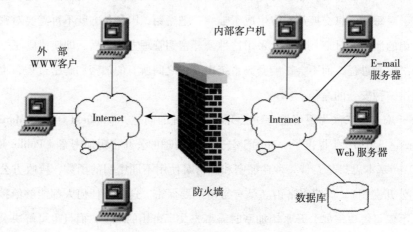

图 5 – 2 防火墙基本原理

2. 防火墙的基本类型 防火墙可以分成若干类，包括：

（1）包过滤防火墙 包过滤防火墙负责检查需要在可信网络和互联网之间传输的所有数据，包括信息包的源地址、目标地址及进入可信网络的信息包端口，并根据预先设定的规则拒绝或允许这些包进入。

包过滤防火墙通过对数据包的检查判断其何时要发送到禁止的目的端口，或者来自于禁止的 IP 地址（由安全管理者具体规定）。包过滤防火墙在判断某个消息是否应该传输时，尤其注意的是消息的来源和目的地址，同时也包括端口和包的类型。包过滤防火墙的一个缺陷是容易产生电子欺骗，因为它并不对真实性进行验证。

（2）网关服务器 网关服务器是根据所请求的应用对访问进行过滤，而不是根据消息源或目的地址对通信信息进行过滤的防火墙。网关服务器会限制诸如 FTP 和 HTTP 等应用的访问。它应用网关对网络内部和网络外部的访问进行仲裁。与包过滤防火墙不同，应用级的防火墙不是在较低的 IP 层而是在应用层过滤请求和登录。网关服务器提供了一个中心点，在此处可对所有请求进行分类、登录及事后分析。例如，一个网关级的安全策略可允许向内的 FTP 请求，但是不允许向外的 FTP 请求，这样就能够防止防火墙内部的员工从防火墙外部下载有潜在安全威胁的程序。

网关服务器还要处理应用层的请求，所以与包过滤防火墙相比，距离客户端更远。通过提供一个中央过滤点，应用网关服务器可提供比包过滤防火墙更高的安全性。当然，这其中也有系统自身性能的因素。

（3）代理服务器 代理服务器是一种对来自于 Internet 或发送到 Internet 上的通信信息进行处理的软件服务器，它通常位于某台专用的计算机上，在企业中扮演着"发言人"或者"卫兵"的角色。代理服务器的主要作用是限制内部用户访问外部的 Internet 服务器。对内部计算机来说，代理服务器就是网关；而对外部计算机来说，它则是邮件服务器或者数字地址。

当某个内部用户请求访问 Web 网页时，该请求首先被送到代理服务器上。代理服务器在验证用户的身份与请求的性质后，再把请求送到 Internet 上。由外部的 Internet 发来的网页首先要经过代理服务器。如果可以接受，该网页就进入到内部网络的 Web 服务器，然后送到用户的计算机中。通过禁止用户直接与 Internet 通信，企业可以限制用户访问某些类型的网站。代理服务器通过在本地存储经常请求的网页，减少了上传时间，隐藏了内部网的地址，使黑客更难于监视网络，从而也提高了 Web 的性能。除了可以安装在企业网络上外，防火墙软件也可以在客户机上安装，即所谓的"个人防火墙"。

3. 防火墙局限性 防火墙是保护 Internet 免受外部攻击的极有效的方式，是整体网络安全计划中的重要组成部分，可以解决大多数的安全问题。但是，任何屏障都不是绝对安全的，防火墙也有其自身的局限性。

（1）**防火墙不能防范来自内部的攻击** 防火墙只是设在内部网和 Internet 之间，对其间信息流进行干预的安全措施。在一个单位内部，各部门之间设置的防火墙也具有类似特点，都不能用于防范内部的攻击破坏。这些问题要通过内部系统的认证和接入控制机构解决。

（2）**防火墙不能防范不经过防火墙的攻击** 如果内部网中有些资源绕过防火墙直接与 Internet 连接，则得不到防火墙的保护。例如，如果允许从受保护网内部不受限制地向外拨号，一些用户可以形成与 Internet 直接的 SLIP（串行线 IP）或 PPP（点对点协议）连接，从而绕过防火墙，形成一个潜在的"后门"攻击渠道。因此，必须保证内部网中任何用户没有直通 Internet 的通道。

（3）**防火墙不能防止病毒** 尽管许多防火墙检查所有外来通信以确定其是否可以通过内部网络，但是这种检查大多数是对源/目的地址和端口号进行的，而不是对其中所含数据进行的。即使可以对通信内容进行检查，但是由于病毒的种类太多且在数据中隐藏的方式太多，防火墙无法逐个扫描每个文件查找病毒，因此病毒防护不能依赖防火墙。

（4）**防火墙不能防止数据驱动式攻击** 当有些表面上看来无害的数据如电子邮件、FTP 等被邮寄或复制到 Internet 主机并被执行时，就会发生数据驱动式攻击。数据驱动式攻击常常会先修改一台主机有关的安全文件，从而为下次入侵做准备。防火墙无法防范这类攻击。

（5）**防火墙无法完全防止新出现的网络威胁** 防火墙是为防止已知的威胁而设计的。虽然尽心设计的防火墙也可以防止新的威胁，但是没有一种防火墙会自动抵御任何一种新的威胁。

此外，防火墙是一种潜在的瓶颈，因为所有的连接都要通过防火墙，而且防火墙还要经常对这些连接进行检查、过滤。也有人认为，采用防火墙相当于"把所有的鸡蛋都放在一个篮子里"，一旦防火墙遭到损坏，内部网一些保护不周的系统将受到很大损害。

（二）VPN

1. VPN 概述　VPN 是 Virtual Private Network 的英文缩写，中文译为虚拟专用网。VPN 也是一项保证网络安全的技术之一，它是指在公共网络中建立一个专用网络，数据通过建立好的虚拟安全通道在公共网络中传播。VPN 解决了内部网的信息如何在 Internet 上安全传送的问题。虚拟专用网可以帮助远程用户、公司分支机构、商业伙伴及供应商同公司的内部网建立可信的安全连接，并保证数据的安全传输。使用其有节省成本、提供远程访问、扩展性强、便于管理和实现全面控制等好处，是目前和今后企业网络发展的趋势（图 5 – 3）。

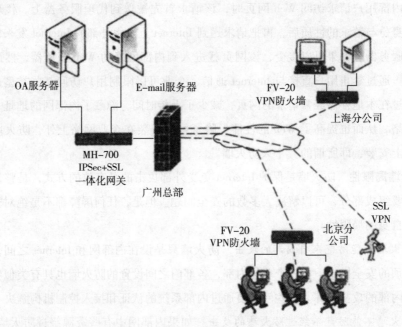

图 5 – 3　VPN 图例

2. VPN 优劣势

（1）优势

①VPN 能够让移动员工、远程员工、商务合作伙伴和其他人利用本地可用的高速宽带网（如 DSL、有线电视或者 Wi – Fi 网络）连接到企业网络。

②设计良好的 VPN 是模块化的、可升级的。VPN 能够让应用者使用一种很容易设置的互联网基础设施，让新的用户迅速和轻松地添加到这个网络。这种能力意味着企业不用增加额外的基础设施就可以提供大量的容量和应用。

③VPN 能提供高水平的安全，使用高级的加密和身份识别协议保护数据避免受到窥探，阻止数据窃贼和其他非授权用户接触这种数据。

④VPN 使用户可以利用 ISP 的设施和服务，同时又完全掌握着自己网络的控制权。用户只利用 ISP 提供的网络资源，对于其他的安全设置、网络管理变化可由自己管理。在企业内部也可以自己建立虚拟专用网。

（2）劣势

①企业不能直接控制基于互联网的 VPN 的可靠性和性能。机构必须依靠提供 VPN 的互联网服务提供商保证服务的运行。这个因素使企业与互联网服务提供商签署一个服务级协议非常重要，要签署一个保证各种性能指标的协议。

②企业创建和部署 VPN 线路并不容易。这种技术需要高水平地理解网络和安全问题，需要认真地规划和配置。因此，选择互联网服务提供商负责运行 VPN 的大多数事情是一个好主意。

③不同厂商的 VPN 产品和解决方案总是不兼容的，因为许多厂商不愿意或者不能遵守 VPN 技术标准。因此，混合使用不同厂商的产品可能会出现技术问题。另外，使用一家供应商的设备可能会提高成本。

④当使用无线设备时，VPN 有安全风险。在接入点之间漫游特别容易出问题。当用户在接入点之间漫游的时候，任何使用高级加密技术的解决方案都可能被攻破。

第四节 电子商务安全协议

网络安全是实现电子商务的基础，但是仅有加密技术、防火墙、VPN 等安全技术还不够，还必须结合应用一些具体的网络协议，规定这些技术或算法的使用规范。这一系列的规定就形成了不同的安全应用标准或者说安全协议。因此，一个通用性强、安全性可靠的网络协议是实现电子商务安全交易的关键技术之一，它也会对电子商务的整体性能产生很大的影响。

目前，国际上已经出现了多种电子商务安全协议，主要包括：用于访问控制的安全套接层协议（SSL），基于信用卡交易的安全电子交易协议（SET），安全超文本传输协议（S – HT-TP），安全多用途互联网电子邮件扩充协议（S/MIME）等。这些协议分别在不同的协议层上进行，在 Internet 上提供安全的电子商务服务。

一、安全套接层协议

（一）概述

安全套接层协议（SSL）是适用于在 Internet 上进行保密通信的一个安全协议，它的主要目的是保证两台机器之间的通信安全，提供网络上可信赖的服务。SSL 协议最初是由网景公司于 1995 年推出的，主要用于提高应用程序之间数据的传输安全（图 5 – 4）。

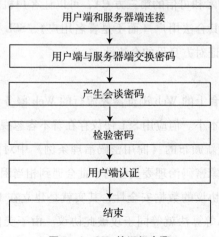

图 5 – 4 SSL 的运行步骤

1. 工作原理 SSL 在客户机和服务器开始交换一个简短信息时提供一个安全的"握手"

NOTE

信号。在开始交换的信息中，双方确定将用的安全级别并交换数字证书。每台计算机都要正确识别对方。确认完成后，SSL 对在这两台计算机之间传输的信息进行加密和解密。这意味着对 HNP 请求和 HTTP 响应都进行加密。所加密的信息包括客户机所请求的 URL、用户所填的各种表格（如信用卡号）和 HTTP 访问授权数据（如用户名和口令）等。简而言之，SSL 支持的客户机和服务器之间的所有通信都加密了。在 SSL 对所有通信都加密后，窃听者得到的是无法识别的信息。

2. 体系结构 SSL 的体系结构中包含两个协议子层，其中底层是 SSL 纪录协议层（SSL Record Protocol Layer）；高层是 SSL 握手协议层（SSL Handshake Protocol Layer）。

（1）SSL 纪录协议层 SSL 纪录协议层的作用是为高层协议提供基本的安全服务。SSL 纪录协议针对 HTTP 协议进行了特别的设计，使得超文本的传输协议 HTTP 能够在 SSL 运行。纪录封装各种高层协议，具体实施压缩解压缩、加密解密、计算和校验 MAC 等与安全有关的操作。

（2）SSL 握手协议层 SSL 握手协议层包括 SSL 握手协议（SSL Handshake Protocol）、SSL 密码参数修改协议（SSL Change Cipher Spec Protocol）、应用数据协议（Application Data Protocol）和 SSL 告警协议（SSL Alert Protocol）。SSL 握手协议层的这些协议用于 SSL 管理信息的交换，允许应用协议传送数据之间相互验证，协商加密算法和生成密钥等。SSL 握手协议的作用是协调客户和服务器的状态，使双方能够达到状态的同步。

（二）作用（提供的服务）

SSL 采用对称密码技术和公开密码技术相结合，提供了如下三种基本的安全服务。

1. 秘密性 SSL 客户机和服务器之间通过密码算法和密钥的协商，建立起一个安全通道。以后在安全通道中传输的所有信息都经过了加密处理，网络中的非法窃听者所获取的信息都将是无意义的密文信息。

2. 完整性 SSL 利用密码算法和 HASH 函数，通过对传输信息特征值的提取来保证信息的完整性，确保要传输的信息全部到达目的地，可以避免服务器和客户机之间的信息内容受到破坏。

3. 认证性 利用证书技术和可信的第三方 CA，可以让客户机和服务器相互识别对方的身份。为了验证证书持有者是其合法用户（而不是冒名用户），SSL 要求证书持有者在握手时交换数字证书，通过验证来保证对方身份的合法性。

（三）安全性分析

目前，几乎所有操作平台上的 Web 浏览器及流行的 Web 服务器都支持 SSL 协议，因此使得使用该协议便宜且开发成本小。但应用 SSL 协议存在着不容忽视的缺点。

1. 系统不符合国务院最新颁布的《商用密码治理条例》中对商用密码产品不得使用国外密码算法的规定，要通过国家密码治理委员会的审批会遇到相当困难。

2. 系统安全性差。SSL 协议的数据安全性，其实就是建立在 RSA 等算法的安全性上，因此从本质上来讲，攻破 RSA 等算法就等同于攻破此协议。由于美国政府的出口限制，使得进入我国的实现了 SSL 的产品（Web 浏览器和服务器）均只能提供 512 bit RSA 公开密钥、40 bit 对称密钥的加密。目前已有攻破此协议的例子：1995 年 8 月，一个法国学生用上百台工作站和两台小型机攻破了 Netscape 对外出口版本；另外美国加州两个大学生找到了一个"陷门"，只用了一台工作站几分钟就攻破了 Netscape 对外出口版本。

但是，一个安全协议除了基于其所采用的加密算法安全性以外，更为重要的是其逻辑严密性、完整性、正确性，这也是研究协议安全性的一个重要方面，假如一个安全协议在逻辑上有问题，那么它的安全性其实是比它所采用的加密算法的安全性低，很容易被攻破。从目前来看，SSL 比较好地解决了这一问题。不过 SSL 协议的逻辑体现在 SSL 握手协议。

二、安全电子交易协议

（一）概述

为了实现更加完善的即时电子支付，SET 应运而生。SET（Secure Electronic Transaction）被称为安全电子交易协议，是由 Master Card 和 Visa 联合 Netscape，Microsoft 等公司，于 1997 年 6 月 1 日推出的一种新的电子支付模型。SET 是 B2C 上基于信用卡支付模式而设计的，它保证了开放网络上使用信用卡进行在线购物的安全。SET 主要是为了解决用户、商家、银行之间通过信用卡进行交易而设计的，它具有保证交易数据的完整性、交易的不可抵赖性等优点，因此它成为目前公认的信用卡网上交易的国际标准。

SET 主要应用于 B2C 模式中保障支付信息的安全性。SET 本身比较复杂，设计比较严格，安全性高，它能保证信息传输的机密性、真实性、完整性和不可否认性（图 5 - 5）。

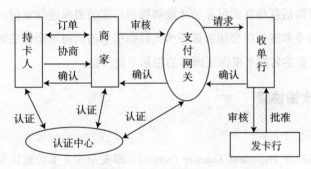

图 5 - 5　SET 交易流程

（二）作用（提供的服务）

SET 为电子交易提供了许多保证安全的措施。它能保证电子交易的机密性、数据完整性、交易行为的不可否认性和身份的合法性。SET 设计的证书中包括：银行证书及发卡机构证书、支付网关证书和商家证书。

1. 保证客户交易信息的保密性和完整性　SET 采用了双重签名技术对交易过程中消费者的支付信息和订单信息分别签名，使得商家看不到支付信息，只能接收用户的订单信息；而金融机构看不到交易内容，只能接收到用户支付信息和账户信息，从而充分保证了消费者账户和订购信息的安全性。

2. 确保商家和客户交易行为的不可否认性　SET 的重点就是确保商家和客户的身份认证和交易行为的不可否认性。其理论基础就是不可否认机制，采用的核心技术包括 X. 509 电子证书标准、数字签名、报文摘要、双重签名等技术。

3. 确保商家和客户的合法性　SET 使用数字证书对交易各方的合法性进行验证。通过数字证书的验证，可以确保交易中的商家和客户都是合法的、可信赖的。

NOTE

（三）安全性分析

1. 采用公开密钥加密和私有密钥加密相结合的办法保证数据的保密性 SET 中，支付环境的信息保密性是通过公开密钥加密法和私有密钥加密法相结合的算法来加密支付信息而获得的。它采用的公开密钥加密算法是 RSA 的公开密钥密码体制，私有密钥加密算法是采用 DES 数据加密标准。这两种不同加密技术的结合应用在 SET 中被形象地称为数字信封，RSA 加密相当于用信封密封，消息首先以 56 位的 DES 密钥加密，然后装入使用 1024 位 RSA 公开密钥加密的数字信封在交易双方传输。这两种密钥相结合的办法保证了交易中数据信息的保密性。

2. 采用信息摘要技术保证信息的完整性 SET 是通过数字签名方案来保证消息的完整性和进行消息源的认证的，数字签名方案采用了与消息加密相同的加密原则。即数字签名通过 RSA 加密算法结合生成信息摘要，信息摘要是消息通过 HASH 函数处理后得到的唯一对应于该消息的数值，消息中每改变一个数据位都会引起信息摘要中大约一半的数据位的改变。而两个不同的消息具有相同的信息摘要的可能性很微小，因此 HASH 函数的单向性使得从信息摘要得出信息的摘要的计算是不可行的。信息摘要的这些特征保证了信息的完整性。

3. 采用双重签名技术保证交易双方的身份认证 SET 应用了双重签名（Dual Signatures）技术。在一项安全电子商务交易中，持卡人的订购信息和支付指令是相互对应的。商家只有确认了持卡人的支付指令对应的订购信息才能够按照订购信息发货；而银行只有确认了与该持卡人支付指令对应的订购信息是真实可靠的才能够按照商家的要求进行支付。为了达到商家在合法验证持卡人支付指令和银行在合法验证持卡人订购信息的同时不会侵犯顾客的私人隐私这一目的，SET 采用了双重签名技术来保证顾客的隐私不被侵犯。

三、安全超文本传输协议

（一）概述

S – HTTP 全称 Secure Hypertext Transfer Protocol，即安全超文本传输协议。它是一种面向安全信息通信的协议，它可以和 HTTP 结合起来使用。S – HTTP 能与 HTTP 信息模型共存并易于与 HTTP 应用程序相整合。

（二）作用

S – HTTP 为 HTTP 客户机和服务器提供了多种安全机制，提供安全服务选项是为了适用于互联网上各类潜在用户。S – HTTP 为客户机和服务器提供了相同的性能（同等对待请求和应答，也同等对待客户机和服务器），同时维持 HTTP 的事务模型和实施特征。

1. S – HTTP 客户机和服务器能与某些加密信息格式标准相结合 S – HTTP 支持多种兼容方案并且与 HTTP 相兼容。使用 S – HTTP 的客户机能够与没有使用 S – HTTP 的服务器连接，反之亦然，但是这样的通讯明显地不会利用 S – HTTP 安全特征。

2. S – HTTP 支持对称密钥的操作模式 S – HTTP 不需要客户端公开密钥认证，但它支持对称密钥的操作模式，这点很重要，因为这意味着即使没有要求用户拥有公开密钥，私人交易也会发生。虽然 S – HTTP 可以利用大多现有的认证系统，但 S – HTTP 的应用并不必依赖这些系统。

3. S – HTTP 支持端对端安全事务通信 客户机可能"首先"启动安全传输（使用报头的信息），例如它可以用来支持已填表单的加密。使用 S – HTTP，敏感的数据信息不会以明文形式在网络上发送。

4. S-HTTP 提供了完整且灵活的加密算法、模态及相关参数 选项谈判用来决定客户机和服务器在事务模式、加密算法（用于签名的 RSA 和 DSA、用于加密的 DES 和 RC2 等）及证书选择方面取得一致意见。

四、安全电子邮件协议

随着互联网技术的不断成熟，电子邮件已逐渐代替传统邮件并在各个领域得到广泛的应用，现有的电子邮件系统不仅能够传送文本信息，而且还可以传送图片、声音和动画等信息。随着电子商务环境中电子邮件协议的大量应用，电子邮件协议的安全需求也逐渐凸显出来。

（一）S/MIME

S/MIME 最初是由 RSA 公司的一个私人小组开发的，是在多用途互联网电子邮件扩充协议（MIME）的基础上添加数字签名和加密技术的一种协议。MIME 是正式的互联网电子邮件扩充标准格式，但是它没有提供任何的安全服务功能。S/MIME 的目的是在 MIME 上定义安全服务措施的实施方式。S/MIME 已经成为产业界广泛认可的协议，如 Microsoft、Netscape 等都支持该协议。

（二）PGP

PGP（Pretty Good Privacy）是针对电子邮件在 Internet 上通信的安全问题而设计的一种公开密钥加密系统。PGP 包含 4 个密码单元：单钥密码（IDEA）、双钥密码（RSA）、单向杂凑算法（MD-5）和一个随机数生成算法。PGP 的用户拥有一张公开密钥列表（key ring），列出了所需要通信的用户及其公开密钥。PGP 最初被设计为一个独立于邮件客户端的程序，邮件在发送前被作为附件进行加密。

【本章小结】

本章针对电子商务面临的相关安全问题进行了简要的阐述，介绍了网络安全的相关技术及协议的原理及应用，以此来提升学生对电子商务安全的认知程度，能够通过相关技术解决现实生活中所面临的电子商务安全威胁。

【思考题】

1. 如何理解电子商务安全体系结构？

2. 电子商务安全面临的威胁有哪些？并举例说明。

3. 什么是防火墙？其基本类型有几种？

4. 如何理解 SSL 与 SET 的差异？

【典型案例与讨论】

案例一：剖析电子商务盛行期的五大安全隐患

网络时代大潮的来临，使越来越多的企业商家通过 Internet 进行商务活动。现阶段电子商务的发展前景十分诱人，导致了安全问题也变得越来越突出。特别是这几年，网络安全事件不断攀升，电子商务金融成了攻击目标，以网页篡改和垃圾邮件为主的网络安全事件正在大幅攀升。

对电子商务应用影响较多、发生率较高的互联网安全事件归纳起来可以分为网页篡改、网络仿冒、网络蠕虫、拒绝服务攻击、特罗伊木马等，逐步成为影响电子商务应用与发展的主要

NOTE

威胁。

1. 网页篡改　网页篡改是指将正常的网站主页更换为黑客所提供的网页。这是黑客攻击的典型形式。一般来说，主页的篡改对计算机系统本身不会产生直接的损失，但对需要与用户通过网站进行沟通的电子商务应用来说，就意味着电子商务将被迫终止对外的服务。对企业网站而言，网页的篡改，尤其是含有攻击、丑化色彩的篡改，会对企业形象与信誉造成严重损害。

2. 网络仿冒　网络仿冒又称为网络欺诈、仿冒邮件或者钓鱼攻击，是黑客使用欺诈邮件和虚假网页设计来诱骗收件人提供信用卡账号、用户名、密码、社会福利号码等，随后利用骗得的账号和密码窃取受骗者金钱。近年来，随着电子商务、网上结算、网上银行等业务在日常生活中的普及，网络仿冒事件在我国层出不穷，诸如中国银行网站等多个金融网站被仿冒。网络仿冒已经成为影响互联网应用，特别是电子商务应用的主要威胁之一。

网络仿冒者为了逃避相关组织和管理机构的打击，充分利用互联网的开放性，往往会将仿冒网站建立在其他国家，而又利用第三国的邮件服务器来发送欺诈邮件，这样即使仿冒网站被人举报，但是关闭仿冒网站就比较麻烦，对网络欺诈者的追查就更困难了，这是现在网络仿冒犯罪的主要趋势之一。

3. 网络蠕虫　网络蠕虫是指一种可以不断复制自己并在网络中传播的程序。这种程序利用互联网上计算机系统的漏洞进入系统，自我复制，并继续向互联网上的其他系统进行传播。蠕虫的不断蜕变并在网络上的传播，可能导致网络被阻塞的现象发生，从而致使网络瘫痪，使得各种基于网络的电子商务应用系统失效。

4. 拒绝服务攻击　拒绝服务攻击是指在互联网上控制多台或大量的计算机针对某一个特定的计算机进行大规模的访问，使得被访问的计算机穷于应付来势凶猛的访问而无法提供正常的服务，使得电子商务这类应用无法正常工作。拒绝服务攻击是黑客常用的一种行之有效的方法。如果所调动的攻击计算机足够多，则更难进行处置。尤其是被蠕虫侵袭过的计算机，很容易被利用而成为攻击源，并且这类攻击通常是跨网进行的，加大了打击犯罪的难度。

5. 特罗伊木马　特罗伊木马（简称木马）是一种隐藏在计算机系统中不为用户所知的恶意程序，通常潜伏在计算机系统中来与外界连接，并接受外界的指令。被植入木马的计算机系统内的所有文件都会被外界所获得，并且该系统也会被外界所控制，也可能会被利用作为攻击其他系统的攻击源。很多黑客在入侵系统时都会同时把木马植入到被侵入的系统中。

讨论：

在电子商务快速发展的今天，电子商务活动过程中可能会遇到哪些安全威胁？如何应对？

案例二：2016 年十大网络安全事件

2016 年网络安全问题频出，移动互联网的发展让传统安全边界不复存在，接二连三的电信诈骗事件让每个人都岌岌可危，唤起了个人、企业及国家对于网络安全更高的重视。2016 年 9 月 16 日，腾讯安全发布《2016 年十大网络安全事件》，综合事件本身的影响程度和民众的关注度，梳理了 2016 年国内外网络安全大事件，其中准大学生徐玉玉遭电信诈骗死亡案件、中国安全团队首夺黑客"世界杯"Pwn2Own 赛事世界总冠军等均入选。

腾讯此次发布《2016 年十大网络安全事件》，打响国家网络安全宣传周的第一枪，其中，涵盖了特大信息泄露案件、中国安全实力亮相国际舞台和恶性电信诈骗等几类引发广泛关注的事件。

2016 年 3 月，全球有 2/3 的网站服务器用的开源的加密工具 OpenSSL 爆出新的安全漏洞"水牢漏洞"，这一漏洞允许"黑客"攻击网站，并读取密码、信用卡账号、商业机密和金融数据等加密信息，对全球网站产生巨大的安全考验。我国有 10 万余家网站受到影响。

"消费者权益保护日"当天，央视 315 晚会曝光公共 Wi－Fi 有安全漏洞，不法分子可提取登录用户手机中包括手机号码、家庭住址、身份证号甚至银行卡号等个人隐私信息。一旦个人隐私信息被盗取，将会被不法分子利用，进行个人钱财转移或盗取操作，造成巨大的人身财产损失。

2016 年 4 月，网络威胁情报监测平台爆料，称他们监控发现有 1.5 万名 Jeep 车主信息遭到泄露，资料包括买家姓名、住址、联系电话、购买车型等信息。同时期，不法分子还将罪恶的双手伸向儿童，通过网上购买的软件工具，非法入侵免疫规划系统网络获取 20 万儿童信息并在网上公开售卖。可怕的是，这些儿童信息还能够精确到家庭住址的门牌号！

进入 2016 年 5 月，再次发生了两起恶性信息窃取事件：俄国黑客盗取了 2.723 亿邮箱信息，其中包括 4000 万个雅虎邮箱、3300 万微软邮箱及 2400 万个谷歌邮箱；黑客利用漏洞，盗取 3 亿 6000 万 MySpace 用户的电子邮件地址及密码。

升学季，准大学生徐玉玉遭电信诈骗后死亡。山东临沂的准大一新生徐玉玉，被一通诈骗电话骗走家人辛苦一年攒下的 9900 元学费，两天后不幸离世。之后相继又爆出了"清华大学老师被冒充公检执法骗走 1760 万元""深圳老人被骗 1156 万元"等事件。

以上特大信息泄露案件涉及行业广、人数多。这些重要信息一旦被不法分子获得，"徐玉玉事件"将再次上演。此外，除了信息盗窃事件频发以外，安全企业也从未停止技术的革新，中国的安全实力也开始在世界的舞台上崭露头角。

讨论：

你认为你所处的网络安全吗？中国的网络安全程度是怎样的呢？如何提高中国互联网网络安全实力？

NOTE

第六章　电子支付

【学习目标】

1. 掌握电子支付与网上支付的相关概念。

2. 了解常用的电子支付工具及特点。

3. 熟悉网上银行业务。

4. 掌握第三方网上支付原理及应用。

5. 了解移动支付和互联网金融的相关概念及应用。

【引导案例】

案例一：支付变革升级消费体验

足不出户就能缴水电费，闲时拿着手机在网上购物，出门打车用出行软件，付款只需打开手机扫二维码……这样的生活场景，在几年前还无法想象。然而，仅仅 3 年时间，百姓的支付方式就发生了颠覆性的改变，支付市场迸发出惊人活力。艾瑞咨询数据显示，2013 年和 2014 年，第三方移动支付市场交易规模年增长率分别高达 707%、391.3%，到 2014 年交易规模已达 59924.7 亿元。在新型支付方式飞速发展的同时，传统的银行卡、信用卡支付也在快速创新、全面升级。支付方式的变化，不断升级着我们的消费体验，也催生出众多新的经济形态。

网络支付实现"买遍全球"

王丽方在北京某事业单位工作，是第一代网购的尝鲜者。"早在淘宝火起来之前，我就在网上购物了，买的第一样东西是一台收音机。"王丽方回忆说，当时付款很不方便，要跑到银行或邮局去给卖家汇款。更麻烦的是，付款后，也不知人家是不是骗子。万一运气不好，真碰上了也没辙。那时候网购全凭的是人和人之间基本的信任。

如今，中国已成为全球最大的网络零售市场，每年不断刷新的"双 11"购物成交额纪录让全世界咋舌，这背后是网络支付的便捷化和安全性在日益提升。

现在消费者网购，轻松一点就完成了付款。付款后这笔钱的实际去向，很多人并未在意。事实上，点击付款后，这笔钱并不是直接进入卖家账户，而是先进入第三方账户，等到买家确认收货时，款项才会从第三方账户进入卖家账户。

正是这个支付方式的小小创新，解决了交易双方的信任难题，成为国内网络交易普遍采用的支付方式，由此催生中国庞大的网购市场。

支付的便捷性让生活在三四线城市甚至偏远山村的百姓，可以方便地买到物美价廉的商品，享受到和城里人一样的消费水准，也打通了全球商品交易网络，让人们"买遍全球""卖向世界"。

"随着第三方支付技术不断发展及应用场景不断扩展，第三方支付不仅能建立买卖双方的信用模式，也给百姓带来了方便，改变了消费观念和习惯。今天第三方支付无处不在，通过竞争、融合，促进了网络银行、手机银行等银行支付的服务升级，降低了全社会的支付交易成本。"中国社会科学院金融研究所法与金融研究室副主任尹振涛说。

移动支付激活手机"钱包"

"以前出门要看钱包、手机带了没有。现在出门钱包不带没事，手机一定不能少。"上海某外企员工张华说，一早出门在面包店能用手机扫码付款；中午吃饭在手机 App 中找到店家就能埋单；到商场买东西，直接使用支付宝和微信支付的"付款"功能；出门打车使用出行软件能很快叫车，并通过平台直接付款……

像张华一样，越来越多的人感受到，只要带上手机，一天的消费支付就安排得妥妥帖帖。智能手机普及以来，网络支付也跨入移动支付时代。通过移动支付，普通百姓有了全新服务体验，实体商铺也借助支付信息等大数据，探索新的营销方式。

支付方式的变革反过来又激发了实体商铺的新活力。在大数据时代，支付机构向商家、服务商和第三方开发者开放平台流量、会员营销、支付体系和大数据运营等，帮助商家更简单、更高效地做生意，客户体验也更优良。

刷卡支付轻松走遍天下

新型支付方式飞速兴起，传统银行卡、信用卡的刷卡环境也在不断改善。

上海人李子嘉2015年下半年起成为全职摄影师，先后去了日本金泽和印尼吉利群岛。今年春节，他选择去奥地利拍摄雪景。"这些地方虽不是热门旅游地，但都可以使用银联卡。有时候直接刷卡，还能享受不少优惠。"李子嘉分享自己的支付心得。"以前出国，要去银行预约兑换当地货币，带现金还有丢失的麻烦，现在只要在目的地机场，找一台有银联标识的取款机就可以了。"

目前，我国自主研发建设和运营的银联支付清算系统已构筑全球化受理网络，银联卡发卡量超过50亿张，成为全球最大规模的持卡人群体。银联网络遍布中国城乡，并已延伸至亚洲、欧洲、美洲、大洋洲、非洲等境外150多个国家和地区，全球银联卡特约商户近3400万户。此外，境外已有1000多万家网上商户接受银联卡在线支付，覆盖近200个国家和地区的零售、在线旅游预订、学费缴纳、航空预订等行业。

除了传统的刷卡消费，多种支付方式也在快速创新，传统银行卡产品全面升级。我国金融芯片卡发卡量现已超过20亿张，凭借着更安全、更便捷的优势，芯片卡正在快速取代传统的磁条卡，发行和交易增速全球领先。随着"云闪付"等技术的应用，金融支付方式正经历由"刷卡"向"刷手机"的转变。

案例二："三马"暗地较劲大战医保移动支付

目前，阿里旗下的蚂蚁金服在深圳第三人民医院正式宣布，其支付宝医疗保险移动支付在国内首度破冰并落地深圳。

支付宝率先在深圳推广

2016年5月31日，由支付宝与深圳市人力资源和社会保障局（以下称深圳人社局）共同合作的医保移动支付项目，正式在深圳6家公立医院率先试点运行。

双方基于合作推出的"医疗保险"网络支付标准，在国内首度确立了可规模性接入医院且具备可复制性方案，奠定了"互联网＋社保业务"的深圳模式，通过支付宝的实名、风控、支付等核心能力，构建了医保互联网支付的安全通道。

NOTE

蚂蚁金服医疗行业总经理王博介绍称，双方合作输出的方案主要有以下几大特点：一是利用支付宝的实名用户体系为绑卡环节提供基础能力和便利。用户在线即可绑卡，通过支付宝的实名信息来进行身份确认和校验，保证信息真实准确和线上完成全部体验。二是利用支付宝的风控体系为支付环节保驾护航。支付宝风控体系依据支付环节的风险程度，分别启动密码验证、问题回答、指纹识别、人脸识别等风控手段，确保支付环节安全可靠。三是利用支付宝的混合支付能力为用户提供最佳支付体验。在医院就医时，医生开处方单后，患者可在支付宝上查看到医保支付金额及自费金额，输入一次密码全额完成支付，不用去下载任何其他 App。四是利用支付宝的担保能力。若用户支付宝被盗或者支付宝的实名认证信息错误导致用户或者医保局发生资损，支付宝全额赔付。

"三马"暗地较劲

据南都记者了解，目前与深圳人社局在谈医保移动支付的其实不止阿里旗下的蚂蚁金服一家，在 2016 年 4 月 22 日，深圳医保在线支付就曾传出平安集团、腾讯微信将率先试点。

平安集团这次推进和深圳人社局合作的是平安旗下移动支付品牌平安壹钱包和平安养老险，消息称双方已经完成签约流程，首批参与平安社保钱包医保在线实时结算的试点医院将包括深圳人民医院在内的知名三甲医院。

而腾讯的做法则是利用微信实名用户认证体系及支付能力，让医保用户通过微信绑定社保卡，在深圳人社局指定的医院等场景一键完成医保及自费金额的在线支付，能一定程度地实现患者移动就医，并大力缓解医院"三长一短"老难题。至于微信支付会与哪些医院合作去落地执行，腾讯相关工作人员回应南都记者称，第一批合作试点的医院共 10 家，也将于近期上线医保支付。届时用户通过微信支付就可以实现打通医保的全流程就诊。

据了解，由于大部分医院 70% 以上的就诊人都是参保患者，各家医院这两年也如火如荼地开展了移动医疗的合作，但都只能覆盖自费患者，医保人群无法享受到移动支付带来的种种便利。也正是在这样的背景下，深圳人社局开始与上述几家移动支付机构接触。

依照蚂蚁金服的说法，深圳市参保人员通过支付宝绑定金融社保卡后，即可通过手机完成医保的门诊挂号和缴费，避免长时间排队，大幅提升就诊效率和体验，这将直接惠及深圳市 1200 万参保人群。

不过，深圳第三人民医院一位会计师在接受记者采访时则略显谨慎，称虽然从前期邀请制的试点情况来看成效不错，但由于没有大规模执行，目前还不好判断最终的成效。

巨头贴钱为哪般

阿里、腾讯、平安"三马"为何要这么拼命贴钱，要往医保移动支付的领域去钻？

对此，有分析认为，医保移动支付的成败事关能否激活医疗服务生态圈，而目前在社会老龄化加速的预期下，不论是阿里、腾讯，还是平安，都在加速布局这一生态圈。

对平安集团，外界普遍认为，壹钱包推出的平安社保钱包方案，可以视为平安 3.0 聚焦互联网大健康医疗，是建立智慧医保管理和服务系统的重要战略之一。此外，有分析称，平安支付插件业务已经全面应用于平安集团保险、证券、P2P 等各金融行业，也服务于外部核心行业商户。医保移动支付的打通，也有助于平安支付插件业务的整体发展。

腾讯方面，随着微信智慧医疗解决方案的不断推进，截至目前，全国已经有 1200 家医院实现全流程就诊，覆盖全国 34 个省级行政区中的 33 个。

与腾讯通过微信系统实现医保卡付费功能，意在通过"智慧医保"的加速落地推进智慧医疗类似，蚂蚁金服支付宝此次在深圳6家医院落地移动支付，也是在以补贴的形式推进其"未来医院计划"。

在王博看来，此次医保移动支付的重大突破也标志着支付宝未来医院正式进入第二阶段，接下来将利用蚂蚁金服各类能力，打造便民医疗生态圈，激活移动医疗产业链。据其透露，在此基础上，支付宝未来医院的最终目标是要建立大数据的健康管理平台。

第一节 电子支付概述

支付是交易活动的核心环节，是为了清偿经济行为人之间由于商品交换和劳务活动所引起的债权、债务关系，将资金从付款人账户转移到收款人账户的过程。在传统的支付方式中，人们通过现金的流转、票据的转让及银行的汇兑等物理处理过程来完成款项的转移。在电子交易过程中，交易双方必须通过电子支付方式进行资金转移，并完成实物的合理配送，才能够实现一个完全意义上的电子交易过程。随着电子商务的建设、发展和广泛应用，人们对支付系统运行效率和服务质量的要求越来越高，电子支付的发展也日新月异。

一、电子支付概念及特征

（一）概念

电子支付（Electronic Payment）是指交易双方以金融电子化网络为基础，以电子货币和各种电子化工具为媒介，以计算机技术、通讯技术、现代电子识别技术为手段，通过计算机网络系统以数据加密传输的形式实现货币支付与资金流通的各种支付方式的总称。

电子支付经历了以下主要发展阶段：

第一阶段，银行间采用安全的专用网络进行电子资金转账（Electronic Funds Transfer，EFT），即利用通信网络进行账户交易信息的电子传输、办理结算。

第二阶段，银行计算机与其他机构计算机之间资金的结算，如代发工资、代交水电气费等业务。

第三阶段，利用网络终端向用户提供各种银行服务，如用户在自动柜员机（ATM）上进行存取款操作。

第四阶段，利用银行销售点终端（POS）向用户提供自动扣款服务。

第五阶段，电子支付可随时随地通过互联网进行直接转账结算。这一阶段的电子支付也称为网上支付。

当前，电子支付包括网上支付（也称互联网支付）、移动支付、电话支付、有线电视网络支付、金融专网支付（ATM、POS、电子汇兑）等多种形式。

（二）特征

与传统的支付方式相比，电子支付具有以下特征。

1. 电子支付的载体是计算机网络中的数据流，是一种"看不见"的支付行为。因此有别于以现金流转、票据转让及银行汇兑等物理实体方式实现的支付。

2. 电子支付的运作环境一般是一个开放的计算机网络系统（如 Internet），而传统支付一般都是在一个较为封闭的系统中进行。

3. 电子支付使用的是最先进的通信手段，而传统支付使用的是传统的通信媒介。电子支付对软、硬件设施的要求很高，一般要求有联网的计算机、相关的软件及其他一些配套设施，而传统支付则没有这么高的要求。

4. 电子支付具有方便、快捷、高效、经济的优势。

二、网上支付

网上支付是目前我国应用最为广泛的电子支付形式。因此，人们有时候狭义地将电子支付理解为网上支付，是以互联网为基础，利用银行所支持的某种数字金融工具，发生在购买者和销售者之间的金融交换，从而实现从购买者到金融机构、商家之间的在线货币支付、现金流转、资金清算、查询统计等过程，并由此为电子商务服务和其他服务提供金融支持。网上支付是电子商务的关键环节之一。没有实时的支付手段相配合，电子商务的优势和效率就体现不出来。

网上支付系统是电子商务系统的重要组成部分。网上支付系统是一个由买卖双方、网络金融服务机构、网络认证中心、电子支付工具和网上银行等各方组成的大系统。一般在 SET 或 SSL 等安全控制协议的环境下工作。

网上支付系统的基本构成主要有客户、商家、交易双方的开户行、支付网关、银行专用网和认证机构（图 6-1）。

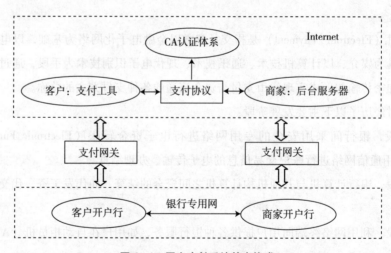

图 6-1 网上支付系统基本构成

1. 客户　客户一般是指交易中负有债务的一方。客户使用支付工具进行网上支付，是支付系统运作的原因和起点。

2. 商家　商家一般是指交易中拥有债权的另一方。商家可以根据客户发出的支付指令向金融体系请求资金入账。商家备有专用服务器来处理客户发起的支付过程，包括客户身份的认证和不同支付方式的处理。

3. 银行　各种支付工具都要依托于银行信用，没有信用便无法运行。作为参与方的银行方面会涉及客户开户行、商家开户行、支付网关和银行专用网等主体。

（1）**客户开户行**　客户在其中拥有自己账户的银行，客户所拥有的支付工具一般就是由开户行提供的。客户开户行在提供支付工具的同时也提供了银行信用，保证支付工具的兑付。

（2）商家开户行　商家在其中拥有自己账户的银行。商家将客户的支付指令提交给其开户行后，就由商家开户行进行支付授权的请求及银行间的清算等工作。商家开户行是依据商家提供的合法账单（客户的支付指令）来操作，因此也称为收单行。

（3）支付网关　Internet 和银行专用网之间的接口，是由银行操作的将 Internet 上的传输数据转换为金融机构内部数据的设备。支付信息必须通过支付网关才能进入银行支付系统，进而完成支付的授权和获取。支付网关的主要作用是完成 Internet 和银行专用网之间的通信、协议转换和进行数据加密、解密，以及保护银行专用网的安全。

（4）银行专用网　银行内部及行间进行通信的网络，具有较高的安全性，包括中国国家现代化支付系统（CNAPS）、中国人民银行电子联行系统、商业银行电子汇兑系统、银行卡授权系统等。

4. 认证机构（Certificate Authority，CA）　电子支付系统使传统的信用关系虚拟化，代表支付结算关系的参与者只不过是网络上的电子数据。如何确认这些电子数据所代表的身份及身份的真实可信性，就需要建立 CA 认证体系来确保真实的信用关系。认证机构为参与的各方（包括客户、商家与支付网关）发放数字证书，以确认各方的身份，保证网上支付的安全性，认证机构必须确认参与者的资信状况（如通过其在银行的账户状况、与银行交往的历史信用记录等来判断），因此也离不开银行的参与。

第二节　电子支付工具

支付工具是支付的媒介，是传达债权债务人支付指令、实现债权债务清偿和货币资金转移的载体。方便、快捷、安全的支付工具是加快资金周转、提高资金使用效率的保障。随着电子信息技术的不断发展，支付工具也在不断发生变革。目前，主要的网上支付工具包括银行卡、电子现金、电子支票等。

一、银行卡

银行卡是经中央银行批准的由金融机构发行的卡基支付工具，也是目前使用最为广泛的非现金结算工具。根据中国人民银行《中国支付体系发展报告》统计数据，截至 2014 年末，我国累计发行银行卡 49.36 亿张，人均持有银行卡 3.64 张。利用银行卡，可以通过 ATM、POS、互联网、电话、手机等多种渠道进行支付转账。

（一）银行卡的分类

银行卡分类的方式很多，在此主要介绍两种。

1. 按照是否提供透支功能，银行卡可主要分为借记卡和贷记卡　借记卡是没有透支功能的银行卡，具有转账结算、存取现金、购物消费等功能。其特点是"先存款，后消费"，必须先存款，在存款额度内使用。目前，在我国，借记卡发卡数占到银行卡累计发卡总数的90%。

贷记卡，也称信用卡（图6-2），是指持卡人无需存款，发卡行给予持卡人一定的信用额度，持卡人可在信用额度内"先消费，后还款"的银行卡，通常不具有存款功能，发生溢缴款亦不计利息。信用卡既是发卡机构发放循环信贷和提供相关服务的凭证，也是持卡人信誉的标志。

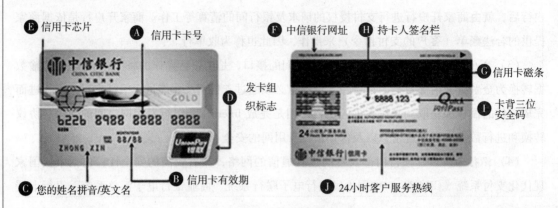

图6-2 信用卡外观

2. 按信息存储介质的不同，目前我国银行卡有磁条卡、芯片卡之分 磁条卡是以卡上粘贴的磁条作为信息存储介质的银行卡。磁条卡具有存储容量小、安全性差、不可脱机处理等缺点，但是由于其制造成本低，目前仍是使用最广泛的银行卡。

芯片卡，也称IC卡，是由商业银行（信用社）或支付机构发行的，采用集成电路技术，遵循国家金融行业标准，具有消费信用、转账结算、现金存取的全部或部分功能，可以具有其他商业服务和社会管理功能的金融工具。

与传统磁条卡相比，芯片卡采用先进的智能卡技术，具有智能化程度高、信息存储量大、安全性高、应用方式灵活多样、可实现一卡多用等优势。

根据通信方式的不同，芯片卡又可分为接触式卡和非接触式卡。

【信息框】

银联"闪付"

"闪付"（Quick Pass）是中国银联推出的一种小额快速非接触式支付产品及应用。如果你拥有一张具有"闪付"标识的银行IC卡（图6-3），就可以在支持银联"闪付"的非接触式支付终端上，轻松一挥，听到"嘀"的一声即可快速完成支付。一般来说，单笔金额不超过1000元，无需输入密码和签名。目前，这项业务已覆盖到超市、便利店、百货店、药房、快餐店等零售场所，以及菜市场、停车场、加油站、旅游景点、公共交通等公共服务领域。

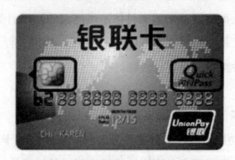

图6-3 具有"闪付"功能的银联卡

目前，银联"闪付"业务有脱机闪付和联机闪付两种。脱机闪付时，需要持卡人事先到银行柜面或自助终端上将账户中的钱圈存到卡中电子现金账户中。联机闪付则无需事先圈存，支付时直接从主账户中扣款。

（二）信用卡组织

信用卡组织是由成员组成的国际性或区域性支付卡组织，负责建设和运营全球或区域统一的支付卡信息交换网络，负责支付卡交易的信息转换和资金清算，负责经营和管理卡组织自身的标识和品牌，负责制定并推行支付卡跨行交易业务规范和技术标准。

VISA（维萨）、MasterCard（万事达）、American Express（美国运通）、JCB（Japan Credit Bureau）、Diners Club（大莱卡）是常见的国际信用卡组织。在各地区还有一些地区性的信用卡组织，如欧洲的 Europay、中国银联（China Union Pay）等。

中国银联是经中国人民银行批准的、由 80 多家国内金融机构共同发起设立的股份制金融服务机构，成立于 2002 年 3 月。作为中国的银行卡联合组织，中国银联处于我国银行卡产业的核心和枢纽地位，对我国银行卡产业发展发挥着基础性作用，各银行通过银联跨行交易清算系统，实现了系统间的互联互通，进而使银行卡得以跨银行、跨地区和跨境使用。目前，银联网络已遍布中国城乡，并延伸至亚洲、欧洲、美洲、大洋洲、非洲等境外 160 个国家和地区。

二、电子现金

（一）电子现金概念及特征

电子现金，也称数字现金，是以电子方式存储并流通的货币。电子现金把传统现金的数值转换成为一系列加密序列数，通过这些序列数来表示现实中各种金额的币值，用户用这些加密的序列数就可以在互联网上接受电子现金的商店购物了。

电子现金是类似于纸质现金的一种货币，可以说，电子现金是纸质现金的电子化，多用于小额支付。

理想的电子现金应具备以下特征，尽管目前使用的多种电子现金系统解决方案中并非都能完全保证。

1. 独立性　电子现金的使用不依赖于特定的计算机系统，其安全性不能只靠物理上的安全来保证，而必须通过电子现金自身使用的各项安全技术来保证。

2. 匿名性　使用电子现金的行为不可追踪，即使银行和商家相互勾结也不能跟踪电子现金的使用，从而隐蔽电子现金用户的购买历史。

3. 可传递性　电子现金能够像普通现金一样在用户之间任意转让，且不被跟踪。

4. 可分性　电子现金不仅能作为整体使用，还应能被分为更小的部分多次使用，只要各部分的面额之和与原电子现金面额相等，就可以进行任意金额的支付。

5. 不可重复使用性　电子现金只能使用一次，重复使用能够很容易地被检查出来。

6. 不可伪造性　只有银行有权发行合法的电子现金，即使用户和商家恶意串通也不能凭空制造或者根据有效的电子现金制造更多的电子现金。

为了实现电子现金的这些特征，人们在电子现金系统中采用了盲签名、分割选择技术、零知识证明等多种技术，而且对这些技术不断进行改进和完善。

（二）电子现金应用过程

1. 购买电子现金　消费者在电子现金发布银行办理一定的手续，然后购买。

2. 存储电子现金　消费者通过个人计算机电子现金终端软件从电子现金银行取出一定数量的电

NOTE

子现金，然后存储在硬盘上。当然，根据电子现金模式的不同，也可以存放在卡或其他介质上。

3. 用电子现金购买商品或服务   消费者从同意接收电子现金的商家订货，使用电子现金支付所购商品的费用。

4. 资金清算   接收电子现金的商家与电子现金发放银行之间进行清算，电子现金银行将消费者购买商品的钱支付给商家。

5. 确认订单   商家获得付款后，向消费者发送订单确认信息。

（三）电子现金解决方案举例

国际上流行的电子现金应用系统不多，典型的包括 E - Cash、NetCash、Cyber Coin 等。

1. E - Cash   E - Cash 是由 DigiCash 公司开发的、在线交易用的、无条件匿名的电子现金系统，它通过数字形式记录现金，集中控制和管理现金，是一种安全性很强的电子交易系统。DigiCash 公司在开发 E - Cash 系统时为了保证 E - Cash 的匿名性开发了盲签名系统，允许客户从银行得到电子现金，而银行却不能将客户的身份与所领取的电子现金联系起来。银行在收到商家的电子现金后根据自己签发时的签名进行兑现，但银行并不知道电子现金的客户是谁。

2. Cyber Coin   Cyber Coin 系统应用于微支付（Micropayment，通常指支付金额特别小的支付方式），Cyber Coin 的面值从 0.25 ~ 10 美元不等，主要是那些对于使用信用卡购买来说太小的币值。在一个专门的互联网服务器上为每个客户和商家提供了专门的"现金容器"用作 Cyber Coin 账户。利用 CyberCash 钱包可以将钱转移到 Cyber Coin 账户中。为了可以用该钱包进行支付，需要从 Web 浏览器向 CyberCash 钱包发送一个特殊指令，该指令要求商家接受支付，一旦客户同意支付，钱就从客户账户过户到商家账户，该过程通过加密使通信安全化。客户订单发送到商家，商家将商家数据添加到订单中，并将已完成的订单发送给 CyberCash 网关，然后由该网关来完成账户间资金的转账。

三、电子支票

目前，小额的网上交易一般使用银行卡或电子现金等进行网上支付，基本能够满足网上支付的需求；而对大额的网上交易，银行卡等支付方式已经不能满足需求，尤其是 B2B 交易的加速发展，迫切需要发展适合大额交易的网上支付方式。电子支票就是为了满足大额网上支付的需要而产生的。

（一）电子支票概念

电子支票也称数字支票，是客户向收款人签发的、无条件的数字化支付指令，主要用于中大额资金的转移。电子支票将传统支票的全部内容电子化和数字化，形成标准格式的电子版，借助计算机网络（互联网与金融专网）完成其在客户与客户之间、银行与客户之间，以及银行与银行之间的传递与处理，从而实现客户间的资金支付结算。

电子支票使用能够自动审核和确认的数字签名来代替传统支票中的手写签名，保证其真实性。电子支票嵌在一个安全的电子文件中，其内容包括有关支票的用户自定义数据，以及在纸质支票上可以看到的信息，如支票号、收款人姓名、签发人账号、支票金额、签发日期、开户银行名称等。由于电子文档可以取代纸质文档，而基于公开密钥的数字签名可以替代手写签名，所以使用电子支票取代传统支票不需要创建一个全新的支付手段，可以充分利用现有的支票处理基础环境（如法律政策和商业环境等）。

目前，在欧美等发达国家，电子支票应用相对成熟，典型的电子支票系统有 FSTC、NetCheque、NetBill 等。我国在 2007 年建立了全国支票影像交换系统，实现纸质支票处理的电子化，不过还未完成直接签发的功能。

（二）电子支票特征及优势

电子支票支付方式具有以下的特点。

1. 电子支票与传统支票工作方式相同，易于理解和接受。

2. 电子支票通过数字证书、数字签名、各种加密技术，以及唯一的电子支票号码检验技术使电子支票更加安全、可靠。

3. 电子支票适于各种市场，可以很容易地与 EDI（Electronic Data Interchange，电子数据交换）应用结合，推动 EDI 基础上的电子订货和支付。

4. 电子支票可在收到支票时验证出票者的签名、资金状况，避免收到传统支票时发生的无效和空头支票现象，减小了风险。

5. 电子支票可以在任何时间、任何地点通过计算机网络传输，速度极其迅速，大大缩减了支票的在途时间，使客户的在途资金损失减为零。

6. 银行在处理传统支票时往往要耗费大量人力和物力，而电子支票使得整个支票处理过程自动化与网络化，极大地降低了银行的处理成本。

（三）电子支票交易流程

电子支票交易的流程可以分为以下几个步骤。

1. 消费者和商家达成购销协议并选择使用电子支票支付。

2. 消费者通过网络向商家发出电子支票，同时向银行发出付款通知单。

3. 商家通过认证中心对消费者提供的电子支票进行验证，验证无误后将电子支票送交银行索付。

4. 银行在商家索付时通过认证中心对消费者提供的电子支票进行验证，验证无误后即向商家兑付或转账。

四、电子钱包

（一）电子钱包的概念

电子钱包是客户用来进行非现金小额支付，并且储存交易记录的特殊计算机软件或硬件设备。与一般的钱包用于存放现金、支付卡类似，在电子钱包内可以存放电子货币，如电子现金、电子信用卡等。目前，电子钱包在小额支付领域的使用非常普遍。

电子钱包主要有两种类型：基于储值卡的电子钱包和基于计算机软件的网上支付电子钱包。

（二）基于储值卡的电子钱包

1. 特点 这类电子钱包是由专门的发行机构发行的，用于小额支付的、不设密码的、预先存入现金的卡片（如交通卡、校园卡、购物卡等），通常也称储值卡。持卡人在特约商户选购商品后，将电子钱包出示给商户，通过刷卡完成支付。另外，还可以实现充值、查询、安全认证等，既可以进行联机支付，也可以进行脱机支付。

它的特点可以概括为：

（1）预先储值，不计息 该类电子钱包是预付费卡，在申请卡片时即预付资金，或者在需要时进行充值，这些资金不计息，为发行者带来大量沉淀资金，同时为持卡人带来一定风险。

（2）不记名、不挂失　为了减少电子钱包的维护成本、简化交易机制和加快交易速度，大部分电子钱包都是不记名、不挂失的。支付时不需要进行身份认证，也不需要打印交易单据并签名确认，使用方便快速。但同时也带来安全性问题。

（3）脱机支付　出于对成本控制和交易速度的考虑，大部分该类电子钱包选择使用脱机支付方式。这种方式不需要铺设通信系统将特约商户的刷卡设备同发卡机构相连，减少了通信系统初期投资与维护费用。

（4）使用环境相对封闭　电子钱包使用的范围与发卡机构的营销手段及受理环境的建设密切相关，一般在小范围、相对封闭的环境中应用，如公交系统、校园内等。

（5）小额支付　该类电子钱包的不记名、不挂失特性决定了其安全性较差，客户只会用于小额支付。同时，由于银行卡不能满足小额支付领域对离线支付和交易处理速度的需求，这为电子钱包在小额支付领域提供了良好的生存空间。

2. 储值卡式电子钱包系统的构成

（1）发卡机构　电子钱包发行的过程是持卡人向电子钱包发卡机构预付资金的过程，持卡人使用电子钱包在特约商户消费后，发卡机构才把相应的金额划给特约商户。因此，发卡机构掌握了数目庞大、无需付息的沉淀资金。

（2）持卡人　电子钱包给持卡人带来的主要利益是支付便利，不用找零，购物更方便。如果发卡机构设置了奖励计划，持卡人还可以获得奖励。

（3）特约商户　电子钱包可以使特约商户避免现金交易的不足，提高支付效率，但需要在用卡环境上进行一定的投资，并且支付一定的费用给发卡机构。

（4）充值机构　充值机构主要完成电子钱包的充值，能获取一定的手续代理费。

（5）清算机构　正如银行卡的支付需要银联一样，如果多个发卡机构发行的电子钱包相互通用，也需要一个类似银联的清算机构负责资金清算。

【信息框】

中国香港八达通卡

从1997年9月1日起，中国香港推出八达通（英文名称Octopus），当时是世界上最早发展及最成功的电子货币，是全球多个国家及地区发展电子货币系统的典范及参考对象。

八达通的支付领域由最初的巴士、铁路及渡轮等公共交通工具，陆续拓展至零售业务，后来更普及在学校、医院、办公室及住所等通行卡。只需看见八达通标志，即可享有"一触即可"的消费便利。

几乎所有设有八达通阅读器的商店都可为八达通充值，包括"7-11"便利店、OK便利店、百佳超级市场、惠康超级市场、麦当劳、美心快餐、大家乐、大快活等快餐店。地铁、九广东铁、九广西铁全部车站的充值机和票务处，九广轻铁部分车站站内的充值机和客户服务中心，以及九巴、新巴和新渡轮（离岛航线）的客户服务中心等亦有提供充值服务。

每张八达通卡最多可储值HK＄1000。另外，就算交易金额比卡内余值金额为大，只要差额不大于HK＄35，仍然可以在没有充值的情况下进行该次交易。换言之，八达通卡在最大负数储值金额HK＄35（–HK＄35）前仍可使用。这容许卡主在储值金额不足的情况下，仍能搭乘香港大部分交通工具或购买商品。

直至2015年6月，市场上有超过2800万张八达通卡，相当于每个香港人平均拥有4张八达通卡，每日交易宗数超过1300万，总交易额超过1.5亿港元。

（三）基于计算机软件的网上支付电子钱包

这类电子钱包以软件的形式存在，主要用于网上消费和账户管理，通常与银行账户或银行卡账户连接在一起。在使用之前必须先在客户的计算机或者智能手机上安装符合安全标准的电子钱包软件，或者通过互联网直接使用与自己银行账号相连接的电子商务系统服务器上的电子钱包软件，这些软件通常是免费提供的。

这类电子钱包可以装入电子现金、电子信用卡等电子货币。在使用电子钱包时，需要先通过电子钱包软件系统将相应的电子货币装入，支付时只需要在电子钱包软件中点击相应的电子货币项目即可完成。这类电子钱包一般需要身份认证，具有如下功能：

1. 安全可靠的加密措施和密码保护功能　用户可以修改保密口令和方式。

2. 安全电子交易　卡户信息及支付指令可以通过电子钱包软件进行加密传送和有效性验证。

3. 交易记录的保存　用户可以通过电子钱包软件查看自己银行账号上的收付往来账目和清单，自己以往的交易清单，并可以把结果打印出来。

目前，随着智能手机的普及，无论是储值卡式还是基于计算机软件网上支付的电子钱包，都呈现出与手机等移动设备融合的趋势，从而实现手机、电子钱包、身份识别等多功能统一。

第三节　网上银行与第三方网上支付

一、网上银行

（一）网上银行的概念及特点

网上银行，又称网络银行、在线银行，是金融机构利用计算机和互联网技术在Internet上开设的银行，是一种不受时间、空间限制的全新的银行客户服务系统。

相比传统银行，网上银行在其发展中表现出以下几方面特点。

1. 服务方便、快捷、高效　通过网上银行，用户可以享受到方便、快捷、高效和可靠的全方位服务，有任何需要的时候都可以使用网上银行的服务，不受时间、空间的限制。

2. 成本低廉　网上银行无需铺设物理营业网点，无需昂贵的装修费用，基础设施建设成本低；网上银行可以节省日常经营成本，如水电、办公用品费用及人员工资支出费用；网上银行利用互联网的优势，摆脱了地域限制，实现了业务的自动化处理，大大降低了单笔业务的交易费用。

3. 服务更标准、更规范　网上银行具有标准规范的业务处理流程，与营业网点相比，避免了因工作人员业务素质高低及情绪的好坏带来的客户满意度的差异，并且网上银行还能够利用其低成本的优势为客户提供一对一的专业服务，客户可以根据自身的需求，自行挑选网上银行所提供的多样化金融服务，形成对客户的差异化服务，从而提高客户的满意度与忠诚度。

4. 私密性强 网上银行通过对称与非对称两种加密系统对客户信息进行加密保护，具有很强的私密性。用户可以足不出户办理绝大部分银行业务，避免了传统银行柜台办理业务时与柜员交流、密码输入、回执单打印等环节中隐私被泄露的可能性。

（二）网上银行的类型

1. 按照服务对象不同，网上银行可以分为企业网上银行和个人网上银行。

企业网上银行主要针对企事业单位、政府机关等组织客户。组织客户可以通过企业网上银行服务实时了解组织的财务运作情况，及时在组织内部调配资金，轻松处理大批量的网上支付和工资发放业务，并可处理信用证相关业务。

个人网上银行主要适用于个人与家庭的日常消费支付与转账。客户可以通过个人网上银行服务完成实时查询、转账、网络支付和汇款等功能。

2. 按照经营组织形式不同，网上银行可以分为分支型网上银行和虚拟银行。

分支型网上银行是指现有的传统银行将互联网作为新的服务平台，建立网上银行站点，提供在线金融服务而设立的网上银行，是传统银行业务服务在互联网上的延伸。

虚拟银行是为专门提供在线银行服务而成立的独立银行，起源于美国 1985 年开业的"安全第一"网上银行（Security First Network Bank，SFNB）。虚拟银行一般只设有一个办公地址，既无分支机构，又无营业网点，几乎所有业务都通过网络进行。

虚拟银行可以树立自己的品牌，以极低的交易费用实时处理各种交易，提供更优惠的存贷款利率，提供一系列投资、抵押和保险综合服务。但与传统银行相比，虚拟银行也存在着一些缺陷。如，无法收付现金，以致加重了对第三方机构的依赖；需要法律和客户方面的确认；需要培养银行客户的信任度和忠诚度等。

（三）网上银行的功能

随着 Internet 技术的不断发展创新，网上银行提供的服务种类、服务深度都在不断地丰富、提高和完善，从总体上讲，网上银行提供的服务一般包括两类：一类是传统商业银行业务，如发布公共信息、受理客户咨询/投诉、账务查询、申领挂失的网上实现，这类业务基本上在网上银行建设的初期占据了主导地位，传统商业银行把网上银行作为自身业务品种的一个新兴的分销渠道。另一类完全是针对互联网多媒体互动特性设计提供的创新性业务品种，在组织机构和业务管理模式方面从根本上打破了传统商业银行的各种条条框框，成为真正意义上的网上银行。

网上支付功能主要向客户提供互联网上的资金实时结算功能，是保证电子商务正常开展的关键性的基础功能，也是网上银行的一个标志性功能。目前，由于从法律环境和技术安全性方面的考虑，在 B2C 和 C2C 功能的提供上各家银行比较一致，B2B 交易功能的提供尚处于不断探索和完善之中。

（1）内部转账功能 为了方便客户对所有资金的灵活运用和进行账户管理，网上银行允许客户在自己名下的各个账户之间进行资金划转，如定期转活期、活期转定期、汇兑、外汇买卖等不同币种、不同期限资金之间的转换。

（2）转账和支付中介业务 客户可以根据自身需要，在网上银行办理网上转账、网上汇款等资金实时划转业务，该业务为网上各项交易的实现提供了支付平台。客户可以办理转账结算、缴纳公共收费、发放工资、银证转账、证券资金清算等；通过网上支付，也可以完成 B2C 和 C2C 商务模式下的购物、订票、证券买卖等零售交易，以及 B2B 商务模式下的网上采购批发交易。

（3）金融创新 基于 Internet 多媒体信息传递的全面性、迅速性和互动性，网上银行可以针对不同客户的需求开辟更多便捷的智能化、个性化的服务，提供传统商业银行在传统业务模式下难以实现的功能。例如，企业集团客户通过网上银行可以查询各子公司的账户余额和交易信息，并在签订多边协议的基础上实现集团内部的资金调度与划拨，提供集团整体的资金使用效益，为客户改善内部经营管理、财务管理提供有力的支持。

在提供金融信息咨询的基础上，网上银行以资金托管、账户托管为手段为客户提供专业化理财建议和顾问方案；采取信用证等业务操作方式为客户间的商务交易提供信用支付的中介服务，从而在信用体质不尽完善合理的情况下，积极促进商务贸易的正常开展；建立健全企业和个人的信用等级评定制度，实现社会资源的共享；根据存贷款的期限，向客户提前发送转存、还贷或归还信用卡透支金额等提示信息。

随着移动互联网的飞速发展及普及应用，各大银行将业务范围进一步拓宽到手机银行等领域。2014 年，全国银行机构共发生网络支付业务（包括网上银行、电话银行、手机银行等电子渠道发起的支付业务）333.33 亿笔，金额 1404.65 万亿元，同比分别增长 29.28% 和 30.65%。其中，互联网支付业务 285.74 亿笔，金额 1376.02 万亿元，同比分别增长 20.70% 和 29.72%。电话支付业务 2.34 亿笔，金额 6.04 万亿元，笔数同比下降 46.11%，金额同比增长 27.41%。移动支付业务 45.24 亿笔，金额 22.59 万亿元，同比分别增长 170.25% 和 134.30%。

二、第三方网上支付

（一）概念

第三方网上支付是具备一定实力和信誉保障的独立机构，采用与各大银行签约的方式，提供与银行支付结算系统接口的交易支持平台的网络支付模式。在第三方网上支付模式中，买方选购商品后，使用第三方支付平台提供的账户进行货款支付，并由第三方通知卖家货款到账、要求发货；买方收到货物，并检验商品进行确认后，就可以通知第三方付款给卖家，第三方再将款项转至卖家账户上。

第三方网上支付是电子支付产业链中的重要纽带。一方面，连接银行处理资金结算、客户服务、差错处理等一系列工作；另一方面，连接商户和消费者，使客户的支付交易能够顺利接入。由于拥有款项收付的便利性、功能的可拓展性、信用中介的信誉保证等优势，第三方支付较好地解决了长期困扰电子商务领域的诚信、物流、现金流问题，在电子商务中发挥着重要作用。依托于互联网市场经济逐渐成熟及移动互联网时代崛起的大背景，第三方网上支付的市场规模正快速扩张，各支付平台特有的简单、快捷、安全的支付特点使其越来越受到用户的欢迎（图 6-4）。

（二）特征

第三方支付服务主要有如下特点：

1. 支付中介 具体形式是付款人和收款人不直接发生货款往来，借助第三方支付平台完成款项在付款人、银行、第三方支付机构、收款人之间的转移。这种方式对网上商户来说，可以不用安装各个银行的认证软件，简化其操作，降低开发和维护成本；对银行来说，可以节省

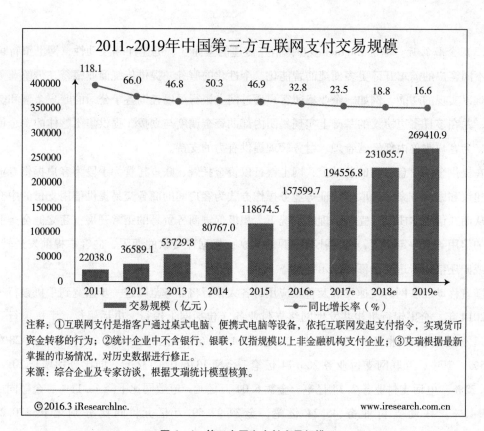

图 6 – 4   第三方网上支付交易规模

网关开发成本等。

2. 技术中间件   第三方支付平台通过连接多家银行，使银行系统与互联网之间能够加密传输数据，向商家提供统一支付接口，使商家不需要与各家银行一一谈判，就能够同时使用多家银行的支付通道。

3. 信用保证   运行规范的第三方支付平台，只向合法注册的企业提供支付网关服务，不向个人网站提供服务，在很大程度上避免了交易欺诈的发生，使消费者使用网上支付更有信心。对双方交易的详细记录，也可以防止交易双方对交易行为的抵赖，减少可能产生的交易纠纷。

4. 个性化与增值服务   第三方支付可以根据商户的业务发展和市场竞争情况创造新的商业模式，制定个性化的支付结算服务，如对航空商户提供的分账服务等。

（三）第三方支付的支付模式与流程

按照第三方支付支付模式的不同，可将第三方支付分为网关支付模式、账户支付模式和特殊的第三方支付。

1. 网关支付模式   网关支付模式是指第三方支付平台仅作为支付通道将买方发出的支付指令传递给银行，银行完成转账后，再将信息传递给支付平台，支付平台将支付结果通知商户并进行结算。

支付网关位于互联网和传统银行专用网之间，其主要作用是安全连接互联网和银行专网，将不安全的互联网上交易信息通过安全转换传给银行专网，起到隔离和保护银行专网的作用。在网关支付模式下，第三方支付平台只提供了银行到用户的简单支付通道，把银行和用户连接起来

（图6-5）。

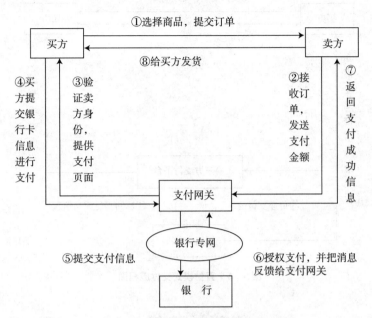

图6-5　网关支付模式支付流程图

在网关支付模式下的第三方支付机构的特点是：有独立的网关，灵活性大，一般都有政府背景或者行业背景，根据客户不同规模和特点提供不同的产品，收取不同组合年服务费和交易手续费，客户为中小型商户或者有结算需求的政企单位，集中在B2B、B2C和C2C市场上。但这类机构没有完善的信用评价体系，抵御信用风险能力较弱，增值服务开发空间小，技术含量不大，容易被同行复制。

该模式典型应用有首信易支付网关支付、易宝支付网关支付等。

2. 账户支付模式　账户支付模式是指用户在支付平台用E-mail或手机号开设虚拟账户，用户可以对虚拟账户进行充值和取现，并用虚拟账户中的资金进行交易支付，它按照是否具有担保功能可以分为不具有担保的账户支付模式（直付支付模式）和具有担保的账户支付模式（间付支付模式）。

（1）直付支付模式　直付支付模式支付流程与传统转账、汇款流程类似，只是屏蔽了银行账户，交易双方以虚拟账户资金进行交易付款。

这种模式的典型应用有易宝账户支付、快钱账户支付等（图6-6）。

（2）间付支付模式　间付支付模式的支付平台是指由电子商务平台独立或者合作开发，同各大银行建立合作关系，凭借其公司的实力和信誉承担买卖双方中间担保的第三方支付平台，利用自身的电子商务平台和中介担保支付平台吸引商家开展经营业务。这种平台的典型应用有支付宝账户支付等（图6-7）。

3. 银联电子支付　银联电子支付平台（ChinaPay）是中国银联旗下的银联电子支付有限公司提供的第三方支付平台。作为非金融机构提供的第三方支付平台，ChinaPay依托于中国银联，而且在中国人民银行及中国银联的业务指导和政策支持下迅速发展，因此它是特殊的第三方支付平台。

ChinaPay拥有面向全国的统一支付平台，主要从事以互联网等新兴渠道为基础的网上支

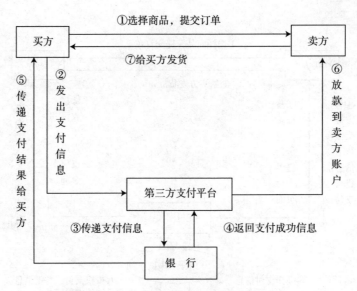

图6-6   直付模式支付流程图

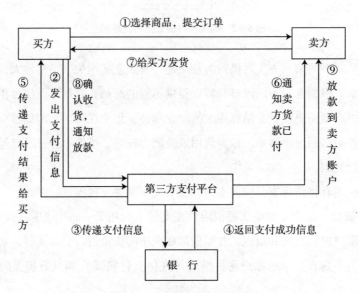

图6-7   间付模式支付流程图

付、企业B2B账户支付、电话支付、网上跨行转账、网上基金交易、企业公对私资金代付、自助终端支付等银行卡网上支付及增值业务。

ChinaPay的专业产品OneLinkPay是银联电子支付专门研发的针对个人网上支付的在线支付平台方案。它可以一次性连接多家商业银行和金融机构，支持国内主要商业银行发行的各类银行卡，可以实现跨银行、跨地区的实时支付。同时，它针对不同的业务模式，可量身定制支付结算方案。它采用了先进的安全数据加密技术，可以同时为商户提供安全有效的网络连接、多种支付操作平台和支付工具（图6-8）。

（四）第三方网上支付发展特点

1. 非独立的支付服务商（某电子商务网站旗下提供支付服务的子公司）占主流地位   以支付宝、财付通和银联在线为代表的非独立支付服务商目前在我国的第三方支付市场中占据绝对主流的地位。非独立的支付企业的成功在很大程度上是借助于其背后集团企业强大的商业资

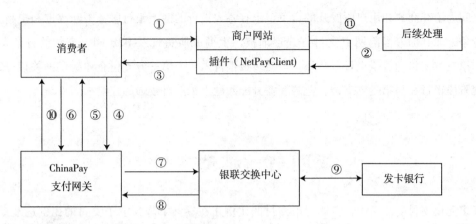

①消费者浏览商户网站，选购商品，放入购物车，进入收银台。

②网上商户根据购物车内容，生成付款单，并调用 ChinaPay 支付网关商户端接口插件对付款单进行数字签名。

③网上商户将付款单和商户的数字签名一起交消费者确认。

④一旦消费者确认支付，则该付款单和商户的数字签名将自动转发至 ChinaPay 支付网关。

⑤支付网关验证该付款单的商户身份及数据一致性，生成支付页面显示给消费者，同时在消费者浏览器与支付网关之间建立 SSL 连接。

⑥消费者填写银行卡卡号、密码和有效期（适合信用卡），通过支付页面将支付信息加密后提交支付网关。

⑦支付网关验证交易数据后，按照银联交换中心的要求转换数据格式后封装支付信息，并通过硬件加密机加密后提交银联交换中心。

⑧银联交换中心根据支付银行卡信息，将交易请求路由到消费者发卡银行，银行系统进行交易处理后将交易结果返回到银联交换中心。

⑨银联交换中心将支付结果回传到 ChinaPay 支付网关。

⑩支付网关验证交易应答，并进行数字签名后，发送给商户，同时向消费者显示支付结果。

⑪商户接收交易应答报文，并根据交易状态码进行后续处理。

图 6 - 8 银联电子支付交易流程图

源、技术背景及品牌实力的支持，这一点是很多独立第三方支付服务商在短时间内很难赶上的。

2. 支付服务商趋向行业细分化 随着网上支付市场的发展，第三方支付服务商行业细分化的趋势越来越明显，支付的行业化和专业化服务迹象已经出现，未来一些支付服务商很可能成为行业性的支付平台，针对不同的行业领域提供不同的专业支付产品。例如，目前易宝支付在机票行业、支付宝在购物行业、环迅支付在游戏行业、财付通在彩票行业、首信易支付在教育行业等都成为极具竞争优势的支付平台。未来中国第三方支付平台的发展趋势必然是以行业支付需求为导向，逐步走向专业化。

3. 账户支付将替代网关支付 在网关支付模式下，业务模式单一，企业商户与个人用户的需求还没有深化，支付企业的差异化服务未被进一步挖掘，产品和服务同质化严重，从而导致低层次的支付供给无限放大，高层次的需求却很难满足。供给与需求的特殊状况导致市场竞争中非理性价格战的出现。账户支付强调产品和服务的差异化，支付企业可充分利用自身资源给商户提供更多增值服务。支付企业以满足企业商户和个人用户的个性化和差异化的支付需求为目标，支付企业之间进行的是价值战。

4. 银行与支付服务商的竞争日益凸显 在目前第三方支付的产业链上，既有第三方支付企业之间为争夺商户和用户所展开的竞争，也有各大银行的网上银行服务不断改进和提高后形成的竞争，尤其随着当前网上支付方式逐渐被广大商家所重视及 B2B 网上支付的日渐发展，银行与第三方支付的竞争也日益凸显。虽然多数银行乐于为第三方支付企业提供网关接口，但是在现阶段银行在与第三方支付企业的利益分配问题上仍然有较强的控制权。

第四节　移动支付

在多元化支付的体系中，实体货币支付的比例正在逐渐下降，电子支付的比例逐渐提高。移动支付是电子支付的一种，是指借助于智能手机等移动终端完成的支付方式。最初移动支付是 PC 端电子支付的有益补充，随着移动互联网的普及和发展，移动支付将会变为主流。

一、移动支付的概念

移动支付也称为手机支付，就是允许用户使用其移动终端（通常是手机）对所消费的商品或服务进行付款的一种方式。常见的手机支付方式有短信支付、扫码支付、指纹支付、声波支付等。移动支付的过程中，将终端设备、互联网、应用提供商及金融机构相融合，为用户提供货币支付、缴费等金融业务。

移动支付主要分为近场支付和远程支付两种。近场支付就是用手机刷卡的方式进行支付，其工作流程是用户将银行卡账户置于手机内，使用时在商户提供的感应式 POS 机上挥动手机即可完成支付。远程支付是指通过发送支付指令（如网银、电话银行、手机支付等）或借助支付工具（如通过邮寄、汇款）进行支付的方式，如手机支付宝、掌中充值等属于远程支付。数据研究公司 IDC 的报告显示，2017 年全球移动支付的金额将突破 1 万亿美元。强大的数据意味着，今后几年全球移动支付业务将呈现持续走强趋势（图 6 – 9）。

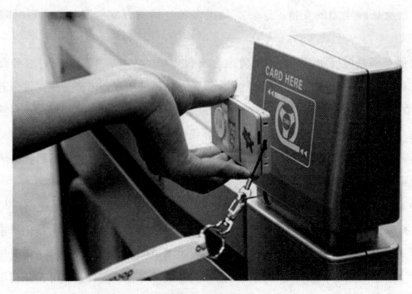

图 6 – 9　手机支付

（一）近场 NFC 支付

NFC（Near Field Communication，近距离无线通信）最早是由飞利浦公司发起，后由诺基亚等著名手机厂商联合主推的一项无线技术。NFC 由非接触式射频识别 RFID 及互联互通技术整合演变而来，在单一芯片上结合感应式读卡器、感应式卡片和点对点的功能，能在短距离内与兼容设备进行识别和数据交换。如果将 NFC 芯片装在手机上，手机就可以实现小额电子支付和读取其他 NFC 设备或标签的信息。

NFC 的短距离交互大大简化了整个认证识别过程，使电子设备间的互相访问更直接、更安全，并且更清楚。通过 NFC，手机、计算机、相机等多个设备之间可以很方便快捷地进行无线连接，进而实现数据交换服务。这项技术最初只是 RFID 技术和网络技术的简单合并，现在已经演变为一种短距离无线通信技术，并且发展速度很快。

NFC 支付是指消费者在购买商品或服务时，即时采用 NFC 技术，通过手机等手持设备完成支付，是一种新兴的移动支付方式。支付处理是在现场进行，并且是线下进行，不需要使用移动网络，而是使用 NFC 射频通道，实现与 POS 收款机或自动售货机等设备的本地通讯。NFC 近距离无线通信是近场支付的主流技术，是一种短距离的高频无线通信技术，它允许电子设备之间进行非接触式点对点数据传输交换数据。该技术由 RFID 射频识别演变而来，并兼容 RFID 技术，在中国 NFC 技术由飞利浦、诺基亚、索尼、三星、中国银联、中国移动、捷宝科技等主推。

NFC 支付设备主要分为两种，分别是消费者手持的 NFC 手机终端和商家所提供的 NFC 支付终端。NFC 手机是指带有 NFC 模块的手机，市面上常见的 NFC 手机包括苹果、三星、HTC、联想、小米等多个国内外品牌。NFC 支付终端主要包括 NFC 收款机（NFC POS 机）和 NFC 自动售货机、NFC 读卡设备等。

（二）近场 RFID 支付

RFID（Radio Frequency Identification，射频识别技术，又称电子标签）是一种非接触式的自动识别技术。RFID 技术利用无线射频方式在读卡器和射频卡之间进行非接触双向数据传输，以达到目标识别和数据交换的目的。与传统的条形码、磁卡和 IC 卡相比，射频识别具有非接触、读写速度快、无磨损、不受环境影响、寿命长、便于使用和具有防冲突功能等特点，能同时处理多张电子标签。我们身边的 RFID 技术随处可见，例如在门禁、汽车门锁和安全管理方面，不需要刷卡，仅靠感应就能识别和读取使用人或者对象的有关信息；在金融方面，Master-Card 将推出由 PayPass 提供的 RFID 感应式信用卡，不需刷卡，即可支付货款；高速公路上的 ETC 电子不停车收费系统也是使用了 RFID 技术。RFID 技术应用给各行各业带来了巨大的技术变革和新兴的行业机会（图 6 – 10）。

基于 RFID 的 GPRS 移动支付系统是由移动终端、通信网络、移动安全交易系统、银行、应用服务提供商和认证中心构成。手机终端的 RFID 技术包括 RFID 标签、可运行 Java 移动支付软件的手机、可读取 RFID 的 POS 机。其中，RFID 卡和 RFID POS 机属于 RFID 子系统。RFID POS 机通过 RFID 技术读取用户信息，并利用 PSTN、GPRS 等方式与移动支付平台相连接。手机用户可利用 Java 手机移动支付软件通过 GPRS 网络与移动支付平台进行信息交互，最终完成支付。目前内置 RFID 技术的手机卡已经集公交卡、购物卡、银行卡于一身，在未来将拥有不错的前景（图 6 – 11）。

NOTE

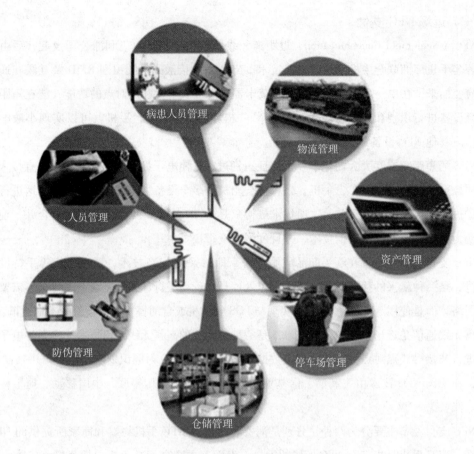

图 6-10　RFID 技术应用领域

（三）NFC 与 RFID 技术的主要区别

1. NFC 将非接触读卡器、非接触卡和点对点功能进行了整合，汇集在一块芯片内，而 RFID 技术则必须由阅读器和标签组成，RFID 只能实现信息的读取和判定，而 NFC 技术强调的则是信息交互。通俗地讲，NFC 就是 RFID 的演进版本，双方均可以近距离交换信息。NFC 手机内置 NFC 芯片，组成 RFID 模块的一部分，可以当作 RFID 无源标签使用进行支付费用，也可以当作 RFID 读写器，用作数据交换与采集，还能进行 NFC 手机之间的数据通信。

2. NFC 传输范围比 RFID 小。RFID 的传输范围可以达到几米，甚至几十米，但由于 NFC 采取了独特的信号衰减技术，相对于 RFID 来说，NFC 具有距离近、带宽高、耗能低等特点。

3. 应用方式不同。NFC 更多的是针对消费类电子设备的相互通信，而 RFID 更擅长长距离识别。随着互联网的应用和普及，手机作为互联网最直接的智能终端，必将引起一场技术革命，如同以前的蓝牙、USB、GPS 等一样，NFC 将成为日后手机最重要的标配。通过 NFC 技术，手机支

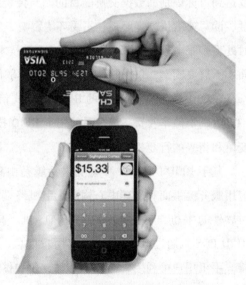

图 6-11　手机读取 VISA 卡余额

付、看电影、坐地铁等均可实现，在人们日常生活中将发挥更大的作用。

（四）远程支付

与近场支付有所不同，让消费者感受最深的移动支付可能是远程支付。目前手机使用支付软件进行付款越来越普遍，与 NFC、RFID 技术不同，软件支付更多的是通过第三方支付服务提供商来完成。随着 Android 和 iOS 系统占据了智能手机的绝大多数份额，远程移动支付也主要围绕这两种系统展开。另外，商业银行、通信运营商也在大力发展远程支付。除了让手机变身银行卡以外，使用银行客户端软件（例如 App 手机银行）也能满足人们的各种需求，例如账户管理、自助转账、信用卡管理、自助缴费、外汇管理等基础操作。但是相对而言，以手机支付宝、手机财付通、微信支付等为代表的第三方支付平台占据着更大的份额。

【信息框】

第三方平台的红包大战

2014 年春节前夕，以腾讯与阿里巴巴为首的电商巨头们掀起的广为人知的红包大战，就是移动支付的一种典型玩法。到了 2015 年春节，红包大战的波及面更广泛，"BAT"巨头及新浪等大型互联网公司全部参与进来，各家为了争夺移动支付市场份额，不惜斥巨资，自损八百也要伤敌一千。以支付宝为例，以前是通过电子商务的方式培养用户的支付习惯，通过红包则可以找到新的吸引用户的突破口和商业机会。

对于微信来说，企业红包同样是推广微信支付的好机会，用户发红包、抢红包、提现或消费，均需要用到微信支付的功能。可见，微信与春节联欢晚会的联合发红包给微信支付带来了更多的用户。

在 2015 年春节期间，红包战线蔓延到的用户群体更加广泛，商业化程度偏低的手机 QQ，也确立了自己的预期目标。第一，要让收红包的用户在春节期间能够主动发红包，从而把 QQ 用户的钱包盘活，把活跃度带动起来，促进用户使用基于手机 QQ 的移动支付；第二，与微信、支付宝的用户相比，手机 QQ 的覆盖面有所不同，希望在三四线城市渗透、下沉，以此调动起那些活跃度低的用户群。

二、移动支付四大主流技术

移动支付当前的主流操作方式有短信支付、二维码支付、指纹支付、声波支付等。其中短信支付、二维码支付的普及程度较高，而指纹支付与声波支付的发展也非常迅速。

（一）短信支付

短信支付是手机支付的最早应用，它是将用户的手机 SIM 卡与银行卡账号建立起对应的关系，用户通过发送短信的方式在系统短信指令下完成交易支付请求，操作简单，可以随时随地进行交易。手机短信支付服务强调移动缴费和消费。

当前手机短信支付主要有两大类，一类是类似于手机支付宝的支付方式，主要通过第三方支付平台完成操作；另外一类是类似于中国移动短信业务，操作平台是通信运营商。其实第二类业务在很早以前手机用户就已经有了体验。2000 年左右，手机售价大幅度降低，国内手机开始大面积普及。当时通信运营商曾经推出了大量的手机套餐或服务，例如彩铃业务、彩信业务、短信包月业务等。许多业务的开通并不需要去通信运营商的服务网点办理，而是运营商话务员与机主进行电话沟通与确认，或者机主直接发送短信来订购业务。支付方式就是运营商直接从话费中扣除，这是一种相对原始、颇具雏形的移动支付方式。

（二）二维码支付

近几年，一种比一维码更先进的技术——二维码出现了。在水平和垂直方向的二维空间存储信息的条形码，被称为二维条形码（dimensional bar code）。相比一维码，二维码能记载更复杂的数据，例如图片、网络链接等。二维码支付是一种基于账户体系搭起来的新一代无线支付方案。在该支付方案下，商家可以把账号、商品价格等交易信息汇编成一个二维码，并印刷在各种报纸、杂志、广告、图书等载体上发布。

用户通过手机客户端扫描二维码，便能实现与商家支付宝、微信等账户的支付结算。最后，商家根据支付交易信息中的用户收货地址、联系资料，就能进行商品配送，完成交易。同时，由于许多二维码扫码工具并没有恶意网址识别与拦截的能力，这给手机病毒极大的传播空间。

理论上讲，二维码本身并不会携带病毒，但很多病毒软件可以利用二维码下载。目前很多手机都使用开放式的手机平台，如果下载了这样的病毒软件，就会"霸占"手机的短信发送接口，在用户不知道的情况下发送短信。扫描前先判断二维码发布来源是否权威可信，一般而言，正规的报纸、杂志及知名商场的海报上提供的二维码都是安全的，但在网站上发布的不知来源的二维码就需要警惕了。扫描时应该选用专业的加入监测功能的扫码工具，扫到可疑网址时，会有安全提醒。如果通过二维码来安装软件，安装好以后，最好先用杀毒软件扫描一遍再打开。

（三）指纹支付

指纹支付也称为纹消费，是指采用指纹系统进行消费认证，通过指纹识别即可完成消费支付，并可享受到商家的最低折扣。这种新型的支付模式不仅简化了消费程序，省去了各种会员卡银行卡的牵绊，还可以使消费者获得高额返利。对于顾客来说，通过指纹进行消费意味着方便与时尚，并且省去了众多银行卡、会员卡的烦恼，能够轻松、快速消费。

指纹支付发展过程中也存在一定的问题。从用户的角度来看，个人的指纹信息是非常重要的隐私，与银行卡绑定就意味着一些隐私的外泄。用户在刷卡时会担心这些隐私可能会被一些别有用心的商家外泄，或者与账户绑定在一起的指纹信息会被人为篡改，造成经济损失。从商家的角度来看，许多业内人士则认为，安装指纹支付系统的硬件成本会比较高，而且现在通过移动互联网有很多更加方便快捷的支付方式，因此指纹支付是否有足够的优势或者吸引力，使得商家都放弃原有的支付途径还有待进一步观察（图 6 – 12）。

（四）声波支付

声波支付是利用声波的传输完成两个设备的近场识别，具体过程是在第三方支付产品的手机客户端内置"声波支付"功能，用户打开此功能后，用手机麦克风对准收款方的麦克风，手机会播放一段"咻咻咻"的声音。用户可以用手机去购买售货机里的商品，使用时手机播放一段超声波，听起来像是"咻咻咻"，售货机听到这段声波后就会自动处理，用户在自己手机上输入密码，售货机就会吐出商品。

声波支付在推广过程中，消费者最关心的就是安全问题。例如，在付款时手机播放的声音如果被录音怎么办？其实不用担心，这种支付声波的有效期是很短的，只够完成整个支付过程，录音后也无法使用。而且在最后完成支付时还要输入支付密码，所以安全方面不必过于担

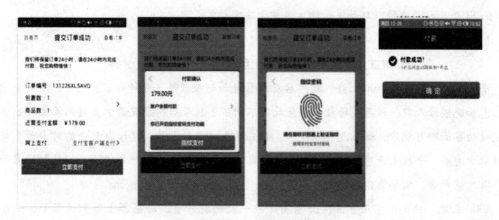

图 6 - 12　指纹支付流程

心。根据声波支付推出经验来看，这种支付方式更加适合于小额度交易。因此在无人售货机和商场的购物领域有较大的推广价值。

【本章小结】

电子支付是指交易双方以金融电子化网络为基础，以电子货币和各种电子化工具为媒介，以计算机技术、通讯技术、现代电子识别技术为手段，通过计算机网络系统以数据加密传输的形式实现货币支付与资金流通的各种支付方式的总称。当前，电子支付包括网上支付（也称互联网支付）、移动支付、电话支付、有线电视网络支付、金融专网支付（ATM、POS、电子汇兑）等多种形式。网上支付是目前我国应用最为广泛的电子支付形式，是以互联网为基础，利用银行所支持的某种数字金融工具，发生在购买者和销售者之间的金融交换，从而实现从购买者到金融机构、商家之间的在线货币支付、现金流转、资金清算、查询统计等过程，并由此为电子商务服务和其他服务提供金融支持。网上支付是电子商务的关键环节之一。目前，主要的电子支付工具包括银行卡、电子现金、电子支票、电子钱包等。

网上银行支付及第三方网上支付模式是我国主要的网上支付模式。网上银行，是金融机构利用计算机和互联网技术在 Internet 上开设的银行，是一种不受时间、空间限制的全新的银行客户服务系统。一般可以分为企业网上银行和个人网上银行；分支型网上银行和虚拟银行。网上支付功能是网上银行的一个标志性功能，包括内部转账、转账和支付中介业务及金融创新等功能。第三方网上支付是具备一定实力和信誉保障的独立机构采用与各大银行签约的方式，提供与银行支付结算系统接口的交易支持平台的网络支付模式，具体来看有网关支付模式、账户支付模式和银联第三方支付模式。

任何商业活动，后期最重要的环节都是支付和结算。人类历史上的交易结算，逐渐从以物易物、信用支付发展到了当前的多元化支付阶段。在多元化支付的体系中，移动支付时代已经到来。本章的最后介绍了移动支付的概念、移动支付当前的主流操作方式等内容。

【思考题】

1. 与传统支付相比，电子支付有哪些特征？

2. 网上支付系统的基本组成部分有哪些？

3. 网上支付是否安全？其面临哪些安全问题？

4. 第三方支付有哪些具体应用？其发展中有哪些主要问题？

NOTE

5. 什么是移动支付？移动支付的主流技术有哪些？

【典型案例与讨论】

南京儿童医院手机 App 上线，挂号付费只需 3 分钟

南京儿童医院手机 App 上线，挂号后在线付费加起来只要 3 分钟。家长还可以随时查询叫号信息知晓候诊人数，以后现场挂号可能就挂不到了。挂号后携带就诊卡直接到诊室，出示预约成功的界面即可就诊，如果没有就诊卡，会自动生成临时卡号，就诊当天带临时卡号到挂号窗口取卡看病。手机上开通在线支付的功能的家长还能随时随地进行各项检查、药费的在线支付。首次使用者，需要绑定已有的就诊卡。

8000 人次，这是南京儿童医院暑期高峰期一天的就诊量，如果算上跟来的家长，一个医院能集中三四万人，挂号、就诊的拥挤程度犹如春运。南京儿童医院挂号问题，一直困扰着孩子家长。现在，南京儿童医院正式推出了手机在线实时就医软件"南京儿医" App，或将大幅缓解门诊拥挤排队的压力，改善患儿和家长就医体验。

医院挂号半小时，用手机分分钟

此前，南京儿童医院已经开通了电话预约、网络预约及现场预约等多种预约挂号形式，但是通过预约挂号的家长不到 30%。南京儿童医院副院长楼跃说："'南京儿医'手机应用软件是南京儿童医院与建设银行合作的一款手机在线实时就医软件，目前已经实现了预约挂号、在线支付、信息查询、导医服务等功能。"在苹果 AppStore 或安卓市场中搜索"南京儿医"，就可以下载到该款应用软件。

与其他预约挂号方式不同的是，通过手机 App 挂号的患者，可以携带就诊卡直接到医生诊室，出示预约成功的界面即可就诊，无需再到挂号窗口取号。

下载了"南京儿医"后，信息注册、绑定就诊卡和银行卡、完成挂号，整个过程大约只用了 3 分钟，这和平时到儿童医院看病动辄半个小时以上的挂号时间相比，大大地缩短了在门诊停留的时间。

就诊过程中，可手机随时在线支付

打开手机软件的界面，分为六个菜单和一个"信息公告"栏目，分为"预约/挂号""在线支付""实时叫号""导医服务""信息查询""持卡人管理"。通过预约挂号的功能，可以实现专科、专家的预约，以及就诊当天普通及专家科室的手机挂号功能，并且支持手机支付挂号费。提前约好专家号之后，家长可以直接在家中约好当天的号，合理安排自己的时间。

另外，手机上开通了在线支付的功能，家长可以查询到在诊期间医生开具的支付账单，并支持随时随地进行各项检查、药费的在线支付。多数主流银行的信用卡和借记卡都可以实现在线支付，可以减少患者的排队支付等候时间。

可实时查询叫号情况，不用"干等"

手机 App 开通了"实时叫号"功能，将家长们关心的门诊实时叫号信息、现场的叫号屏移到了手机屏上。家长可以随时随地查叫号信息，知晓排在自己前面的候诊人数，并以此为依据合理安排候诊的时间和地点。

在"导医服务"板块，提供医院简介、院内外导航、科室和医生的搜索、医保政策、物价公示等信息的查询，家长可以查询到科室和专家的详细介绍。另外，还有智能自助诊断服务，可以根据患儿的症状给出需要挂的科室。

讨论：

1. 医药移动支付的优势体现在哪些方面？
2. 医药移动支付未来发展会有哪些变革？

第七章　网络营销

【学习目标】

1. 掌握医药电子商务的网络营销特点。

2. 掌握药品网络营销策略，熟悉网络营销策略的概念、特点及其应用。

3. 了解药品网络营销发展历程、网络营销市场分析方法等。

【引导案例】

壹药网：独立物流高效配送，药品品类占优势

壹药网（原 1 号药网）隶属于广东壹号大药房医药连锁有限公司，公司总部位于上海，在广州、北京设有分公司，2010 年获得国家食品药品监督管理局颁发的《互联网药品交易许可证》。壹药网前身是 1 号店的医药频道，从 1 号店独立后，壹药网凭借多年积累的医药行业、电商运营、物流及其他各方面经验独立运营，并于 2015 年 1 月完成 C 轮融资，融资金额为 4.5 亿元。

2015 年 6 月壹药网与广东省第二人民医院合作，通过双方推出的网络医院平台，患者可以在网上挂号，通过视频、语音等工具，向医生讲述自己的病情；医生可以通过网络听诊器等工具对患者病情进行诊断并开具药单及购药，一站式解决看病购药全过程。

壹药网作为广州壹号大药房医药连锁有限公司重点业务之一，与移动端 1 号药店共同推动公司 B2C 业务部分发展。除 B2C 外，广州壹号大药房医药连锁有限公司还有 B2B、服务终端和线下实体药店三部分业务，大健康产业布局全面，推进产业链上下游的打通。现阶段服务业务中的线上问诊移动端 App 易诊表现突出，在同类 App 中处于领先位置。

第一节　医药网络营销概述

由于互联网技术、电子通信技术的发展，产生了高速发展的电子商务，实现了动动手指就能购物的生活方式，出现了天猫、京东公司推出的当日达、极速达之类的服务。互联网服务正向医药品类延伸，随着医药卫生体制改革的推进、"互联网＋医药"的发展、互联网医疗、可穿戴式设备、大数据、云计算、人工智能、跨界合作等新技术与新思维，使医药网络营销得到快速发展。

医药网络营销不是传统市场营销的简单延续和扩展。网络市场，既是虚拟的新型市场，也具有传统市场的一般特征，如果简单套用传统的市场营销战略和市场营销策略，不适应网络虚拟市场的变化，也是难以成功的。因此，医药网络营销需要树立新观念，开创新思维，研究新方法，采用新策略，创造新成绩。

一、医药网络营销的定义

以互联网手段开展的营销活动都可以称为网络营销。网络营销在国外有多种表述，e-Marketing、Cyber Marketing、Internet Marketing、Network Marketing 等，"e"即是电子化、信息化和网络化，体现了互联网的特点。

医药网络营销就是以互联网为媒介，用互联网理念、互联网方法、互联网手段实施传播医药信息、进行消费者健康教育、推送移动医疗服务等医药营销活动，促成消费者或组织实现医药产品交易的活动。

医药网络营销的本质是营销，企业使用电子化、信息化、网络化的手段，通过互联网开展医药产品信息服务和医药产品销售，引导医药产品或服务从生产者、经营者转移到消费者的过程。即是以互联网手段，达到医药营销的目的，都可以称为医药网络营销。

二、医药网络营销产生的条件

网络营销是以互联网为基础的营销，以电子化、信息化、网络化为代表的信息技术迅猛发展，互联网的普及，为医药网络营销创造了条件。

1. 互联网技术是发展医药网络营销的前提 随着科技的进步，现代电子科技技术、通信技术的卓越发展，以及互联网的普及使得医药网络营销有了发展的前提条件。

2. 电子商务的快速发展是医药网络营销发展的基础 从 1997 年最早的中国商品订货网（CGOS）开始，到 2003 年淘宝网、易趣网等电子商务平台汇总销售额不足 1 亿元，到阿里巴巴 2016 年的财年（2015 年 4 月至 2016 年 3 月）交易额突破了 3 万亿元，占 2015 年社会零售总额的 10%。医药是特殊商品，电子商务的高速发展势必冲击医药营销方式改革，催生医药网络营销，虽然目前医药网络销售占比还很小。

3. 消费者对医药网络营销的需求是推动医药企业开拓网络营销的动力 互联网使得全球化进一步发展，时间和空间都不再是消费者购买消费品的障碍。由于互联网的快速发展，消费者通过互联网能够更好地追求个性化的消费，追求更加便捷的消费。通过互联网搜索引擎，消费者可以快捷检索到所需商品的资料和价格等信息，满足消费者的知情权。借助互联网提供的完整商品信息、方便的支付方式、快捷的物流配送，使网络营销的消费者有了很好的消费体验。普通消费品的网络营销是最好的消费者教育，消费者也希望在医药领域推广网络营销服务方式，消费者对医药网络营销的需求是推动医药企业开拓网络营销的动力。

4. 企业期望网络营销能够拓展新的市场是医药网络营销发展的内驱力 电子商务的发展，使受地域阻隔造成的商品交易及形成的少部分商家企业在某一地域和市场相对垄断的经营模式难以继续，医药网络营销使消费者更方便快捷地享受健康服务，形成的医药网络营销市场越来越大，企业不仅把医药网络营销作为扩大销售的新渠道，而且作为一个可以快速成长的新市场来对待，是医药经营新的利润源。医药企业应积极投入，拓展医药网络营销市场，谋求扩大在医药市场中的份额。可见，企业期望网络营销能够拓展新的市场是医药网络营销发展的内驱力。

5. 互联网快捷的支付方式是医药网络营销发展的催化剂 互联网催生了消费支付方式改革，出现了支付宝等新的金融支付工具，使网络销售支付手段更加方便快捷，使网络销售结算更加快捷，提供的到货确认付款使网络营销资金更加安全，互联网金融是医药网络营销快速发展的催化剂。

6. 医药物流的发展是医药网络营销发展的保障　第三方物流，特别是快递业务的发展，大大缩短了配送商品的时间。医药产品是特殊商品，目前尚未出现专业的第三方医药产品快递企业专营医药网络销售的配送业务，一些药品对库房和运输车辆的温度、湿度、光照等有特殊要求，一般的第三方物流企业需另外申请GPS认证，即药品经营质量管理规范认证，才能获得药品配送资格。但快捷的速递服务与网络营销的线上信息服务、线下联网药店就近配送相结合，形成医药网络营销新的物流方式，特别是冷链物流的快速发展，大大缩短了冷链药品配送时间，对药品配送的安全性有了保障。可见，医药物流的发展是医药网络营销发展的保障。

7. 互联网移动医疗的发展为医药网络营销全面放开提供了可能　以处方药网络销售为例，由于药品实行分类管理，处方药需要凭医生处方才能销售，目前的医药网络营销难以实现消费者点击购买处方药。随着互联网医疗发展，甚至通过App就能够实现不受时间、空间限制的医疗活动，取得互联网医疗机构或医生的处方，也能够方便获得互联网药店值班执业药师的审方和用药指导，实现互联网处方药交易。

互联网的发展、电子商务的兴起、支付方式的改变、医药物流的变化、移动医疗的突破等，将使医药网络营销越来越发达。

【信息框】

九州通医药集团的"互联网+"之路

九州通医药集团成立于1999年3月，总部位于武汉，是一家面向医疗机构、批发企业、零售药店的销售中西药、器械的大型医药商业企业集团，在全国设立27家省级子公司（二级公司）、43家地市级子公司（三级公司）及近400个终端配送点，开办零售连锁药店850家，经营品种达20多万种。九州通医药集团重视发展医药电子商务，将医药电商及互联网大健康服务作为公司未来重点发展的战略方向，积极探索"互联网+"转型发展。2000年，九州通医药集团成立了电子商务公司，九州通搭建了领先的电子商务平台，率先获得《互联网药品交易服务资格证书》（B2B模式、B2C模式），是全国少数同时具备B2B、B2C、O2O业务模式的企业之一。2009年北京九州通公司通过电子商务B2C认证，2010年有13家二级公司、30余家三级公司实现B2B网上交易网上支付一体化流程，覆盖全国80%行政区域、5万家在线会员。2011年7月，九州通与京东商城合作，打造"京东好药师网"，实施B2C发展模式。为提升垂直电子商务的销售额，九州通整合线上、线下资源，建立集医药线上查询与导购系统、现代仓储物流配送、线下实体连锁药房于一体的医药O2O在线导购服务平台，实现医药O2O电子商务模式。目前，九州通拥有"九州通医药电子商务交易平台""好药师网上药店""好药师去买药"3个电商平台，"健康998"电商平台整合了好药师大药房连锁有限公司、好药师大药房（线上公司）、九州通健康管理有限公司、武汉麦迪森电子商务有限公司、远程医疗事业部，融合了线上线下，更好地提供全面健康服务。九州通中药材电子商务有限公司开发的"珍药材"，完成了PC端到移动端平台布局，并建立了自主产权B2B支付平台"珍药宝"。九州通探索"互联网+"发展之路，取得了不错的营销业绩。随着大健康产业的发展、医药政策的进一步利好、新的信息技术在医药流通行业的应用及用户习惯的改变，医药行业的电商市场规模必将有巨大的提升。而积极利用"互联网+"工具的医药企业也将在激烈的医药电商市场中更有竞争力。

三、医药网络营销的主要内容

医药网络营销的内容非常丰富，主要包括以下内容：

1. 开展网络市场调查　主要利用互联网交互式信息沟通渠道来实施调查活动，重点是如何利用有效工具和手段实施市场调查和收集整理资料。医药网络市场调查可以在更大的范围，使用更加便捷的调查工具，利用大数据分析和数字挖掘技术，提高医药网络市场调查的成效。

2. 进行网络消费者行为分析　互联网作为信息沟通工具，建立网络虚拟空间，意见领导者对虚拟社区的群体消费有较大影响。很多医药消费者都有某种程度或某个方面的习惯性消费，分析网络虚拟社区的医药消费者需求特征、购买动机和购买行为模式是医药网络消费者行为分析的关键。

3. 制定网络营销战略　基于互联网调查和大数据分析结果，对医药网络消费者进行有效市场细分，选择企业能够开发的医药产品目标市场，根据目标消费者群的消费需要，研发符合目标消费者个性化的需要，采取差别化的医药产品网络营销定位，使医药网络营销战略更有针对性和实效性。

4. 调整网络营销策略　围绕网络营销目标，医药网络营销必须采取与企业经营实际相适应的营销策略。利用网络营销信息有效沟通的优势，开发具有互联网特点的医药产品和服务，重新考虑传统产品的设计、开发、包装和品牌的调整，实施网络产品营销策略；兼顾互联网对企业定价的影响和互联网独特的免费策略，实施网络价格策略；网络营销改变了传统营销渠道的多层次选择、管理与控制困难，最大限度降低了营销渠道的费用，实施医药网络渠道策略；发挥互联网双向沟通优势，开展网络促销活动，通过简单、高效和廉价的直接交流，实现网络促销目标。

5. 管理与控制网络营销　网络营销作为互联网开展的营销活动，医药产品面临传统营销活动无法碰到的新问题，如处方药的药学服务、网购医药产品的质量保证、消费者隐私保护、信息安全和资金安全等问题。

第二节　医药网络营销的特点与功能

一、医药网络营销的特点

与传统的医药市场营销相比，医药网络营销的特点有：

1. 超越时空限制　传统的营销具有时间和空间的限制，只能在特定的时间、特定的地点对一部分人进行宣传；而网络营销通过互联网传递交流信息，信息传播不受时间和空间的限制，可以通过互联网把企业和产品的信息24小时不间断地传播到世界各地，任何人在任何地点都可以通过互联网阅读信息。传统市场营销都是在有形的市场里，在交易双方知情同意下发生交易行为，而网络营销拓展了交易的渠道，选择渠道多样化，可在网上交易也可在网下交易，选择性更广、更方便。互联网具有能够超越时间约束和空间限制进行信息交换的特点，使得医药网络营销脱离时空限制进行交易，医药营销的范围不再局限于传统市场，企业有了更多时间和更大空间进行营销，可以借助互联网实现提高市场份额的营销目标。

2. 传播媒介的多样性　互联网使网络宣传进入富媒体（Rich Media）时代，互联网信息传播采用多媒体（二维和三维动画、影像及声音等）技术，以丰富的传播媒介传达广告主的信息及与用户进行互动，给消费者带来全方位感官的接触，使宣传效果达到最大化。医药网络营销信息被设计成多媒体互联网信息，使医药产品信息能以多种形式存在和交换，可以充分发挥营销人员的创造性和能动性。互联网使得用户随时检索信息成为可能，网络营销可以将文字、声音、图片完美地结合之后供用户主动检索。用户可以根据需要，上网快速搜索商品信息，重复观看。而传统的电视、广播广告只是让广告受众被动地接受广告内容，如果错过广告时间，就不能再得到广告信息。

3. 信息沟通的双向性　传统医药营销中，医药企业通过广告等方式把医药产品的相关信息传递给消费者，信息传递具有单向性。而医药网络营销的信息沟通方式更加多样，网络营销可以实现信息互动传播，医药企业通过互联网展示商品图像，商品信息资料库提供有关的查询，开展各项药学服务，用户通过在网上点击鼠标，可以获取需要的详细信息；另外，企业可以通过用户网上填写的资料、查询记录等，及时了解用户的个人信息和需求信息，实现供需互动，引导消费。交易双方利用电子化手段、互联网技术，采用交互式信息传递，网络营销的交互性缩短了企业和用户之间的距离，有利于提高用户的满意度和忠诚度。可见，医药网络营销的信息沟通具有双向性。

4. 市场潜力巨大　互联网用户数量的急剧增长，使网络营销的潜在消费者数量急剧增长。互联网使用者已经由知识阶层、年轻人为主，向多元化、全民性发展，互联网使用者购买力强而且具有很强的市场影响力，是极具开发潜力的市场，具有高成长性。由于受到政策限制、药品特殊性等因素的制约，市场潜力巨大，但尚未激发。

5. 营销渠道变短　从营销渠道角度，网络市场营销与传统市场营销有了很大变化。传统医药营销渠道以间接渠道为主，医药产品从生产者到达消费者手中，中间要经过多个环节，而医药网络营销已经实现从经营企业医药产品直接营销，缩短营销渠道，企业通过网络简化交易过程，从而实现低成本交易，提高医药产品的价格竞争能力。

6. 促销更具针对性　医药网络营销改变了传统市场营销的促销方式。医药产品网络交易对象发生了变化，网络消费客户有其特定的消费心理与消费习惯，促销方式可通过互联网实现一对一促销，这是一种理性的、消费者主导的、非强迫性的、循序渐进式的促销方式，是一种低成本与人性化的促销，通过与消费者的交互式沟通，了解消费者的需求，在针对性地提供促销信息，促成交易的实现，也有利于与消费者建立长期良好的关系，避免推销员强势推销的干扰。

7. 服务更周到　互联网是一种功能强大的营销工具，它同时兼具渠道、促销、电子交易、互动顾客服务及市场信息分析等多种功能。网络营销的交互性，使得医药企业能够为每一位消费者提供更好的售前、售中和售后服务。互联网通过提供众多的免费服务可以建立完整的用户数据库，包括用户的地域分布、年龄、性别、收入、职业、爱好等，这些资料可帮助企业分析市场。它所具备的一对一营销服务能力，能够提高用户的满意度，这正是符合定制营销与直复营销的未来趋势。

8. 成交率高　互联网上的信息可以瞬间传递到世界各地，企业通过互联网便可以向世界各地的用户快速提供自己的产品或服务信息。计算机可储存大量的信息待消费者查询，可传送的信息数量与精确度远超过其他媒体，并能应市场需求，及时更新产品或调整价格，因此能及时有效了解并满足顾客的需求。

9. 成本的经济性　网络营销有助于降低营销成本。①医药企业通过互联网进行信息交换，如以信息发布和电子邮件代替以前的实物交换，可以减少印刷与邮递成本，企业可以低成本传递信息。②医药网络营销可以使医药企业实现无店面销售，免交租金，节约水电与人工成本。③医药企业通过网络简化交易过程，减少由于迂回多次交换带来的损耗，体现互联网交易的经济性。④企业通过在线客户服务，可以降低客户服务的成本。

医药网络营销与传统的市场营销相比，具有突破时间、空间制约和方便快捷交易等特点，具有明显的市场优势，将成为消费者购买医药产品新的网络市场。

二、医药网络营销的功能

网络营销的功能很多，主要具有八大基本功能，即：拓展品牌、信息搜索、信息发布、网上调研、销售促进、网络销售、顾客关系管理、顾客服务等（图7-1）。

1. 拓展品牌　互联网对于塑造品牌形象、提升品牌的核心竞争力、打造品牌资产具有其他媒体不可替代的效果和作用。互联网不仅给品牌带来了新的生机和活力，而且推动和促进了品牌的拓展和扩散。网络营销的重要任务之一就是在互联网上建立并推广企业的品牌，以及让企业的网下品牌在网上得以延伸和拓展。网络营销为企业利用互联网建立品牌形象提供了有利的条件，无论是大型企业还是中小型企业都可以用适合自己企业的方式展现品牌形象。网络品牌建设是以企业网站建设为基础，通过一系列的推广措施，达到顾客对企业的认知和认可。网络品牌价值是网络营销效果的表现形式之一，通过网络品牌的价值转化实现持久的顾客关系和更多的直接收益。

2. 信息搜索　即网站推广功能。流量是网络营销的前提条件之一，获得必要的访问量是网络营销取得成效的基础。中小型企业，由于经营资源的限制，发布新闻、投放广告、开展大规模促销活动等宣传机会比较少，通过互联网手段进行网站推广的意义显得更为重要。即使对于大型企业，网站推广也是非常必要的，事实上许多大型企业虽然有较高的知名度，但网站访问量并不高。因此，网站推广是网络营销最基本的职能之一，是网络营销的基础工作。

网站推广离不开信息搜索。网络为市场营销提供了海量的信息资源。利用多种搜索手段，营销人员主动、积极地获取产品、厂家、价格等有用信息。信息的搜索功能是网络营销进击能力的一种反映。在网络营销中，医药企业利用多种搜索方法，积极主动地获取有用的信息和商机，主动地进行价格比较，主动地了解对手的竞争态势，主动地通过搜索获取商业情报，调整营销策略。随着信息搜索功能由单一向集群化、智能化的发展，以及向定向搜索技术的延伸，使网络搜索的商业价值得到了进一步的扩展和发挥，寻找网上营销目标将成为一件简单的事。

3. 信息发布　发布信息是网络营销的主要方法之一，也是网络营销的一种基本职能。网络营销的基本思想就是通过各种互联网手段，将企业营销信息以高效的手段向目标用户、合作伙伴、公众等群体传递，因此，信息发布就成为网络营销的基本职能之一。无论哪种营销方式，都要将一定的信息传递给目标人群，营销人员通过网络发布产品供销信息，将相关信息传递给目标人群，发布信息后，可主动跟踪，及时回复，提高信息发布效率。互联网为企业发布信息创造了优越的条件，不仅可以将信息发布在企业网站上，还可以利用各种网络营销工具和网络服务商的信息发布渠道向更大的范围传播信息。网络营销所具有的强大信息发布功能，是任何一种营销方式都无法与之媲美的。网络营销可以把信息发布到全球任何一个地点，既可以实现信息的广覆盖，又可以形成地毯式的信息发布链。既可以创造信息的轰动效应，又可以发布隐含信息。信息的扩散范围、停留时间、表现形式、延伸效果、公关能力、穿透能力都是最佳的。更加值得一提的是，在网络营销中，网上信息发布以后，可以主动地进行跟踪，获得回复，可以进行回复后的再交流和再沟通。

4. 网上调研　网络营销中的商情调查具有重要的商业价值。对市场和商情的准确把握，是网络营销中一种不可或缺的方法和手段，是现代商战中对市场态势和竞争对手的一种电子侦察。通过网络了解商情，研究市场发展趋势，分析顾客心理，了解竞争对手动态是确定竞争战略的基础和前提。网上市场调研具有调查周期短、成本低的特点，通过在线调查或者电子询问调查表等方式，不仅可以省去大量的人力、物力，而且可以在线生成网上市场调研的分析报告、趋势分析图表和综合调查报告。其效率之高、成本之低、节奏之快、范围之大，都是以往其他任何调查形式所不能比的。这就为医药企业提供了快速市场反应能力，为企业的科学决策奠定了坚实的基础。网上市场调研与网络营销的其他职能有同等地位，既可以依靠其他职能的支持而开展，同时也可以相对独立进行，网上调研的结果反过来又可以为其他职能更好的发挥提供支持。

5. 销售促进　市场营销的基本目的是为最终增加销售提供支持，网络营销也不例外。各种网络营销手段大都直接或间接具有促进销售的效果，同时还有许多针对性的网上促销手段，这些促销方法并不限于对网上销售的支持，事实上，网络营销对于促进网下销售同样很有价值，网上与网下销售相结合，共同实现销售促进。

6. 网络销售　网络销售是企业销售渠道在网上的延伸，一个具备网上交易功能的企业网站本身就是一个网上交易场所，网上销售渠道建设并不限于企业网站本身，还包括建立在专业电子商务平台上的网上药店，以及与其他电子商务网站的合作等，例如天猫药店、壹药网。因此，网络销售并不仅仅是大型企业才能开展，不同规模的企业都有可能拥有适合自己需要的在线销售渠道。

7. 顾客关系管理　顾客关系管理是网络营销取得成效的必要条件，是企业的重要资源。网络营销可以为建立和稳定顾客关系，提高顾客满意度和忠诚度提供更为有效的手段。顾客是企业重要资源，在网络营销中，通过顾客关系管理，将顾客资源管理、销售管理、市场管理、服务管理、决策管理集于一体，将原本疏于管理、各自为战的销售、市场、售前和售后服务与业务统筹协调起来。通过订单跟踪，帮助企业监控订单的执行过程；规范销售行为，了解新、老顾客的需求，提高顾客资源的整体价值，又可以避免销售隔阂，帮助企业调整营销策略。收集、整理、分析顾客反馈信息，全面提升企业的核心竞争能力。顾客关系管理系统还具有强大的统计分析功能，为企业提供"决策建议书"，以避免决策的失误，为企业带来可观的经济效益。顾客关系对于开发顾客的长期价值具有至关重要的作用，通过网络营销的交互性和良好的顾客服务手段，增进顾客关系成为网络营销取得长期效果的必要条件。

8. 顾客服务　互联网提供了更加方便的在线顾客服务手段，从形式最简单的 FAQ（常见问题解答），到电子邮件、邮件列表，以及在线论坛和各种即时信息服务、社区论坛等，还可以获取在线收听、收视、订购、交款等选择性服务，送货到家的上门服务，等等，使企业更方便地与客户沟通。在线顾客服务具有成本低、效率高的优点，在提高顾客服务水平方面具有重要作用，同时也直接影响到网络营销的效果。因此，在线顾客服务成为网络营销的基本组成内容。网络营销提供的不是一般的服务功能，而是一种特色服务功能，服务的内涵和外延都得到了扩展和延伸，不仅极大地提高顾客的满意度，使以顾客为中心的原则得以实现，而且顾客也成为商家的一种重要的战略资源。

网络营销会极大地提高营销者的获利能力，使营销主体提高或获取增值效益。这种增值效益的获得，不仅由于网络营销效率的提高，营销成本的下降，商业机会的增多，更由于在网络营销中，新信息量的累加，会使原有信息量的价值实现增值，或提升其价值。

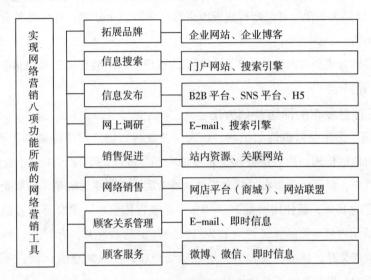

图 7 - 1　常用网络营销工具

第三节　医药网络营销手段与方法

常用的网络营销手段主要包括公司网站营销、电子邮件营销、搜索引擎优化、产品介绍、网上市场调查、B2B 网站发布信息、交换链接、电子论坛、博客营销等。其中医药生产企业网络营销常用的手段包括：公司网站营销、电子邮件营销、B2B 网站发布信息、官方网站登录注册等。

1. 公司网站营销　公司网站营销是建立相关的中外文网站，达到与客户信息沟通的目的。我国医药生产企业已经意识到建立公司网站营销的重要性，大多数已具有自己的网站，但是其网站往往更新不及时，形式也比较单一，不够醒目，同时缺少双向的信息沟通。部分医药生产企业只有中文网站，没有外文网站。

2. 电子邮件营销　电子邮件营销是指在取得用户许可情况下通过电子邮件的方式向目标用户传递价值信息的一种网络营销手段。我国大部分医药生产企业利用电子邮件进行营销，虽然电子邮件营销具有强大的作用，但是这种营销手段具有时间的滞后性及操作的复杂性两个弊端。

3. B2B 网站发布信息   B2B 网站发布信息是指企业与企业之间通过互联网进行产品、服务及信息的交换。例如，国内著名电子商务网站阿里巴巴是一个 B2B 平台，各类医药生产企业可以通过阿里巴巴进行企业间的电子商务，如：发布和查询医药原材料、成品药的供求信息，与潜在客户进行在线交流和商务洽谈等。我国部分医药企业通过 B2B 平台发布产品信息和企业信息提高其营销效果，但是由于 B2B 平台的竞争对手过多，往往会造成价格的竞争过于激烈使得企业利润微薄。

4. 官方网站登录注册   所谓官方网站是指网络上对主办者所持有网站约定俗成的一种称谓，表示该网站专属主办者意志的体现，带有专用权威的意思。医药生产企业通过在官方网站登录注册提高其知名度，同时也能够浏览其他会员的信息。如：中国医药网以其自身强大的"资讯与媒体"优势为平台，对医药行业资源进行科学的、充分的、有机的整合，促进医药行业的企业信息沟通。

医药网络营销方法是对网络营销工具和资源的利用，以网络营销工具为基础，可以对网络营销方法有不同的分类。

（一）基于信息发布的网络营销方法

1. 微博营销   指企业以微博为工具，扩大企业宣传，创立网络品牌的重要手段。因此，微博营销注重价值的传递、内容的互动、系统的布局、准确的定位，注重企业宣传信息的表达。在实际运营中，由于企业多通过软文实现微博功能，需要注意的是，一般企业宣传信息不能超过微博信息的 10%，最佳比例是 3% ~ 5%。企业宣传信息，主要是融入粉丝感兴趣的内容，或通过"活动内容＋奖品＋关注（转发/评论）"的活动展开，有时通过赠送奖品更吸引粉丝的眼球，赠送奖品，认真回复留言，用心感受粉丝，换取情感的认同，才能拥有更多粉丝，扩大微博影响，提升微博商业价值。

微博营销也有明显的缺陷，就是有效粉丝数不足、微博内容更新过快等。2012 年 12 月以后，新浪微博推出企业服务商平台，为企业在微博上进行营销提供更好的服务。

2. 微信营销   顾名思义就是以微信为工具开展的网络营销方法。微信是一种网络即时交流工具，用户通过注册，可与周围同样注册的"朋友"形成一种联系，用户订阅自己所需的信息，商家通过提供用户需要的信息，在朋友圈中推广自己的产品，从而实现点对点的营销。

微信营销主要体现在以 Android 系统、ios 系统的手机或者平板电脑中的移动客户端进行的区域定位营销，商家通过微信公众平台，结合微信会员云营销系统展示商家微官网、微会员、微推送、微支付、微活动、微 CRM、微统计、微库存、微提成、微提醒等，已经形成了一种主流的线上线下微信互动营销方式。

微信一对一的互动交流方式具有良好的互动性，精准推送信息的同时更能形成一种朋友关系。基于微信优势，借助微信平台开展客户服务营销比微博更快捷方便。微信因其使用移动客户端，可以与企业服务直接挂钩。如有的医疗机构开展微信营销，开发一个微信应用接口，接入自助挂号、查阅电子病例等功能，把公众微信账号打造成工具，从用户体验入手，养成使用习惯，最终推广开来，达到取代患者使用电话和现场办理业务的传统习惯。

微信营销是点对点精准营销，形式灵活多样。微信拥有庞大的用户群，借助移动终端、天然的社交和位置定位等优势，每个信息都是可以推送的，能够让每个个体都有机会接收到这个信息，继而帮助商家实现点对点精准化营销。但微信营销如果不顾用户的感受，强行推送各种广告信息，会引来用户的反感，凡事理性而为，适可而止。微信，是一种流行的互动工具，让商家与客户回归到最真诚的人际沟通，微信营销才能发挥更好的效果。

3. SNS 营销（Social Networking Services）　即社会性网络服务，是指旨在帮助人们建立社会性网络的互联网应用服务。SNS 营销引入网络社区化的理念，形成一种受用户欢迎的网络交际模式。SNS 营销就是利用 SNS 网站的分享和共享功能，在六度空间理论的基础上实现的一种营销。通过病毒式传播（口碑传播）的手段，让产品被更多的人知道。

4. App 营销　App 营销指的是应用程序营销，这里的 App 就是应用程序 application 的意思。App 营销是将企业的产品、品牌或相关元素借助应用程序表现出来，并在特制手机、社区、SNS 等平台上运行吸引用户下载使用来开展营销活动。

随着移动互联网的兴起，越来越多的互联网企业、电商平台将 App 作为销售的主战场之一。通过 App 进行盈利也是各大电商平台的发展方向。由于手机移动终端的便捷，为企业积累了更多的用户，更有一些不错的 App 使得用户的忠诚度、活跃度都得到了很大程度的提升，从而对企业的创收和未来的发展起到了关键性的作用。

App 营销的特点主要有：

（1）成本低　App 营销的模式，费用相对于电视、报纸，甚至是网络都要低很多，只要开发一个适合于本品牌的应用就可以了，会有一点推广费用，但这种营销模式带来的营销效果是电视、报纸和网络所不能代替的。

（2）持续性　一旦用户将应用下载到手机成为客户端或在 SNS 网站上查看，应用中的各类任务和趣味性的竞猜就会吸引用户，那么持续性使用就成为必然。App 本身具有很强的实用价值，用户通过应用程序可以让手机成为一个生活、学习、工作上的好帮手。

（3）促进销售　有了 App 的竞争优势，无疑增加了产品和业务的营销能力。

（4）全面展示信息　移动应用能够全面地展现产品的信息，让用户在没有购买产品之前就已经感受到产品的魅力了，降低了对产品的抵抗情绪，通过对产品信息的了解，刺激用户的购买欲望。

（5）提升品牌实力　移动应用可以提高企业的品牌形象，让用户了解品牌，进而提升品牌实力。良好的品牌实力是企业的无形资产，为企业形成竞争优势。

（6）随时服务　通过移动应用对产品信息的了解，可以及时地在移动应用上下单或者是链接移动网站进行下单。利用手机和网络，制造商与个别顾客之间易于进行交流，顾客喜爱与厌恶的样式、格调和品位等也容易被企业所掌握，这对产品设计、定价、推广方式、服务提供等均有指导意义。

（7）跨越时空　互联网具有的超越时间约束和空间限制进行信息交换的特点，使得脱离时空限制达成交易成为可能，企业能有更多的时间和更多的空间进行营销，可每周 7 天每天 24 小时随时随地提供全球的营销服务。

（8）精准营销　借助先进的数据库技术、网络通讯技术及现代高度分散物流等手段，保障企业和顾客的长期个性化互动沟通，从而不断满足顾客个性需求，建立稳定的企业忠实顾客群，使营销达到可度量、可调控等精准要求，从而达到企业的长期稳定高速发展的需求。

（9）互动性强　这种营销效果是电视、报纸和网络所不能代替的。将时下最受年轻人欢

NOTE

迎的手机位置化"签到"与 App 互动小游戏相结合，融入营销活动。消费者接受"签到玩游戏"任务后，通过手机在活动现场和户外广告投放地点签到，就可获得相应的勋章并赢得抽奖机会。

（二）基于网站推广的网络营销方法

1. 搜索引擎营销（Search Engine Marketing） 搜索引擎营销即搜索引擎优化，是通过对网站结构（内部链接结构、网站物理结构、网站逻辑结构）、高质量的网站主题内容、丰富而有价值的相关性外部链接进行优化而使网站对用户及搜索引擎更加友好，以获得在搜索引擎上的优势排名，为网站引入流量。搜索引擎营销的基本思想是让用户发现信息，并通过（搜索引擎）搜索点击进入网站/网页进一步了解他所需要的信息。搜索引擎推广需要有五个基本要素：信息源（网页）、搜索引擎信息索引数据库、用户的检索行为和检索结果、用户对检索结果的分析判断、对选中检索结果的点击。对这些要素及搜索引擎推广信息传递过程的研究和有效实现就构成了搜索引擎推广的基本任务和内容。因此，搜索引擎营销可以从四个层面把握，一是增加网页的搜索引擎可见性，搜索引擎登录包括免费登录、付费登录、搜索引擎关键词广告等形式，使用好搜索引擎登录方式，提高企业信息在搜索引擎/分类目录中获得被收录的机会；二是提高在搜索引擎的排名，即在被搜索引擎收录的基础上尽可能获得好的排名，由于用户关心的只是搜索结果中靠前的少量内容，如果利用主要的关键词检索时网站在搜索结果中的排名靠后，那么还有必要利用关键词广告、竞价广告等形式作为补充手段来提高排名，如果在分类目录中的位置仍不理想，还可以利用付费等方式获得排名靠前；三是增加网站的访问量，通过搜索结果点击率的增加来达到提高网站访问量的目的，需要从整体上进行网站优化设计，并充分利用关键词广告等有价值的搜索引擎营销专业服务；四是通过访问量的增加转化为企业最终实现收益的提高。从各种搜索引擎目标到产生收益，期间的中间效果表现为网站访问量的增加，网站的收益是由访问量转化所形成的，从访问量转化为收益则是由网站的功能、服务、产品等多种因素共同作用而决定的。

搜索引擎营销追求最高的性价比，以最小的投入获得最大的来自搜索引擎的访问量，并产生商业价值。用户在检索信息所使用的关键字反映出用户对该问题（产品）的关注，这种关注是搜索引擎之所以被应用于网络营销的根本原因。例如在百度中搜索"药店"，搜索结果得到的药店，健一网、金象大药房等知名并且符合资质的网上药店位列搜索结果的前列，这无疑可以引导消费者的选择。

【信息框】

百度竞价排名

百度竞价排名是把企业的产品、服务等通过以关键词的形式在百度搜索引擎平台上做推广，它是一种按效果付费的新型而成熟的搜索引擎服务。用少量的投入就可以给企业带来大量潜在客户，有效提升企业销售额。竞价排名是一种按效果付费的网络推广方式，由百度在国内率先推出。企业在购买该项服务后，通过注册一定数量的关键词，其推广信息就会率先出现在网民相应的搜索结果中，目前已更名为百度推广。

2. 网站资源合作 网站资源合作就是网站相互之间的资源互惠互利的一种合作推广方式，正所谓"人人为我，我为人人"，你帮助我，我帮助你，是共同发展、共同获利的一种营销方法。

目前最简单且应用较广泛的网络资源合作形式是交换链接。网站交换链接是具有一定互补优势的网站之间的简单合作形式，即分别在自己的网站上放置对方网站的 LOGO 或网站名称并设置对方网站的超级链接，使得用户可以从合作中发现自己的网站，达到互相推广的目的。每个企业都拥有自己的客户群，用户就是企业的资源之一，用户越多越好。在互联网中企业完全可以和相关网站进行资源合作。

（三）基于销售促进的网络营销方法

1. 病毒式营销　病毒式营销（Viral Marketing）也可称为病毒性营销，是一种常用的网络营销方法，常用于进行网站推广、品牌推广等，病毒式营销利用的是用户口碑传播的原理，在互联网上，这种"口碑传播"更为方便，可以像病毒一样迅速蔓延，达到一种快速滚雪球式的传播效果。因此病毒式营销（病毒性营销）已成为一种高效的信息传播方式，而且，由于这种传播是用户之间自发进行的，因此几乎是不需要费用的网络营销手段。病毒式营销在于找到营销的引爆点，如何找到既迎合目标用户兴趣又能正面宣传企业的话题是关键，而营销技巧的核心在于如何打动消费者，让企业的产品或品牌深入到消费者心里，让消费者认识品牌、了解品牌、信任品牌到依赖品牌。病毒式营销是网络营销方式中性价比最高的方式之一，深入挖掘产品卖点，制造适合网络传播的舆论话题，引爆企业产品病毒式营销，效果非常显著。

2. H5 营销　H5 原本是一种制作万维网页面的标准计算机语言，由 HTML5 简化而来的词汇，是指第 5 代 HTML。所谓 HTML 是"超文本标记语言"的英文缩写。我们上网所看到网页，多数都是由 HTML 写成的。"超文本"是指页面内可以包含图片、链接，甚至音乐、程序等非文字元素。而"标记"指的是这些超文本必须由包含属性的开头与结尾标志来标记。如今却借由微信移动社交平台，走进大家的视野。

从营销角度来讲，我们不但可以用 H5 在页面上融入文字动效、音频、视频、图片、图表、音乐和互动调查等各种媒体表现方式，将品牌核心观点精心梳理，重点突出，还可以使页面形式更加适合阅读、展示、互动，方便用户体验及用户与用户之间的分享，正是具备了这样的营销优势，H5 技术的运用不但为移动互联网行业的高速发展增添了新的契机，也为移动互联网营销开辟了新渠道。

企业要想应用 H5 营销取得理想效果，第一，要在创意和内容上求新。一个让人眼前一亮的 H5 营销一定是一个富有创意的技术活，要结合品牌特性，达到视、听创新；内容上要做到有趣、好玩、实用、有价值，另外还需紧跟热点，利用热点效应。如此才能吸引用户的眼球，才能促使用户相互分享与传播，达到期望的营销效果。第二，要深挖 H5 营销的价值点。一个好的 H5 营销一定具备打动用户的价值点，尤其是功能型 H5 营销，需要根据品牌的形象定位及受众的特性设计，要将品牌或产品的功能性特征抽象到生活方式或者精神追求的层次，只有这样才能与用户产生共鸣。第三，要从技术上寻求突破。要想让 H5 营销脱颖而出，其核心应用技术也必须"高大上"，充分发挥其多媒体特性、三维图形制作及 3D 特效等功能，而不是仅仅局限在触摸、滑动等传统 PPT 幻灯片的简单操作上。第四，多渠道推广 H5 营销。要充分调动任何可以利用的渠道资源，进行多种形式的推广，比如通过公众号进行图文群发推广、微信群推广、线上线下二维码推广，以及相关群体转发等。另外，可以开展线上线下活动，促进用户形成品牌偏好。

3. 秒杀营销　这是互联网时代所催生的一种新型营销方式，简单地说就是商家的限时大甩卖，它与线下商场超市的促销有两个不同之处：一是限时，而且这个"时间"是以秒来计算的，这是基于互联网和计算机的特殊性质；二是惊人的低价，如一块钱的葡萄酒、一块钱的笔记本电脑，甚至是一块钱的汽车，噱头大，参与者数量众多，不受时间地域的限制。

"秒杀式营销"的本质——以低价引发大量消费者关注，设置定时、定点、定量的购买条件，从而使活动取得巨大的销售业绩和影响力。所以，提升销量和扩大品牌影响力，就是其目的和意义。

秒杀式营销的关键在于推广策略，其推广策略主要有以下两点：

（1）造势　善用社会化媒体制造"病毒"。秒杀式营销要取得好结果，就必须善于借助各种互联网媒体：搜索引擎、社区论坛、QQ 等即时通讯软件、博客、微信、电子商务平台等，只有当这些工具被有效利用了，品牌才能最大化地得到传播。但是传播的速度取决于"内容"，如果仅仅是一则秒杀的广告，那么相信很多网友都已经司空见惯、不屑一顾，但如果是一则能够引起共鸣、极具娱乐效应的"软性广告"，那么情况则大为不同。它可以被受众主动、自发地传播，辐射的范围更广，可信度更高，所以企业一定要在时尚性、娱乐性、创意性三方面下工夫。

（2）互动　设计互联网活动提高"黏性"。实际上，秒杀在互联网营销当中是充当抛砖引玉的作用，毕竟能够秒杀到产品的消费者屈指可数，企业靠秒杀活动聚集大量人气之后，就应该思考如何把这些潜在顾客都留下来继续关注自己，这就要求企业策划一些互动活动，通过好玩刺激的游戏来引发互动。

4. 团购营销　所谓团购网站就是团购的网络组织平台，即互不认识的消费者，借助互联网的"网聚人的力量"来聚集资金，加强与商家的谈判能力，以求得最优的价格。根据薄利多销、量大价优的原理，商家可以给出低于零售价格的团购折扣和单独购买得不到的优质服务。目前在团购类网站中相对成熟的盈利模式主要有以下六种：

（1）商品直销　以"团购"的名义直接在网站上发布商品信息进行直接销售，这里的货源也可以是自己进货或跟商家合作代销，直接获得商品销售利润。商品直销是在网站运作中实现基本盈利的传统方式。

（2）活动回扣　网站作为商家与买家的中间桥梁，组织有共同需求的买家向商家集体采购，事后商家向网站支付利润回报，即大家生活中常见的"回扣"形式。

（3）商家展会　可以不定期举办商家展览交流会，商家可以借此机会进行新产品的推广、试用，可以面对面与客户交流、接受咨询与确定订单并借此了解客户的需求与建议。网站向商家收取展位费获得收益。

（4）广告服务　团购类网站除了具有区域性特征外，它的受众一般都是具备消费、购买能力和购买欲望的人群，对于商家来说定位精准、目标明确、成本低廉，故必将成为商家广告宣传的最佳平台。

（5）售会员卡　"VIP 会员"是用来凸显用户"尊贵身份"的常见方式，在年轻人，特别是学生人群中非常受欢迎。团购网站可以通过发放会员卡的形式来让用户提升"身份"，网站可以为持卡会员提供更低廉的商品价格、更贴心的服务，可以让持卡会员直接在合作的商家实体店铺进行"团购"。

（6）分站加盟　当网站发展到有一定影响力，无形中已经在为企业做项目招商。此时可以提供授权给加盟者成立分站，为加盟者提供网络平台、运作经验、共享网站品牌等。在获得加盟费的同时也扩大了自身规模和影响力。

团购网站的运作、盈利模式不限于以上六种，根据自身的发展状况、环境特点、创新理念，可以产生更多的盈利方式，比如为商家、买家提供更丰富的增值服务等。

团购网给消费者带来的好处主要体现在：①提高消费者的购物效率。在传统购物中，消费者获得商品详细信息的时间成本高，而在网络购物中，消费者虽然获取商品信息很容易，但是由于面临着商品信息的海洋，消费者需要从网页上大量的商品信息中挑选出适合自己的商品，花费在分析、比较、筛选上的时间增多，这无疑降低了消费者的购物效率。而大多团购网站每日一团，每人每天只能参与一次，这样的模式无疑让消费者的选择变得更为简单、有效，从而提高了消费者的购物效率。②降低消费者购物成本。团购网站提供的商品价格折扣，近似于批发价，这显然能让消费者享受到更多的实惠，降低消费者的购物成本。③提高消费者购买决策质量。团购网站可以将有相同购物目标的消费者聚合在一起，消费者与消费者之间可以通过这个平台进行交流，让购买决策质量更高。

团购网给商家带来的好处主要体现在：①降低销售成本，通过团购网站这个平台，可以使商家节省一大笔渠道费用。②加快出货速度，团购网站聚合了大批的消费者，购买数额较大，可以加快商家的出货速度，降低厂商的库存成本，提高存货周转速度和加快资金回笼。③推广新产品，由于团购网站聚集着大量的人气，因此也是一个适合推广新产品的平台。

（四）基于顾客关系与顾客服务的网络营销方法

1. 网络会员制营销　网络会员制营销是指通过计算机程序和利益关系将无数个网站连接起来，将商家的分销渠道扩展到世界的各个角落，同时为会员网站提供了一个简易的赚钱途径，最终达到商家和会员网站的利益共赢。一个网络会员制营销程序应该包含一个提供这种程序的商业网站和若干个会员网站，商业网站通过各种协议和计算机程序与各会员网站联系起来。一个网站注册为某个电子商务网站的会员（加入会员程序），然后在自己的网站放置各类产品或标志广告的链接，以及这个电子商务网站提供的商品搜索功能，当该网站的访问者点击这些链接进入这个电子商务网站并购买某些商品之后，根据销售额的多少，这个电子商务网站付给这些会员网站一定比例的佣金。会员制营销对品牌推广的价值也是显而易见的，拥有大量的会员，实际上也相当于把网络广告投放到所有会员网站上，也是一种节约在线广告支出的重要途径。

2. 网络社区营销　网络社区营销是网络营销的主要营销手段之一。社区就是把具有共同兴趣的访问者集中到一个虚拟空间，达到成员相互沟通的目的。网络社区是网站所提供的虚拟空间，让网民产生互动、情感维系及资讯分享。从网站经营者的角度来看，网络社区经营成功，不仅可以带来稳定及更多的流量，增加广告收入，注册会员更能借此拥有独立的资讯存放与讨论空间，会员多，人气旺，还给社区营销营造了一个良好的场所。一个优秀的网络社区的功能包括电子公告牌（BBS）、电子邮件、聊天室、讨论组、回复即时通知和博客。网络社区主要包括综合性的社区和专业性的社区，专业性的社区分为自己建设网络社区和利用其他网站的专业社区。如新浪网上社区内容囊括了社会生活的方方面面，而阿里巴巴内容定位是网上商人。网络社区营销比较多的，还是像阿里巴巴那样的为广大商人服务的专业性社区，因为其定位比较明确，会员多，且会员比较具有购买能力，商品信息的反应率比较高。

NOTE

3. 邮件营销（E - mail 营销）　　E - mail 营销是指企业通过 E - mail 向用户或顾客发送邮件，推销商品和服务的一种营销方式。在日常生活中，人们经常在自己的电子邮箱中发现一些令人较为心动的商品推介，那便是 E - mail 营销的结果。E - mail 营销的优点主要表现在：一是超低成本，操作简便，适用范围广；二是突破时空的限制，交互式营销方式更为人们所接受，能够帮助企业和消费者保持紧密的联系，同时又可以帮助供应商和潜在的消费者建立长期而紧密的关系；三是操作灵活性较强，当企业要把新开发的产品迅速地推向市场时，只要一按键，客户立刻就能收到信息；四是有利于保护顾客和企业的隐私等。

第四节　网络营销策略

营销策略是企业对其内部与营销目标市场有关的各种可控因素的组合与运用。对于网络营销企业来说，正确的营销策略是保证网络营销成功的关键。每一个网络营销人员都应当深入了解上网用户的情况，定位自己的目标市场，选择适合于本企业产品的销售途径，完善网络营销的策略。

网络营销策略，是企业根据自身所在市场中的地位不同而采取的一系列网络营销方式组合，与传统营销手段有一些差异，会给企业或网站带来巨大的回报。通俗地说，就是为有效实现网络营销的目标，发挥网络营销应有的职能，从而最终实现销售增加和建立持久竞争优势所制定的方针、计划及实现这些计划需要采取的方法。

网络营销是企业在互联网基础上进行的市场营销活动，互联网的商业应用改变了传统的买卖关系，带来了企业的市场营销方式的变革，对市场营销提出了新的要求，互联网广泛的信息技术和市场营销的相互结合、相互作用，形成了网络营销的组合策略。简单地说，网络营销就是基于互联网营造一种在线营销环境。近年来，网络营销的方式越来越多，对应的网络营销策略也越来越丰富化、个性化，总体来讲主要包括产品、价格、渠道、促销和其他策略。

一、网络营销产品策略

网络营销产品是指企业在网络营销过程中为满足网络消费者的某种欲望和需要而提供给他们的企业网站、相关资讯、企业生产的产品与服务的总和。

（一）网络营销产品的特征

网上销售产品的特点其实是由于网络的限制，使得只有部分产品适合在网上销售，随着网络技术发展和其他科学技术的进步，将有越来越多的产品在网上销售。

一般而言，目前适合在互联网上销售的产品通常具有以下特征。

1. 产品性质　　由于网上用户在初期对技术有一定要求，因此用户上网大多与网络等技术相关，因此网上销售的产品最好是与高科技或与计算机、网络有关，这些产品容易引起网上用户的认同和关注。淘宝网曾经做过一个精确的统计，按照成交额排名，淘宝网上最热销的十大商品分别是手机通讯设备、化妆品、笔记本电脑、网络游戏虚拟商品、电脑硬件、数码相机、珠宝首饰、运动健身产品、手机充值/IP 卡、汽车摩托配件。对于许多数字化的产品也可以直接通过网络进行配送，如图书、音乐、火车票、航空机票、文艺演出和体育赛事门票等。另外，近年来兴起的一些有形的医药产品和无形的服务也可以借助网络来实现，如网上药店、中药材电商平台、远程医疗等。

2. 有形产品不能尝试且质量不易检验 在互联网上，信息产品和有形产品的销售是不一样的。信息产品直接在网上销售，而且一般可以试用；而有形产品只能通过网络展示，尽管网络的虚拟性使得顾客可以突破时间和空间的限制，实现远程购物和在网上直接订购，多媒体技术可以充分生动地展示产品的特色，但无法直接尝试和体验。因此，顾客对产品的质量尤为重视，许多购买者只愿意购买信息化、标准化、在购买前无须尝试或体验的产品和服务。

3. 产品式样个性化 互联网对全世界国家或地区进行营销的产品要符合该国家或地区的风俗习惯、宗教信仰和教育水平。网上销售产品在注意全球化的同时也要注意产品的本地化。同时，由于网上消费者的个性化需求，网络营销产品的样式还必须满足购买者的个性化需求。

4. 购买者重视产品品牌 在网络营销中，生产商与经销商的品牌同样重要。一方面，要想在网络上获得浏览者的注意，必须拥有明确、醒目的品牌；另一方面，由于网上购买者可以面对很多选择，同时网上的销售无法进行购物体验，因此购买者对品牌比较关注。

5. 产品包装质量要高 作为通过互联网经营的针对全球市场的产品，其包装质量要好，且必须适合网络营销的要求，如专业快递的包装要求。在当前网络营销中因物流配送过程中包装的问题、包装导致的商品质量问题引起了大量的顾客不满。

6. 目标市场范围大 网上市场是以网络用户为主要目标的市场，在网上销售的产品要覆盖广大的地理范围，如果产品的目标市场比较狭窄，则应该采用传统营销策略。

7. 产品定价低 互联网作为信息传递工具，在发展初期是采用共享和免费策略发展而来的。一方面网上用户比较认同网上产品低廉的特性；另一方面，由于通过互联网进行销售的成本低于其他渠道的产品，因此在网上销售的产品一般采用低价位定价。

8. 网上企业和顾客可以随时随地进行产品信息交换 由于互联网体现的信息对称性，企业和顾客可以随时随地进行信息交换。在产品开发中，企业可以迅速向顾客提供新产品的结构、性能等各个方面的材料，并进行市场调查，顾客可以及时将意见反馈给企业，从而大大提高企业开发新产品的速度，也降低了开发新产品的成本。

通过互联网，企业还可以迅速建立和更改产品项目，并应用互联网对产品项目进行虚拟推广，从而以高速度、低成本实现对产品项目及营销方案的调研和改进，并使企业的产品设计、生产、销售和服务等各个销售环节能共享信息、互相交流，促使产品开发从各个方面满足顾客需要，以最大限度地实现顾客满意。

（二）完整的网上产品概念

在传统市场营销中，产品满足的主要是消费者的一般性需求，主要包括三个层次，即：核心产品层次、形式产品层次、延伸产品层次。在网络营销中，这三个产品层次仍然起着重要作用，但产品设计和开发的主体地位已经从企业转向顾客，企业在设计和开发产品时还必须满足顾客的个性化需求，这就需要在原产品层次上再增加两个层次，即期望产品层次和潜在产品层次（图7-2）。

1. 核心产品层次 核心产品，即顾客真正需要的基本服务或利益，这是产品最基本的层次，是满足顾客需要的核心内容，即顾客要购买的实质性的东西。如旅馆——休息与睡眠；药品——预防、治疗、诊断人的疾病。

NOTE

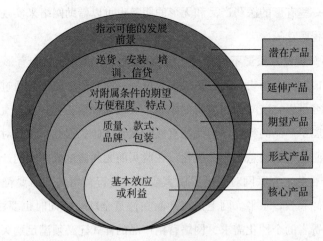

图7-2 完整产品概念图

2. 形式产品层次 形式产品，是整体产品的第二个层次，是实现核心利益所必需的基础产品的基本形式，也即核心产品具体的载体体现。它包括产品的质量水平、款式、特色、品牌和包装等。如旅馆——床、浴室、毛巾、衣柜、厕所等；药品——剂型、规格、功能与主治、用法与用量、产地、生产厂家等。

3. 期望产品层次 期望产品，即购买者在购买产品时通常期望或默认的一组属性或条件，包括对可购产品的质量、使用方便程度、特点等方面的期望值，期望产品可以使顾客获得满意感。如旅馆——干净的床、新的毛巾、清洁的厕所、相对安静的环境；药品——合适的剂型、良好的口感、绝佳的效果、较小的毒副作用、知名厂家生产等。

4. 延伸产品层次 延伸产品，又称附加产品，是顾客在购买产品时所得到的附加服务或利益，以便把该公司的产品和竞争者的产品区别开来。延伸产品可以使顾客获得惊奇和高兴。如旅馆——网络接口、鲜花、结账快捷、美味的晚餐、优良的服务等；药品——药品的会员抽奖活动、附赠的健康常识、免费送货、用药指导等。

5. 潜在产品层次 潜在产品，是在延伸产品层次之外，由企业提供能满足顾客潜在需求的产品层次，最终可能发展成为未来产品的潜在部分，它是现有产品的一种增值服务。如彩色电视机可能发展为录放映机、电脑终端机等。

（三）网络营销产品分类

从理论上来说，任何形式的产品都可以在网络上销售，但由于受到现阶段网络发展水平的限制，只有部分商品可以在网络上进行销售。但随着时间的推移和时代的发展，将会有越来越多的商品可以在网络上销售。从不同的角度可以将网络上销售的产品划分为不同的类别，以此来研究网络消费者的行为，采取适合的营销方式。

1. 实体产品和虚体产品 按产品的特性和配送方式的不同，可以分为两大类：实体产品和虚体产品。实体产品是指有具体物理性状的物质形态产品，很难通过网络直接交货，需要利用传统渠道配送。虚体产品是无形的，即使表现出一定形态也是通过其载体体现出来的，如存储在磁盘上的计算机软件。虚体产品又进一步划分为软件和服务。服务又可以划分为普通服务和咨询服务。虚体产品可以跨越时空界限进行快捷的交易，可以直接在网络上完成交易（表7-1）。

表 7 – 1 网络营销产品的分类

产品形态	产品品种		产品
实体产品	普通产品		消费品、工业品、旧货等
虚体产品	软件		计算机软件、电子游戏等
	服务	普通服务	远程医疗、法律援助、航空/火车订票、入场券预定、饭店/旅游服务预约、医院预约挂号、网络交友、电子游戏等
		信息咨询服务	法律咨询、医药咨询、股市行情咨询、金融咨询、资料库检索、电子新闻、电子报刊、研究报告、论文等

2. 功能性产品和享受性产品 根据产品为消费者带来的价值类型分为功能性产品和享受性产品。功能性产品强调功能或绩效，如微波炉、计算机、家用电器等；享受性产品强调满足快乐的欲望或自我表现，如美容服务、化妆品或奢侈手表等。两者的区别在于前者主要是以带来的实际功能价值为主，后者主要是以产生快乐体验为主。

3. 搜寻品、经验品和信任品 根据消费者对产品品质或属性的了解方式，Nelson 将产品分为搜寻品和经验品，在此基础上，Darby 和 Kami 又区分出信任品。这种分类方法与信息因素密切相关，而网络市场的信息不对称程度又非常严重，因而受众多学者青睐。搜寻属性指消费者在购买之前通过观察就能了解的属性，如衣服的款式、颜色。搜寻品通常意味着高度的标准化和性能上的较小变化。经验品是指消费者在购买或使用后才能确定质量的产品，如汽车的耗油性。经验品的属性具有内在的主观性，涉及更多的不确定性。信任品是指那些即便在消费者使用了产品或服务后，仍然不能得到客观证实的产品属性，普通消费者无法验证某种产品所具有某种特性的质量如何，通常只能给予信任。信任品通常具有专业背景，如医疗服务和养老计划，因为消费者通常没有评估它们的专业知识。

（四）品牌策略

网络营销的重要目的之一就是在互联网上建立并推广企业的品牌，知名企业的网下品牌可以在网上得以延伸，一般企业则可以通过互联网快速树立品牌形象，并提升企业整体形象。网络品牌策略是企业以网站建设为基础，借助一系列的网络技术，达到顾客和公众对企业的认知和认可。从一定程度上说，网络品牌的价值甚至高于通过网络获得的直接受益。

网络品牌可以包含三个方面内容：

1. 网络品牌要有一定的表现形态 一个品牌之所以被认知，首先应该有其存在的表现形式，也就是可以表明这个品牌确实存在的信息，即网络品牌有可认知的、在网上存在的表现形式，如：域名、网站（网站名称和网站内容）、电子邮箱、网络实名、通用网址等。

2. 网络品牌需要一定的信息传递手段 仅有网络品牌的存在并不能为用户所认知，还需要通过一定的手段和方式向用户传递网络品牌信息，才能为用户所了解和接受。网络营销的主要方法如搜索引擎营销、许可 E – mail 营销、网络广告等都具有网络品牌信息传递的作用。

3. 网络品牌价值的转化 网络品牌的最终目的是获得忠诚顾客并增加销售，因此网络品牌价值的转化过程是网络品牌建设最重要的环节之一。用户从对一个网络品牌的了解到形成一定的转化，如网站访问量上升、注册用户人数增加、对销售的促进效果等，这个过程也就是网络营销活动的过程。

企业要建立成功的网络品牌有关键的两步：

NOTE

第一，核心承诺。该承诺必须以真实的、富有特色的价值提案吸引目标客户。

第二，履行承诺。网络品牌做出的承诺并不是互联网特有的，但互联网作为新媒体的特殊之处在于拥有无可比拟的互动能力，可以快速、可靠、方便地履行承诺并有利可图，其规模之大、范围之广令传统对手无力反击。实际上，这也意味着承诺必须被转换成特定的互动模式，同时网站在设计上也必须给消费者提供畅通无阻的购物经历。

【信息框】

对于如何在媒体、论坛和社交媒体上形成强大的舆论场，那就看企业能不能找到下面的5类人：

（1）种子用户。找到一批种子用户，建立情感的联络，让其自然为你发声，这批用户需要活跃在各类社会化媒体、微博、微信、论坛、贴吧里，发言踊跃，能带动一批人。找准这批种子用户，用心维护，让他们成为铁粉，是产品成功的基础。

（2）明星用户。这里的明星不是单指娱乐明星，还有很多社会公知，或者说意见领袖，让他们喜爱你的产品，并能在其微博、微信贴出产品的照片，说明产品的功能，传播理念和价值观。

（3）民间评论家。找到一批民间评论家，让他们能够经常在网上发言，并有一定的写作和辩论能力。有很多媒体人、行业人士在业余时间经营自媒体，他们的评论往往能起到较好的传播作用。

（4）忠实的记者用户。找到一批忠实的记者用户，及时响应他们的产品需求，让记者成为粉丝。记者的背后有媒体平台，传播具有一定的优势，他们的信息通过媒体传递出来，辐射面大，衰减时间长，容易形成较大范围的扩散。

（5）企业员工。企业员工经常被许多企业忽略，其实员工是第一线的产品体验者，是最了解企业的人，也是重要的传播者。如果员工都不热爱本企业的产品，那么企业必然走不远。

二、网络营销价格策略

价格是市场的杠杆，是古典经济学中的"看不见的手"，是营销策略中最活跃的因素。无论是传统营销还是网络营销，价格策略都是最富有灵活性、艺术性、竞争性的策略，是企业营销组合策略中的重要组成部分。

（一）网络营销价格特征

1. 全球性　网络营销面对的是开放的和全球化的市场，消费者可以在世界各地直接通过网站进行购买，而不用考虑网站属于哪一个国家或地区，但企业必须考虑消费者的国别性质。例如，亚马逊网上商城的产品来自美国，如果购买者也来自美国，那定价可按照折扣定价。但如果购买者来自中国或其他国家，那采用针对美国的定价方法就很难面对全球化的市场。为解决这些问题可采用本地化方法，即在不同国家建立地区性网站，如卓越亚马逊网上商城。同时，企业必须考虑地理位置差异对产品价格造成的影响，不能以统一市场价格来应对变化多端的全球性市场。

2. 低价位　网络营销使企业的经营等成本降低，企业可以进一步降低产品价格。另外，由于网络扩展了消费者的选择空间，因此要求企业以尽可能低的价格向消费者提供产品和服务。如果产品的定价过高或降价空间有限，那该产品不太适合在网上销售。如果面对的是工业、组织市场，或者产品是高新技术的新产品，消费者对产品的价格不太敏感，主要考虑方便、新潮，那这类产品就不一定考虑低价策略。

3. 消费者主导定价 在网络经济时代，产品或服务的价格呈现出动态变化的特点，消费者利用网络的互动性与企业就产品的价格进行协商，这使得消费者主导定价成为可能。消费者主导定价是指消费者通过充分的市场信息来选择购买或定制生产自己满意的产品或服务，同时以最小代价（如产品价格、购买费用等）获得这些产品或服务。简单地说，就是顾客的价值最大化，顾客以最小成本获得最大收益。

4. 价格透明化 在传统营销时代，由于交易双方的信息不对称，消费者相对于企业来讲处于信息"缺知"的被动地位，产品的价格对于消费者而言是不透明的，这样容易造成消费者的利益受损。在网络营销时代，消费者通过滑动鼠标，就可以很客观、全面地掌握同类产品的价格信息，此时企业不再具有信息优势，也就无法任意提高产品价格。

（二）影响网络营销定价的因素

影响企业定价的因素是多方面的，如企业的定价目标、企业的生产效率、国家的政策法规、消费者的接受能力、竞争对手的定价水平、供求关系及供求双方的议价能力等都是影响企业定价的重要因素。市场营销理论认为，产品价格的上限取决于产品的市场需求水平，产品价格的下限取决于产品的成本费用，在最高价格和最低价格的范围内，企业能把产品价格定多高，则取决于竞争对手同种产品的价格水平、买卖双方的议价能力等因素。可见，市场需求、成本费用、竞争对手产品的价格、交易方式等因素对企业定价都有着重要的影响。

1. 需求因素 从需求方面看，市场需求规模及消费者的消费心理、感受价值、收入水平、对价格的敏感程度、消费者的议价能力等都是影响企业定价的主要因素。经济学里因价格和收入变动而引起的需求的相应变动率称为需求弹性，需求弹性一般来说可以分为需求收入弹性、需求价格弹性、交叉价格弹性和顾客的议价能力等。

（1）需求收入弹性 随着人们收入的增加（或减少），对某种产品或服务的需求可能会产生3种变化，即需求增加、减少或不变。需求收入弹性就是指因收入变动而引起的需求相应变动的敏感程度。一般来说，高档商品、奢侈品、服务产品、娱乐消费多属于需求收入富有弹性的产品，而生活必需品则一般表现为需求收入缺乏弹性。网络营销是以网络用户为对象的。根据 CNNIC 的统计报告，我国网络用户中低收入网民仍然占据主体。虽然我国属于发展中国家，但近年来，人们的收入也会有较快的增长。因此，网络营销定价中要考虑需求收入弹性的大小问题。

（2）需求价格弹性 需求价格弹性是指因价格变动而引起的需求相应变动的敏感程度。在正常情况下，市场需求与价格的变化呈反方向变动。随着价格的提高（或降低），对某种产品或服务的需求可能会产生3种变化，即需求增加、减少或不变。一般来说，高档食品、奢侈品、服务产品、娱乐消费多属于需求价格富有弹性的产品，而生活必需品则一般表现为需求价格缺乏弹性。正因为价格会影响需求，所以企业产品定价的高低会影响企业产品的销售。因此，网络营销活动中，价格策略的制定必须了解所定价产品的需求价格弹性的大小，即了解需求量对价格的敏感程度。一般来说，对于需求价格富有弹性的产品可以实施高价策略，而对于需求价格缺乏弹性的产品则可以实施薄利多销的低价策略。

（3）交叉价格弹性 交叉价格弹性即商品 A 需求变化的百分比与商品 B 价格变化的百分

比之间的比率，可能是正数、负数，也可能是零。如果交叉价格弹性大于零，则商品 A 与 B 之间存在着相互替代的关系；如果交叉价格弹性小于零，则说明商品 A 与 B 之间存在着互补关系；如果交叉价格弹性的绝对值很小，接近于零，则说明商品 A 与 B 之间没有什么关系，互相独立。因此，企业产品的定价还要考虑互补品、替代品、条件品的价格水平高低。

（4）顾客的议价能力　活动中，顾客有着较强的选择性与主动性，顾客的议价能力或者顾客价格谈判的能力对企业产品交易价格的形成有很大影响。一般来说，顾客的议价能力是众多因素综合作用的结果。这些因素主要有：顾客购买量的大小、企业产品的性质、顾客趋向一体化的可能性、企业产品在顾客产品形成中的重要性、顾客寻找替代品的可能性等。

2. 供给因素　从供给方面看，企业产品的生产成本、营销费用是影响企业定价的主要因素。成本是产品价格的最低界限，也就是说，产品的价格必须能补偿产品生产、分销、促销过程中发生的所有支出，并且要有所赢利。产品成本根据与产量（或销量）之间的关系来划分，可以分为固定成本和变动成本两类。固定成本是指在一定限度内不随产量或销量变化而变化的成本部分；变动成本是指随着产量或销量增减而增减的成本。二者之和即产品的总成本。产品的最低定价应能收回产品的总成本。对企业定价产生影响的成本费用主要有总固定成本、总变动成本、总成本、单位产品固定成本、单位产品变动成本、单位产品总成本等因素。

3. 定价目标　企业经营的最终目标是盈利，但在不同的产品生命周期内，其定价目标是不同的。在企业刚进入市场时，产品定价的主要目标往往是占领网络市场以求得生存发展的机会。只有生存问题解决后，企业才能考虑其他的定价目标。企业制定价格要达到的目标通常包括生存、寻求最大当期利润、追求最高当期收入、追求最大市场份额、追求产品质量领先、树立企业形象等。

4. 供求关系　从营销学的角度考虑，企业的定价策略是一门科学，也是一门艺术。从经济学的角度考虑，企业的定价大体上还是遵循价值规律的。因此，供求关系也是影响企业产品交易价格形成的一个基本因素。一般而言，当企业的产品在市场上处于供小于求的卖方市场条件时，企业产品可以实行高价策略；反之，当企业的产品在市场上处于供大于求的买方市场条件时，企业应该实行低价策略；当企业的产品在市场上处于供给等于需求的均衡市场条件时，交易价格的形成基本处于均衡价格处，因此，企业的定价不能过度偏离均衡价格。

5. 竞争因素　竞争因素对价格的影响主要考虑商品的供求关系及其变化趋势，竞争对手的定价目标和定价策略及变化趋势。在营销实践中，以竞争对手为导向的定价方法主要有 3 种：一是低于竞争对手的价格；二是随行就市与竞争对手同价；三是高于竞争对手的价格。

因此，在定价过程中，企业应充分进行市场调研以改变自己不利的信息劣势，对待竞争者则应树立一种既合作又竞争、又共同发展的竞争观念，以谋求一种双赢结局。

（三）网络营销的具体定价策略

适合网络营销的定价策略有很多，企业只有根据自身定价目标找对适合的定价策略，制定出合理的价格，才能在营销中取得成功。在实际网络营销活动中，可以采取以下相关定价策略。

1. 免费定价策略　免费价格策略是市场营销中常用的营销策略，它主要用于促销和推广产品，这种策略一般是短期或临时性的。具体来说，免费价格策略就是将企业的产品和服务以零价格的形式提供给顾客使用，满足顾客的需求。免费价格有这样几类形式：第一类是产品和服务完全免费，即产品（服务）从购买、使用和售后服务所有环节都实行免费服务；第二类是对产品和服务实行限制免费，即产品（服务）可以被有限次使用，超过一定期限或次数后，取消这种免费服务；第三类是对产品和服务实行部分免费，如有一些著名研究公司的网站公布部分研究成果，如果要获取全部成果必须付款；第四类是对产品和服务实行捆绑式免费，即购买某产品或服务时赠送其他产品和服务。

2. 低价定价策略 借助互联网进行销售，比传统销售渠道的费用低廉，由于网上的信息公开和易于搜索比较，因此网上的价格信息对消费者的购买起着重要作用。根据研究，消费者选择网上购物，一方面是因为网上购物比较方便，另一方面是因为从网上可以获取更多的产品信息，从而以最优惠的价格购买商品。低价策略包括直接低价和折扣策略。直接低价定价策略就是借助于互联网可以节省大量成本费用，在采用成本加一定利润，有的甚至是零利润时，这种定价就比同类产品要低。折扣策略是在原价基础上进行折扣来定价的，这种方式可以让顾客直接了解产品的降价幅度以促进购买，如亚马逊的图书价格一般都要进行折扣，而且折扣价格达到 3~5 折。

3. 定制定价策略 定制定价策略是在企业能实行定制生产的基础上，利用网络技术和辅助设计软件，帮助消费者选择配置或者自行设计能满足自己需求的个性化产品，同时承担自己愿意付出的价格成本。包括面对工业组织市场定制生产和面对大众消费者市场的定制生产。如 Dell 公司的用户可以通过其网页了解本型号产品的基本配置和基本功能，根据实际需要和在能承担的价格内，配置出自己最满意的产品，由于用户对产品价格有比较透明的认识，增加了企业在消费者面前的信用。这种允许消费者定制定价订货的尝试还只是初级阶段，消费者只能在有限的范围内进行挑选，还不能完全要求企业满足自己所有的个性化需求。

4. 使用定价策略 使用定价策略就是顾客通过互联网注册后可以直接使用某公司的产品，顾客只需要根据使用次数进行付费，而不需要将产品完全购买。采用按使用次数定价，一般要考虑产品是否适合通过互联网传输，是否可以实现远程调用。比较适合的产品有软件、音乐、电影等产品。同时，这种定价策略对互联网的带宽提出了很高的要求，因为许多信息都要通过互联网进行传输，如互联网带宽不够将影响数据传输，势必会影响顾客租赁使用和观看。

5. 品牌策略 产品的品牌和质量会成为营销价格的主要因素，它能够对消费者产生很大的影响。如果产品具有良好的品牌形象，那么产品的价格将会产生很大的品牌增值效应。名牌商品采用"优质高价"策略，既增加了盈利，又让消费者在心理上感到满足。对于这种本身具有极大品牌效应的产品，由于得到消费者的认可，则在网站产品的定价中完全可以对品牌效应进行扩展和延伸，利用网络宣传与传统销售的结合，产生整合效应。

6. 拍卖竞价策略 网上拍卖是目前发展比较快的领域，经济学认为，市场要想形成最合理价格，拍卖竞价是最合理的方式。网上拍卖由消费者通过互联网轮流公开竞价，在规定时间内价高者赢得商品。目前国外比较有名的拍卖站点是：http://www.ebay.com，它允许商品公开在网上拍卖，拍卖竞价者只需要在网上进行登记即可，拍卖方只需将拍卖品的相关信息提交给易趣公司，经公司审查合格后即可上网拍卖。根据供需关系，网上拍卖竞价的方式主要有竞价拍卖、竞价拍买、集体议价。

采用网上拍卖竞价的产品，比较适合的是企业的一些库存积压产品，也可以是企业的一些新产品，通过拍卖展示起到促销作用，许多公司将产品以低廉价格在网上拍卖，以吸引消费者的关注。

三、网络营销渠道策略

（一）网络营销渠道概述

网络营销渠道就是借助互联网将产品从生产者转移到消费者的中间环节。一个完善的网上销售渠道有三大功能：订货功能、结算功能和配送功能。

1. 网络营销渠道分类　互联网的发展改变了营销渠道的结构，利用互联网的信息交互特点，网上直销市场得到大力发展，因此网络销售渠道可以分为两大类。

（1）通过互联网实现的从生产者到消费（使用）者的网络直接营销渠道（简称网上直销）。这时传统中间商的职能发生了改变，由过去的中间力量变成为直销渠道提供服务的中介机构，如提供货物运输配送服务的专业配送公司，提供货款网上结算服务的网上银行，以及提供产品信息发布和网站建设的互联网服务提供商和电子商务服务商。网上直销渠道的建立，使得生产者和最终消费者直接连接和沟通。

（2）通过融入互联网技术后的中间商机构提供的网络间接营销渠道。传统中间商由于融入了互联网技术，大大提高了中间商的交易效率、专门化程度和规模经济效益。同时，新兴的中间商也对传统中间商产生了冲击，如美国零售业巨头沃尔玛（Wal－Mart）为抵抗互联网对零售市场的侵蚀，抓住中国电商市场，2010 年 11 月开始在深圳开发网上山姆会员商店。

2. 网络营销渠道建设　目前网上销售的主要方式有 B2B、B2C，结合我国网络发展现状，应从以下几个方面着手网络营销渠道的建设。

（1）要从消费者角度设计渠道。只有采用消费者比较放心、容易接受的方式才有可能吸引消费者进行网上购物，以克服网上购物的"不真实"感觉。例如，采用货到付款的方式比较让消费者放心。

（2）设计订货系统时要简单明了，不要让消费者填写太多信息，而应该采用现在流行的"购物车"方式模拟超市，让消费者一边看物品比较选择，一边进行选购。在购物结束后，一次性进行结算。另外，订货系统还应该提供商品搜索和分类查找功能，以便消费者在最短的时间内找到需要的商品，同时还应对消费者提供想了解的信息，如商品的性能、外观、品牌等重要信息。

（3）在选择结算方式时，应考虑到目前实际发展的状况，应尽量提供多种方式方便消费者选择，同时还要考虑网上结算的安全性，对于不安全的直接结算方式，应换成安全的间接方式。

（4）关键是建立完善的配送系统。消费者只有看到购买的商品送达后，才真正感到踏实，因此建立快速有效的配送服务系统是非常重要的。在现阶段，我国配送体系还不成熟，在进行网上销售时要考虑该产品是否适合目前的配送体系。

【信息框】

2014 年中国电子商务市场细分行业构成

艾瑞咨询统计数据显示，2014 年电子商务市场细分行业结构中，B2B 电子商务合计占比超过 70%，B2B 电子商务仍然是电子商务的主体；网络购物交易规模市场份额达到 22.9%，比 2013 年提升 4.2 个百分点；在线旅游交易规模与本地生活服务 O2O 市场占比与 2013 年相比均有不同程度的提升（图 7 - 3）。

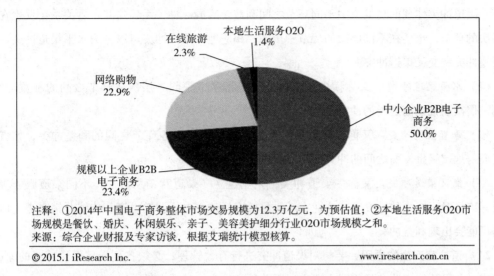

注释：①2014年中国电子商务整体市场交易规模为12.3万亿元，为预估值；②本地生活服务O2O市场规模是餐饮、婚庆、休闲娱乐、亲子、美容美护细分行业O2O市场规模之和。
来源：综合企业财报及专家访谈，根据艾瑞统计模型核算。
© 2015.1 iResearch Inc.　　　　　　　　　www.iresearch.com.cn

图 7 - 3　2014 年中国电子商务市场细分行业构成

（二）网络营销渠道策略的内容

1. 直接销售渠道　采用直接销售渠道，生产企业可以通过建设网络营销站点，让顾客直接从网站进行订货，中间没有任何形式的网络中间商介入其中。企业通过与一些电子商务服务机构如网上银行等合作，可以直接提供支付结算功能，简化了过去资金流转的问题。对于配送方面，网上直接销售渠道可以利用互联网技术来构造有效的物流系统，也可以通过互联网与一些专业物流公司进行合作，建立有效的物流体系。

与传统分销渠道相比，网上营销渠道具有更多竞争优势，一是利用互联网的交互特征，从过去单向信息沟通变成双向直接信息沟通。二是可以提供更加快捷的相关服务，如订货、付款、送货上门、售后服务和技术支持。三是可以大大减少中间的流通环节，有效降低成本。

2. 间接销售渠道　目前出现许多基于互联网的提供信息服务中介功能的新型中间商，可称之为电子中间商，起着链接生产者和消费者的桥梁作用，同样帮助消费者进行购买决策和满足需求，帮助生产者掌握产品销售状况，降低生产者为达成与消费者交易的成本费用。

以提供信息服务为核心的电子中间商又被称为"网络时代的新型中间商"，主要提供以下服务：目录服务、搜索服务、虚拟商业街、网上出版、虚拟零售店、站点评估、电子支付、虚拟市场和交换网络、智能代理等。

（三）网络营销渠道冲突

关于渠道冲突的含义学术界至今尚无统一的定义，美国学者 Louis. Sterm 和 RonaldH. Gorman 认为：渠道冲突就是这样一种情况，一个渠道成员认为另一个渠道成员参与了阻止或妨碍他达到目标的行为。当渠道中某一成员的行为伤害到渠道中其他成员的利益时，渠道冲突就会产生。

网络营销渠道的产生和发展对传统营销渠道中的制造商、批发商、零售商都造成了重大影响。但由于网络营销渠道是新型的销售渠道，发展环境及条件还不够完善，在价格、促销、顾客服务与客户管理等方面都存在不少问题，其与传统营销渠道之间的冲突也日益明显。这些都在一定程度上影响了网络营销渠道的组合创新和长足发展。

1. 渠道冲突的种类 由于渠道系统是一个非常复杂的统一体,包括了各级销售商和代理商等,渠道冲突体现的是渠道中不同环节之间利益矛盾的一种关系,这些矛盾关系会发生在同一层次的环节,也会在不同层次的环节中出现,相应地,渠道冲突可以分为水平渠道冲突、垂直渠道冲突和交叉渠道冲突。

(1) 水平渠道冲突 又称横向渠道冲突,是指渠道中同一层次各环节之间的利益冲突,如同一层次的批发商之间的冲突。

(2) 垂直渠道冲突 又称纵向渠道冲突,是指不同层次各环节之间的利益冲突,如省级批发商与地市级批发商之间的冲突。

(3) 交叉渠道冲突 又称多渠道冲突,企业建立多渠道营销系统后,不同渠道服务于同一目标市场时所产生的冲突。如企业在某一目标市场建立电子营销渠道和传统营销渠道,他们之间可能会出现利益冲突。

2. 渠道冲突产生的原因 要想对渠道冲突进行有效管理,必须找到导致渠道冲突的原因。一般来说,导致渠道冲突的原因主要有以下几种:

(1) 目标冲突 渠道成员之间是一种竞合关系。渠道成员有着某些共同的目标,作为个体又有其自身的目标,这些目标在某些情况下会产生矛盾,从而引发冲突。例如制造商构建网络营销渠道的目标是开拓新渠道,实现更多销售,达到规模经济,实现利润最大化,同时通过网络营销方式降低交易成本,更好地了解市场,了解消费者的信息,减少流通环节,辅以向消费者传递更多信息等;而传统营销商,其目标主要是通过自己的渠道更多地销售产品,降低单位销售成本,实现利润最大化。很明显两者的目标是不一致的,当网上渠道给制造商提供比传统渠道更多毛利时,生产制造商更愿意让消费者从网上渠道购买,这与传统渠道商出现了冲突。

(2) 领域冲突 首先,网络超越时空的特性使得网络分销渠道可以向市场的各个角落渗透,只要网络触及到了那里。制造商通过网络直接面对终端用户,抢占原属于传统分销商的市场份额,这样就会引发有关经营范围和权限的领域冲突。另外,还有可能出现关于渠道成员承担的功能和职责方面的领域冲突,导致一些成员的"搭便车"行为,使传统营销商已付出的销售成本不能通过实现销售而收回。

(3) 认知冲突 网络营销渠道与传统营销渠道在关于自身对产品面向市场过程中所起作用的理解上有各自的认识:生产制造商通常认为,他们建立网上渠道,只是为了扩大市场、增加销售,争取对传统营销渠道不积极的消费者,是针对与传统营销渠道的消费者不同类型的消费者提供有针对性的产品和服务,并不会侵害传统渠道成员的利益。但传统渠道成员却不这么认为,他们会认为那些建立了网上渠道的制造商,是在争夺原本属于他们的生意。总之,当原先拥有传统渠道系统的生产制造商引入网络营销渠道时,传统渠道出于对自身利益的维护,更唯恐在不久的将来,网络营销渠道功能的日益完善会侵占自己最后的生存空间,这种对未来的预期使传统渠道成员采取不合作态度甚至恶意破坏,直接导致了网络营销渠道与传统渠道的冲突。主要表现为:价格冲突、促销冲突、顾客冲突等。

3. 渠道冲突的管理 对渠道冲突进行有效管理需要充分认识冲突产生的原因,当冲突出现后要有的放矢及时化解渠道中的各种矛盾,提高渠道成员的满意度,提升其积极性,促进网络营销渠道和传统渠道之间的协调持续发展。具体来说可采取以下措施：

（1）采取差异化策略，将网络渠道与传统渠道进行分离　很多时候网络营销渠道和传统渠道之间产生冲突的根源在于他们之间以相同的产品去争取相同的顾客。要想解决他们之间的冲突，就必须从差异化的角度去思考。首先，实现市场差异化，将目标市场细分为几个子市场，对顾客进行划分和分层，给不同的顾客群以不同的渠道侧重。例如施乐公司通过在线渠道向 SOHO 市场（小型或家庭办公室）和个人用户销售复印机，通过传统渠道向行业和企业用户销售复印机。其次，实现产品差异化，对于在线销售的产品和传统渠道销售的产品，予以截然不同的命名、型号、颜色差异等，以避免消费者进行价格、特性、品牌等方面的比较。这种措施使得消费者不能在两种不同类型的渠道中购买到相同的产品，以避免冲突的发生。

（2）严格价格管理，保护传统渠道商利益　渠道冲突的实质是利益冲突，价格是导致冲突的一个主要因素。制造商为了保护分销商的利益，严格控制网络渠道的价格，从而避免由于不同渠道价格差异而损害分销商利益。耐克公司在 1999 年 2 月建立了自己的网上销售渠道，公司向零售商保证此举不会影响他们的销售活动和绩效，承诺其网站所售产品的价格就是价格表上所列的价格，不打折扣。通过这一行动，耐克与其经销商在认知方面达成了共识，将经营领域的冲突减小到最小化。

（3）进行职能分工，使两种渠道优势互补　采用混合模式的企业可以通过对渠道的职能进行分工来避免冲突，只在自己的网站上介绍企业和产品的信息及履行促销职能，不接受在线订单，或者只在线接受订单，而将其配送交给传统分销商来完成。网络渠道最大的优点是能够快速地提供资金流、信息流的转移，但其致命的缺点就是不能提供快速的物流转移来与其他流配套。因此可以将信息流的职能安排在网络渠道上，比如订货、信息交流、反馈等。而传统渠道的物流能力相对较强，所以可将实物链放置在传统渠道上，比如送货上门、维修等工作。

（4）分享网络渠道利益，实现两种渠道共赢　为了促进渠道间的合作和共同进步，企业在利用网络的优势进行在线销售的同时，承诺通过市场信息和消费者信息的共享来与传统分销商互利互惠或者与传统分销商分享在线直接销售所获取的利益。可分为两种类型：一种是信息共享策略，一种是利润共享策略。信息共享策略是指在制造商和分销商之间共享从互联网渠道销售中获得的市场信息。利润共享策略是指制造商将从在线销售中获得的利润与传统分销商共享。

四、网络营销促销策略

（一）网络促销的概念及其特点

网络促销是指利用现代化的网络技术向虚拟市场传递有关产品和服务的信息，以引发消费者需求，唤起消费者的购买欲望和购买行为的各种活动。突出表现为以下 3 个特点：

1. 网络促销手段的先进性　网络促销是通过网络技术传递产品和服务的存在、性能、功效及特征等信息的，它是建立在现代计算机与通信技术基础之上的，并且随着计算机和网络技术的不断改进而改进。

2. 网络促销市场的虚拟性　网络促销是在虚拟市场上进行的，这个虚拟市场就是互联网。互联网是一个媒体，是一个连接世界各国的大网络，它在虚拟的网络社会中聚集了广泛的人口，融合了多种文化。

NOTE

3. 世界市场的统一性　互联网虚拟市场的出现，将所有的企业，无论是大型企业还是中小型企业，都推向了一个统一的世界市场。传统区域性市场的小圈子正在被一步步打破。

（二）网络促销的形式

网络促销的形式主要有四种：网络广告促销、网络站点促销、销售促进和关系营销。其中前两个是网络促销主要的和最常用的形式。

1. 网络广告促销　网络广告类型很多，根据形式不同可以分为旗帜广告、电子邮件广告、电子杂志广告、新闻组广告、公告栏广告等。网络广告促销主要实施"推"战略（图 7 - 4）。其主要功能是将企业的产品推向市场，获得广大消费者的认可。一般来说，日用消费品，如化妆品、食品饮料、医药制品、家用电器，网络广告促销的效果比较好。

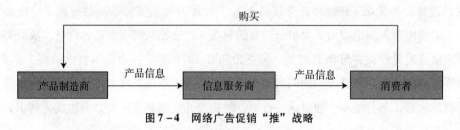

图 7 - 4　网络广告促销"推"战略

2. 网络站点促销　网络站点促销就是利用网络营销策略扩大站点的知名度，吸引网上流量访问网站，起到宣传和推广企业及企业产品的效果。网络站点促销主要是实施"拉"战略（图 7 - 5）。其主要功能是将顾客吸引过来，保持稳定的市场份额。通常，大型机械产品、专用品采用站点促销的方法比较有效。

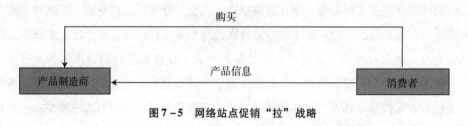

图 7 - 5　网络站点促销"拉"战略

3. 销售促进　销售促进就是企业利用可以直接销售的网络营销站点，采用一些销售促进方法如价格折扣、有奖销售、拍卖销售等方式，宣传和推广产品。

4. 关系营销　关系营销是通过借助互联网作为媒体和沟通渠道，以吸引用户与企业保持密切关系，培养顾客忠诚度，提高顾客的收益率。

（三）网络促销策略的内容

1. 网上折价促销　折价也称打折、折扣，是目前网上最常用的一种促销方式。由于网上销售商品不能给人全面、直观的印象，也不可试用、触摸等原因，再加上配送成本和付款方式的复杂性，造成网上购物和订货的积极性下降，网上购物的热情远低于在商场超市等传统购物场所。因此，幅度比较大的折扣可以促使消费者进行网上购物的尝试并做出购买决定。

2. 网上变相折价促销　变相折价促销是指在不提高或稍微增加价格的前提下，提高产品或服务的品质数量，较大幅度地增加产品或服务的附加值，让消费者感觉到物有所值。由于网上直接价格折扣容易让消费者感觉品质降低了，利用增加商品附加值的促销方法会更容易获得消费者的信任。

3. 网上赠品促销　赠品促销目前在网上的应用不算太多，一般情况下，在新产品推出试用、产品更新、对抗竞争品牌、开辟新市场情况下利用赠品促销可以达到比较好的促销效果。赠品促销的优点：可以提升品牌和网站的知名度；鼓励人们经常访问网站以获得更多的优惠信息；能根据消费者索取赠品的热情程度总结分析营销效果和对产品本身的反应情况等。

4. 网上抽奖促销　抽奖促销是网上应用较广泛的促销形式之一，是大部分网络乐于采用的促销方式。抽奖促销是以一个人或数人获得超出参加活动成本的奖品为手段进行商品或服务的促销，网上抽奖活动主要附加于调查、产品销售、扩大用户群、庆典、推广某项活动等。消费者或者访问者通过填写问卷、注册、购买产品或参加网上活动等方式获得抽奖机会。

5. 积分促销　积分促销在网络上的应用比较简便、易操作。网上积分活动很容易通过编程和数据库等来实现，并且结果可信度很高。积分促销一般设置价值较高的奖品，消费者通过多次购买或多次参加某项活动来增加积分以获得奖品。积分促销可以增加上网者访问网站和参加某项活动的次数；可以增加上网者对网站的忠诚度；可以提高活动的知名度；等等。

6. 网上联合促销　由不同商家联合进行的促销活动称为联合促销，联合促销的产品或服务可以起到一定的优势互补、互相提升自身价值等效应。如果应用得当，联合促销可起到很好的促销效果，如网络公司可以和传统商家联合，以提供在网络上无法实现的服务；网上售汽车和润滑油公司联合等。

以上六种是网上促销活动中比较常见又较重要的方式，其他如节假日促销、事件促销等都可从以上几种促销方式选择进行综合应用。但要想使促销活动达到良好的效果，必须事先进行市场分析、竞争对手分析及网络上活动实施的可行性分析，与整体营销计划结合，创意地组织实施促销活动，使促销活动新奇、富有销售力和影响力。

五、网络营销其他策略

（一）网页策略

在网络营销中，网站是网络营销活动的基础。顾客首先接触到的就是企业的网页，顾客从开始进入网站到了解企业产品（服务），直至最后成交，处处要依靠企业在网络营销中提供的网页。从"印象形成"到成交，网页都担当了"引导、激励、挽留、谈判"这些角色，因此，网页设计的好坏直接关系到企业网络营销的成败，企业应高度重视网站的建设，要根据企业网络营销的目标进行网页规划，同时与企业的网络营销组合相结合。在网页的设计上应该包括产品（服务）页面、网络服务页面、调研页面、网站推广等。

中小企业可以选择比较有优势的地址建立自己的网站，建立后应有专人进行维护，并注意宣传，这一点上节省了原来传统市场营销的很多广告费用，而且搜索引擎的大量使用会增强搜索率，一定程度上对于中小企业来说比广告效果要好。

（二）顾客服务策略

无论对于任何企业，顾客服务都是至关重要的，互联网提供了更加方便和高效的顾客服务手段，尽管网上顾客服务的满意程度在逐步提高，但是网络营销中的顾客服务在许多方面仍有待于加强。评价一个网站在线顾客服务水平，可以从提供顾客服务方式是否多样、在线帮助是否全面、回复顾客咨询的时间和准确度等指标来判断。顾客服务是网络营销的基本职能之一，但往往被一些营销人员所忽视，这也是影响网络营销效果的重要原因。

NOTE

根据顾客与企业发生关系的阶段，可以分为销售前、销售中和销售后三个阶段。网络营销产品服务相应也划分为网上售前服务、网上售中服务和网上售后服务，同时也支持多种个性化服务。

1. 网上售前服务　从交易双方的需求可以看出，企业网络营销售前服务主要是提供信息服务。企业提供售前服务的方式主要有两种，一种是通过自己网站宣传和介绍产品信息，这种方式要求企业的网站必须有一定的知名度，否则很难吸引顾客注意；另一种方式通过网上虚拟市场提供商品信息。企业可以免费在上面发布产品信息广告，提供产品样品。

2. 网上售中服务　网上售中服务主要是指销售过程中的服务。这类服务是指产品的买卖关系已经确定，等待产品送到指定地点的过程中的服务，如了解订单执行情况、产品运输情况等。

3. 网上售后服务　网上售后服务就是借助互联网的直接沟通的优势，以便捷方式满足客户对产品帮助、技术支持和使用维护的需求的企业为客户服务的方式。网上售后服务有两类，一类是基本的网上产品支持和技术服务；另一类是企业为满足顾客的附加需求提供的增值服务。由于分工的日益专业化，使得一个产品的生产需要多个企业配合，因此产品的支持和技术也相对比较复杂。提供网上产品支持和技术服务，可以方便客户通过网站直接找到相应的企业或者专家寻求帮助，减少不必要的中间环节。

（三）SNS 营销策略

SNS 营销策略优势在于可以找到精准的目标用户，并且客户群比较固定，也很庞大。SNS社交网站有很大的用户群体，黏度也很高，传播速度快，通过朋友同学关系建立的社会圈可以形成巨大的口碑宣传。

SNS 社交网站可以用以下 3 种方式来进行 SNS 营销：

1. 打造自己的公共主页　公共主页可以扩大自己的影响力，也可以通过用户之间口碑传播来吸引更多用户，增加用户黏度，成为粉丝好友，关注其动态，培养深度的客户群体。

2. 投放广告　因为 SNS 社交网站用户多，可以利用这个特点在上面投放广告，最重要的是上面的用户大部分都是电子商务的主力军，也许就会成为企业下一个客户。

3. 植入游戏　这个做法比较高级，它适用于有能力开发游戏软件应用的公司，通过植入游戏，把公司的产品和广告也附加在应用游戏中，使得用户边玩游戏也可以边认识公司产品，让用户在游戏中一步步了解产品，最终达到网络营销目的。

总之，网络营销为企业开辟了一条新的营销道路，它可以使小企业在减少开支的情况下慢慢发展，以这样的新型营销方式推广自己，可以避开资金不足、品牌弱势的弊端，使自己不断壮大。

【本章小结】

医药网络营销就是以互联网为媒介，用互联网理念、互联网方法、互联网手段实施传播医药信息、进行消费者健康教育、推送移动医疗服务等医药营销活动，促成消费者或组织实现医药产品交易的活动。

医药网络营销产生的条件包括：互联网技术是发展医药网络营销的前提；电子商务的快速发展是医药网络营销发展的基础；消费者对医药网络营销的需求是推动医药企业开拓网络营销的动力；企业期望网络营销能够拓展新的市场是医药网络营销发展的内驱力；互联网快捷的支

付方式是网络营销发展的催化剂；医药物流的发展是医药网络营销发展的保障；互联网移动医疗的发展为医药网络营销全面放开提供了可能。

医药网络营销的主要内容包括：开展网络市场调查；进行网络消费者行为分析；制定网络营销战略；调整网络营销策略；管理与控制网络营销。

医药网络营销的特点有：超越时空限制；传播媒介的多样性；信息沟通的双向性；市场潜力巨大；营销渠道变短；促销更具针对性；服务更加周到；成交率高；成本的经济性。

医药网络营销主要具有八大基本功能，即拓展品牌、信息搜索、信息发布、网上调研、销售促进、网络销售、顾客关系管理、顾客服务等。

医药网络营销方法是对网络营销工具和资源的利用，以网络营销工具为基础，可以对网络营销方法有不同的分类。从网络营销职能角度，网络营销的方法主要有：基于信息发布的网络营销方法主要有：微博营销、微信营销、SNS 营销、App 营销等；基于网站推广的网络营销方法主要有：搜索引擎营销、网站资源合作等；基于销售促进的网络营销方法主要有：病毒式营销、H5 营销、秒杀营销、团购营销等；基于顾客关系与顾客服务的网络营销方法主要有：网络会员制营销、网络社区营销、邮件营销等。

网络营销策略主要包括：产品策略、价格策略、渠道策略和促销策略。

【思考题】

1. 简述医药网络营销的定义。

2. 医药网络营销的内容主要有哪些？

3. 医药网络营销有哪些特点？

4. 医药网络营销有哪些基本功能？

5. 医药网络营销方法有哪些？

6. 网络营销组合有哪几个方面的内容？

7. 网络营销中产品的特点是什么？与线下营销有什么不同？

8. 简述网络营销渠道该如何建设。

9. 网上促销的策略有哪些？

10. 影响网络营销定价的因素有哪些？

11. 网络营销具体定价策略有哪些？

【典型案例与讨论】

2014 年 1 月 23 日，阿里巴巴集团联手云锋基金，以约 13.27 亿港元入股中信 21 世纪，阿里巴巴集团持股 38.1%，云锋基金持股 16.2%，实现联合控股。2014 年 10 月，中信 21 世纪有限公司正式更名为阿里健康信息技术有限公司。

当时中信 21 世纪的主业为运营药品监管码，其旗下运营的中国药品电子监督网已从 2010 年开始，为"药品监管码"提供平台保障。此外，阿里巴巴借此拿到国内第一张第三方互联网售药平台资质。

运营两年后，阿里巴巴方面并未从电子药监码上获得太多好处。阿里健康虽为运营方，但食品药品监督管理局并未以政府采购或者其他形式支付给阿里健康任何费用。阿里巴巴接手药品监管码平台技术升级改造后，已经开始推进以数据为基础的生意。

另外，部分药品零售企业和生产企业开始对药品监管码本身的合法性和有效性提出质疑。

NOTE

2016 年 2 月 20 日，国家食品药品监督管理总局发布公告称，暂停执行电子药品监管码，将启动第三方来负责电子药品监管码运营，并已明确收回阿里健康方面的代理运营权。

讨论：

1. 通过资料，分析阿里巴巴所运用的网络营销策略有哪些？

2. 阿里巴巴在其电商收购之路上有何值得借鉴和反思的地方？

第八章　电子商务物流管理

【学习目标】

1. 了解物流的概念与分类。

2. 了解物流的基本功能要素。

3. 掌握电子商务物流的概念与特点。

4. 了解电子商务与物流的关系。

5. 了解相关的电子商务物流技术与管理信息系统。

6. 掌握电子商务的物流管理模式。

【引导案例】

菜鸟网络科技有限公司

菜鸟网络科技有限公司（以下简称菜鸟网络）是阿里巴巴集团、银泰集团联合复星集团、富春集团、顺丰集团、三通一达（申通、圆通、中通、韵达）共同组建的一个新公司，该公司起源于阿里巴巴集团牵头的物流项目"中国智能骨干网"（简称 CSN）。2013 年 5 月 28 日，在深圳正式启动，马云任董事长，沈国军任首席执行官。

事实上，在菜鸟网络之前，阿里巴巴集团已经在电商物流上以多种方式尝试，比如在 2010 年初入股星辰急便等快递企业，2011 年初又正式推出"物流宝"，通过接入第三方快递、仓储的信息，为卖家提供入库、发货、上门揽件等方面的信息调配服务。在阿里巴巴集团内部，定位于数据化分析、追踪的物流宝的代号是"天网"，而涉足实体仓储投资的菜鸟网络是"地网"。

"菜鸟网络"是基于互联网思考、互联网技术、对未来判断而建立的创新型企业。中国智能骨干网将秉承和发扬开放、透明的互联网文化，致力服务整个电商生态圈内的所有企业，以促进生态圈的共同繁荣。

2013 年 5 月 28 日，马云在深圳强调：阿里巴巴集团永远不做快递，菜鸟网络的"智能骨干网"建起来后，不会抢快递公司的生意，"因为我们没有这个能力，中国有很多快递公司做快递做得比我们好，但这张网可能会影响所有快递公司今天的商业模式"。"我们对物流、对快递、对传统仓储根本不懂。"阿里巴巴集团副总裁李俊凌则对记者表示，阿里巴巴真正专长的是互联网，"就是把大量在互联网之前原本各自独立的信息连通起来"。

菜鸟网络方面表示，中国智能骨干网要在物流的基础上，利用先进的互联网技术，搭建一套开放、共享、社会化的基础设施平台，为电子商务企业、物流公司、仓储企业、第三方物流服务商、供应链服务商等各类企业提供优质服务，支持物流行业向高附加值领域发展和升级，最终促使建立社会化资源高效协同机制，提升中国社会化物流服务品质，打造中国未来商业基础设施。中国智能骨干网体系，将通过自建、共建、合作、改造等多种模式，在全中国范围内

NOTE

形成一套开放的社会化仓储设施网络。

菜鸟网络计划首期投资人民币1000亿元，希望在5~8年的时间，努力打造遍布全国的开放式、社会化物流基础设施，建立一张能支撑日均300亿（年度约10万亿）网络零售额的智能骨干网络。目标是"让全中国任何一个地区做到24小时内送货必达"。阿里巴巴方面反复强调的一点是不做自建物流，其核心目标是为电子商务企业、物流公司、仓储企业、第三方物流服务商等各类企业提供平台服务而不是自建物流或者成为物流公司。

沈国军表示，中国智能骨干网不仅是电子商务的基础设施，更是中国未来商业的基础设施。中国智能骨干网将应用物联网、云计算、网络金融等新技术，为各类B2B、B2C和C2C企业提供开放的服务平台，并联合网上信用体系、网上支付体系共同打造中国未来商业的三大基础设施。他更强调说，菜鸟网络不会从事物流，而是希望充分利用自身优势支持国内物流企业的发展，为物流行业提供更优质、高效和智能的服务。

菜鸟集中精力做的是用大数据来推动整个物流行业的协同，打造一个物流业的互联平台，让物流业相关的各方都加入进来。在阿里巴巴的棋局里，菜鸟网络是继电商、蚂蚁金服后的第三大板块，几年后这张有着大数据基因的"超级物流网"将成为阿里巴巴的核心竞争力。

从2015年6月开始，菜鸟网络已经宣布在主要城市推出"当日达"服务。与菜鸟网络合作的是心怡与万象，一个管仓储，一个管落地配，这体现了平台模式的优势。

2016年3月28日，菜鸟网络宣布将联合物流合作伙伴组成菜鸟联盟，提升中国电商物流体验。菜鸟联盟首期将推出当日达、次日达等优质产品，并承诺"说到就到、不到就赔"。菜鸟联盟未来5~8年的愿景是，服务1000万企业，每年配送1000亿个包裹。

2016年4月7日，菜鸟网络研究快递包装材料的新标准，减少浪费和污染，打造一套绿色物流的经验和标准。同时正在联同相关政府部门、行业协会和企业研究生产可降解的环保袋。这种环保快递袋在一段时间后将在土壤中自然分解，避免对环境特别是土壤造成污染。

2016年5月9日，菜鸟网络与高德地图联合在北京发布物流数据开放平台，称将打通底层地址数据，建设国内最先进的5级地址库。菜鸟网络与高德地图还宣布，5级地址库会通过开放平台提供给各行业使用，将被应用到物流、O2O、导航、气象等各种场景。

2016年5月18日，菜鸟网络宣布，联合12家快递公司和速递易、丰巢等8家自提柜企业建成全国快递自提柜服务平台，合作包括速递易、丰巢、云柜等在内的这8家自提柜企业共有快递自提柜9万多台，占目前全行业自提柜总数的70%以上。消费者可以在菜鸟裹裹、淘宝、支付宝等线上页面的物流详情中查看到包裹在哪个自提柜，同时在线点击获得由自提柜企业发送的提货码。

2016年5月，菜鸟网络公布了旗下运作半年之久的"E.T.物流实验室"研发进展，称旗下研发的多款物流机器人将于2016年内投入使用。

2016年9月1日，菜鸟网络发布一款名叫"小G"的末端配送机器人。菜鸟网络在实施利用人工智能解决最后一公里配送问题的计划：通过一台在陆地上行走的机器人，将包裹全自动地配送到用户的家门口。该机器人正在阿里巴巴位于杭州的总部园区内测试运行。

2016年10月16日，在2016云栖大会上，菜鸟网络CTO王文彬宣布，菜鸟网络与阿里云将联合推出"鲲鹏计划"，共同推动全球物流行业进入"云上的日子"。

第一节　电子商务物流概述

一、物流概述

（一）物流的概念

在我国国家标准《物流术语》的定义中指出：物流是物品从供应地到接收地的实体流动过程，根据实际需要，将运输、储存、装卸、搬运、包装、流通加工、配送、信息处理等基本功能实施有机的结合。

物流中的"物"是物质资料世界中同时具备物质实体特点和可以进行物理性位置移动的那一部分物质资料；"流"是物理性运动，这种运动有其限定的含义，就是以地球为参照系，相对于地球而发生的物理性运动，称之为"位移"，流的范围可以是地理性的大范围，也可以是在同一地域、同一环境中的微观运动，小范围位移。"物"和"流"的组合，是一种建立在自然运动基础上的高级的运动形式，其互相联系是在经济目的和实物之间，军事目的和实物之间，甚至在某种社会目的和实物之间寻找运动的规律。因此，固定设施等不是物流要研究的对象。

综上所述，物流是指为了满足客户的需求，以最低的成本，通过运输、保管、配送等方式，实现原材料、半成品、成品或相关信息由来源地到目的地所进行的计划、实施和管理的全过程。

一般来说，物流活动的具体内容包括六个方面（表8－1）。

表8－1　物流活动的具体内容

物流机能	分类	内容
运输	运输	长距离，线性机能，物流的交通机能
	配送	短距离，面的机能，物流的准入机能
保管	储藏	长时间保管，储藏型保管
	保管	短时间保管，流通型保管
流通加工	加工作业	商品检验、分拣、放置、备货、分配
	生产加工	组装、细分、切断、规格化
	促销加工	价格贴付、单位化、商品组合
包装	工业包装	输送、保管、外部包装、内部包装、品质保证为主体
	商业包装	销售包装、单个包装、市场营销为主体
拆卸	入货	从物流设施到交通机关的活动
	卸货	从交通机关到物流设施的活动
信息	物流信息	数量管理：运行、货物跟踪、入库、在库、出库管理 品质管理：温度、湿度管理 作业管理：自动分拣、数码备货
	商流信息	订货、发货：POS、EOS、VAN、EDI 金融：银行联网

（二）物流的分类

由于物流范围不同，物流活动的空间不同，形成了不同类型的物流。

NOTE

1. 按物流的范围分类

（1）社会物流　社会物流是全社会物流的整体，也称宏观物流。社会物流指超越一家一户的以一个社会为范畴面向社会为目的的物流。这种社会性很强的物流往往是由专门的物流承担人承担的，社会物流的范畴是社会经济大领域。社会物流研究再生产过程中随之发生的物流活动，研究国民经济中的物流活动，研究如何形成服务于社会、面向社会又在社会环境中运行的物流，研究社会中物流体系结构和运行，因此带有宏观性和广泛性。

（2）企业物流　从企业角度上研究与之有关的物流活动，是具体的、微观的物流活动的典型领域。它是一种生产物流，由企业内部的原材料到各个车间、各个工序做成工件，再组装成部件，最后装配成成品存放到成品库的整个物料流动过程形成的物流。企业物流又可以区分为以下具体的物流活动：供应物流、生产物流、销售物流、回收与废弃物流。

2. 按物流活动的空间分类

（1）地区物流　地区物流的地区可按行政区域、经济圈、地理位置划分。它是一个国家范围内的物流，一个城市的物流，一个经济区域的物流，处于同一法律、规章、制度之下，受相同文化及社会因素影响，处于基本相同的科技水平和装备水平之中。

（2）国际物流　国际物流是相对国内物流而言的，是不同国家之间的物流。它是国内物流的延伸和进一步扩展，是跨国界的、流通范围扩大的物的流通，它是现代物流系统发展很快、规模很大的一个物流领域，国际物流是伴随和支撑国际间经济交往、贸易活动和其他国际交流所发生的物流活动。

（三）物流的基本功能要素

物流系统的功能要素指的是物流系统所具有的基本能力，这些基本能力有效地组合、联结在一起，便成了物流的总功能，便能合理、有效地实现物流系统的总目的。物流系统的基本功能要素主要包括运输、储存保管、包装、装卸搬运、流通加工、配送、物流信息管理等 7 项功能。

1. 运输功能　运输是物流各环节中最重要的部分，是物流的关键。运输的任务是对物资进行较长距离的空间移动。物流部门通过运输解决物资在生产地点和需要地点之间的空间距离问题，从而创造商品的空间效益，实现其使用价值，以满足社会需要。没有运输，物品只能有存在价值，却没有使用价值，即生产出来的产品，如果不通过运输送至消费者手中进行消费，等于该产品没有被利用，因而也就没有产生使用价值。没有运输连接生产和消费，生产就失去意义。运输方式有公路运输、铁路运输、船舶运输、航空运输、管道运输等。

2. 储存保管功能　在物流中，运输承担了改变商品空间状态的重任，储存则承担了改变商品时间状态的重任。储存是指在社会总生产过程中暂处于停滞状态的那部分物资，通过保管保养，克服产品的生产与消费在时间上的差异，创造物资的时间效用，以保证流通和生产的顺利进行。储存的相对停滞对商品流通来说是完全必要的。因为商品流通是一个由分散到集中，再由集中到分散的流通过程，为了保持不间断地销售商品，必须有一定量的周围储存；有些商品需要在流通领域内进行整理、组装和再加工，形成销售前的准备储存；正是由于某些商品在产销时间上的背离，还必须有一定的季节储存。可见，仓储作为一种物流形态，为物流提供场所和时间，在储存期间可对储存商品进行检验、整理、分类、保管、保养、加工，然后进行集散、转换运输方式等各种作业，因此，仓库在物流中具有重要作用，成为物流的一个主要环节。从现代物流系统观点来看，仓库有储存和保管的功能、调节供需的功能、调节货物运输能力的功能、配送和流通加工的功能等。

3. 包装功能　包装是指在流通过程中保护产品、方便储运、促进销售，按一定技术方法而采用的容器、材料及辅助等手段的总体名称，以及为达到上述目的而进行的操作。它是包装物和包装活动、包装手段、包装作业的总称。现代包装已不仅仅是保护产品的一面，而且在物流中发挥着重要的作用。具体体现在：包装能便利商品的流通；包装能保护商品，增强商品抵抗各种外界不良因素影响的能力；包装有利于促进和扩大商品的销售；包装能方便和指导消费。包装可大体划分为两类：一类是工业包装，或叫运输包装、大包装；另一类是商业包装，也称为销售包装、小包装。工业包装是为保持商品的品质，商业包装是为使商品能顺利抵达消费者手中，提高商品价值、传递信息等。

4. 装卸搬运功能　装卸搬运是指在同一地域范围内，以改变物资的存放状态和空间位置为主要内容的作业活动，是物流各环节连接成一体的接口，是运输、储存、包装等物流作业得以顺利实现的根本保证。具体来说，就是对物资进行垂直或水平位移及改变其支撑方式和空间位置的一项作业活动。装卸、搬运装卸和搬运质量的好坏、效率的高低是整个物流过程的关键所在。装卸搬运工具、设施、设备不先进，搬运装卸效率低，商品流转时间就会延长，商品就会破损，就会增大物流成本，影响整个物流过程的质量。装卸搬运的功能是连接运输、储存和包装各个系统的节点，该节点的质量直接关系到整个物流系统的质量和效率，而且又是缩短物流移动时间、节约流通费用的重要组成部分。装卸搬运环节出了问题，物流其他环节就会停顿。装卸搬运作业的构成有：堆放拆垛作业、分拣配货作业、搬送、移送作业等。

5. 流通加工功能　流通加工是指商品在流通过程中，根据用户的要求，改变或部分改变商品的形态或包装形式的一种生产性辅助加工活动。通过集中化和专业化的流通活动，给流通带来一系列的方便，使流通加工在流通中的功能得到进一步的发挥；通过流通加工可以克服生产加工和用户对商品要求之间的差异，更有效地满足用户需要；可以促进资源的合理利用，提高原材料利用率；可以提高加工质量和加工效率，使用户所需产品质量进一步得到保障；可以提高运输效率，减少流通费用。总之，流通加工是物流过程中"质"的升华，使流通向更深层次发展。

6. 配送功能　配送在英语中的原词是 delivery，是交货送货的意思，将货物从物流结点送交收货人。在市场竞争中，将货物送达收货人的活动需要逐步降低成本，提高效率，以达到占领和扩大市场、增加企业利润的目的。对运输车辆合理配置，科学地制订运输规划，确定运送路线，并且将运送的货物事先进行配货，配装的措施逐步完善，形成了现代的配送活动。配送的意义在于：完善了输送及整个物流系统；提高了末端物流的经济效益；可使企业实现低库存或零库存；可简化手续、方便用户；提高了供应保证程度。

7. 物流信息管理功能　物流信息是连接运输、储存、装卸、包装各环节的纽带，没有各物流环节信息的通畅和及时供给，就没有物流活动的时间效率和管理效率，也就失去了物流的整体效率。通过收集与物流活动相关的信息，就能使物流活动有效、顺利地进行。信息包括与商品数量、质量、作业管理相关的物流信息，以及与订货、发货和货款支付相关的商流信息。不断地收集、筛选、加工、研究、分析各类信息，并把精确信息及时提供给决策人员，以此为依据判断生产和销售方向，制定企业经营战略，以便做出高质量的物流决策。

NOTE

与物流信息密切相关的是物流信息系统，即管理人员利用一定的设备，根据一定的程序对信息进行收集、分类、分析、评估，并把精确信息及时地提供给决策人员，以便他们做出高质量的物流决策。物流信息系统的目的是不但要收集尽可能多的信息，提供给物流经理，使他们做出更多的有效决策，还要与公司中销售、财务等其他部门的信息系统共享信息，并将有关的综合信息传至公司最高决策层面，协助他们形成战略计划。

二、医药物流

（一）医药物流的概念

对于药品周转慢、效率低等问题，通过高效的物流操作可以解决，于是医药物流产业就应运而生。它是医药产业和物流产业相结合的产物，医药物流是依托一定的物流设备、信息技术和营销管理系统，有效整合药品生产、销售网络中的上下游资源，对医药产品的采购、运输、储存、包装、装卸搬运、流通加工、配送等环节进行有效集成和整合，缩短配送时间，降低流通加工成本，提高服务水平，实现其自动化和信息化，从而提升药品的空间和时间价值。

《中国药品流通行业发展报告（2015）》中对医药物流的解释是：医药物流是以医药产品供应链为服务对象的专业物流体系，是医药供应链中的重要环节，服务对象包括制药工业、药品批发、药品零售、医药电商等企业，各类公益和非公益医疗卫生机构，各种类型的基层卫生服务机构及患者家庭等。

医药物流服务产品的对象主要包括药品、医疗器械、化学试剂、玻璃仪器四大类，以及与医药、健康相关的护理产品和保健食品。

医药物流与传统物流的不同之处在于，医药物流通过利用系统化和网络化的管理手段，将相互分散且不能协调工作的物流管理活动整合在一起，达到降低医药物流成本，提高系统整体效率的目的。目前，影响我国医药流通领域发展的问题主要有药品流通环节多、结构混乱、信息化程度低等。所以要想解决这些问题必须大力发展医药物流、有效整合各种物流资源（图8-1、图8-2）。

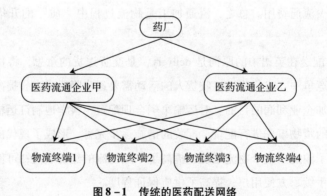

图8-1 传统的医药配送网络

（二）医药物流的特点

医药产品一般具有体积小、重量轻、价值高等特点，客户对于供货时间长短也会有着严格的要求，因此药品的流通模式与一般商品的流通方式存在着很大的差异。医药产品的特殊性决定了医药物流与一般商品物流的不同，医药物流的特点主要有：

1. 医药物流行业的准入门槛较高 医药行业关系到国家社会稳定和经济发展，所以医药

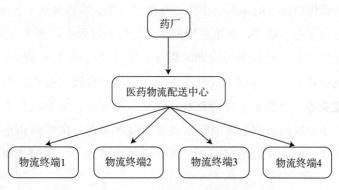

图 8-2　运用医药物流配送的药品配送网络

物流水平的高低也被看作一个国家物流水平的风向标。医药物流对现代化技术的应用程度要求较高，它需要信息流和物流的完美结合，从事医药物流行业的企业必须具备良好的管理水平和信息化驾驭能力。此外，国家对于药品的流通有严格的规定，会对药品供应链进行全程质量跟踪，医药企业在对药品进行采购、运输、存储等一系列物流操作时须严格按照国家规定，保证药品的质量。这就要求相关企业具备较高的医药物流管理水平和运作水平，并且具备良好的质量保证和监控体系。

2. 医药物流应具备良好的应急性　医院等医药需求单位对于医药产品配送及时性的要求越来越高，医药物流企业必须满足客户对于产品配送时间的约束，以提高用户满意度并获得自身的长远发展。此外，由于医药产品的特殊用途，当洪水、地震、突发性疾病等灾害发生的时候必须保证药品的及时供应，这也要求医药物流必须具备良好的应急性和高效的配送能力。

3. 医药物流运输工具需具有一些特殊功能　运输过程是药品流通过程的重要一环，也是很可能发生药品质量问题的一步，为了能够减少此类质量问题，在药品运输过程中必须满足其对温度、湿度、光照等条件的要求。科学地使用各种运输工具是保证整个医药物流过程中药品质量的关键。

4. 医药物流流程复杂　药品品种繁多，分类复杂，采用多级分销为主的配送形式，加之医药配送批量少且批次多的特点，大大增加了药品流通环节和物流配送系统的复杂程度，加剧了药品配送信息流与物流无缝衔接的难度。

5. 医药物流时效性强　药品作为有期限性的产品，其使用和作用效果对时间要求敏感，只有药品及时补货和配送，才能更好地满足医药需求，同时药品自身的保质期限要求避免过期药品的流通。

（三）医药物流运作模式

新医改的实行，为我国医药物流企业的发展提供了一个更加广阔的平台。自新医改实行以来，我国涌现出了众多优秀的医药物流企业，包括九州通、南京医药、北京医药股份等，在这些企业的大胆尝试下，形成了有益于我国医药物流业全面发展的医药物流运作模式。其中最典型的医药物流运作模式包括：区域性医药供应链整合模式、药房托管模式、医药电子商务模式、现代化国际医药物流模式、零售连锁医药物流模式。

1. 区域性医药供应链整合模式　指将医药供应链上下游结点企业的物流业务与信息系统等进行一体化整合，实现药品在整个链条流动过程中的信息透明化。医药供应链的上下游企业的整合，使医药供应链上的采购、生产、仓储、分销、零售得到了有效的管理。我国的医药物流的发展还处于起步阶段，在医药物流企业的整合过程中，由于医药企业分布不均，使得医药物流企业的整合出现断裂等问题。因此，区域性医药供应链整合模式更加适合我国现阶段医药物流企业的发展现状。区域性医药供应链整合模式是指将某一个区域的医药供应链企业的物流业务与信息系统进行整合，在某一区域实行大型医药企业对小型医药企业的并购，以及中小型医药物流企业的重组整合，最终实现全国医药供应链的整合。九州通医药集团正是将这一模式成功地运用到了其企业的运作之中，从而成为我国最大的医药民营企业。

2. 药房托管模式　这是我国医药改革政策的产物，是指将药品与医院分离，主要表现为药房将药品的经营权与管理权委托给医药公司，由医药公司负责对药品的经营和管理，而药房作为医疗机构主要负责采购医院所需药品。在委托之前，药房与医药公司需要签订委托协议。协议分为三种：第一种是将超额的利润作为托管方的收入；第二种是在委托之前先定好价格比例，委托结束后，按比例进行划分；第三种是按税前利润对委托双方的价格进行估价。药房托管模式的代表是南京医药股份有限公司。

3. 医药电子商务模式　指药品生产企业、批发企业、零售企业，通过网络平台进行药品贸易的模式，我国的医药电子商务模式主要包括：B2B、B2C，以及第三方电子商务平台。B2B 模式是指为药品采购方及药品供应商提供的电子交易网络。B2C 模式类似于淘宝，是指客户根据自己的需求，通过交易平台了解药品的信息，然后通过电子商务进行交易。第三方电子商务平台，则是指为医药生产企业、医药批发企业、医药零售企业提供网络虚拟交易平台。通过这一平台，可以了解药品的供需信息，从而更加有效地降低物流成本。目前医药第三方电子商务平台做得最好的是海虹电子商务企业。

4. 现代化国际医药物流模式　指将国外先进的医药物流管理技术引入我国医药企业，从而提升我国医药企业的管理水平与服务水平。国际医药物流模式是指与国际医药物流企业合作办厂，将国外先进的医药物流管理理念引入国内的医药物流企业。这一模式的典型企业主要是北京医药股份有限公司与上海医药股份有限公司。

5. 零售连锁医药物流模式　零售连锁医药物流模式是一种特殊的医药物流模式，是指将物流与零售连锁店相结合，通过连锁店提供配送服务。该模式的代表企业是三九集团。

三、电子商务与物流

（一）电子商务物流的概念

电子商务是 20 世纪信息化、网络化的产物，在电子商务时代，由于电子工具和网络通信技术的应用，使交易各方的时空距离几乎为零，有力地促进了信息流、商流、资金流、物流这"四流"的有机结合。电子商务物流指以物流业务为核心，通过整合信息流、商流、物流、资金流这"四流"的优势，开展电子商务相关应用服务。电子商务物流较传统物流而言，存在许多不同的特征，信息化、自动化、网络化、智能化、柔性化、集成化、虚拟化显著。电子商务物流涉及主体多，包括供货商、电子零售商、顾客、物流服务提供商等，其中顾客的地理位置分布不均匀，呈高度分散状态，而顾客对服务要求日益增高，这些都大大增加了电子商务物流服务的复杂度和难度。医药电子商务是以医疗机构、医药公司、银行、药品生产单位、医药信息服务提供商及保险公司为网络成员，通过互联网应用平台，为用户提供安全、可靠、开放并易于维护的医药贸易电子商务平台。

对于某些可以通过网络传输的商品和服务，甚至可以做到"四流"的同步处理，例如通过上网浏览、查询、挑选、点击，用户可以完成对某一电子软件的整个购物过程。

信息流既包括商品信息的提供、促销行销、技术支持、售后服务等内容，也包括诸如询价单、报价单、付款通知单、转账通知单等商业贸易单证，还包括交易方的支付能力、支付信誉等。

商流是指商品在供应商、制造商、批发商、代理商、零售商和物流公司等之间进行交易和商品所有权转移的运动过程，具体是指商品交易的一系列活动。

资金流主要是指资金的转移过程，包括信用证、汇票、现金通过银行在各层次的买方与卖方及代理人之间的流动，与此有关的还有银行和外汇管理部门。在电子商务条件下，信息流、商流和资金流处理都可以通过计算机和网络通信设备实现。

物流作为"四流"中最为特殊的一种，涵盖了商品或服务的流动过程，包括运输、储存、配送、装卸、保管等各种活动。对于少数商品和服务来说，可以直接通过计算机网络传输的方式进行商品配送，如各种电子出版物、信息咨询服务、计算机软件等。而对于大多数实体商品和服务来说，其配送仍要经过物理方式传输，但当一系列机械化、自动化工具的应用，准确、及时的物流信息对物流过程的监控，将使物流的速度加快、准确率提高，能有效地减少库存，缩短生产周期。

因此，电子商务物流是指基于信息流、商流、资金流网络化的物资或服务的配送活动，包括软体商品（或服务）的网络传送和实体商品（或服务）的物理传送。

（二）电子商务物流的特点

1. 信息化 电子商务时代，物流信息化是电子商务的必然要求。体现为物流信息的商品化，物流信息收集的数据库化、代码化，物流信息处理的电子化和计算机化，物流信息传递的标准化和实时化，物流信息存储的数字化，等等。因此，条码技术（Bar Code）、数据库技术（Database）、电子订货系统（Electronic Ordering System，EOS）、电子数据交换（Electronic Data Interchange，EDI）、快速反应（Quick Response，QR）及有效的客户反映（Effective Customer Response，ECR）、企业资源计划（Enterprise Resource Planning，ERP）等技术与观念在我国的物流中将会得到普遍的应用。信息化是一切的基础，没有物流的信息化，任何先进的技术设备都不可能应用于物流领域，信息技术及计算机技术在物流中的应用将会彻底改变世界物流的面貌。

2. 自动化 自动化的基础是信息化，自动化的核心是机电一体化。自动化的外在表现为无人化，其效果是省力，其目的是扩大物流作业能力，提高劳动生产率，减少物流作业的差错，获取更大利润。物流自动化的设施非常多，如条码/语音/射频自动识别系统、自动分拣系统、自动存取系统、自动导向车、货物自动跟踪系统等。这些设施在发达国家已普遍用于物流作业流程中，而在我国由于物流业起步晚，发展水平低，自动化技术的普及还需要相当长的时间。

3. 网络化 物流领域网络化的基础也是信息化，这里指的网络化有两层含义：一是物流配送系统的计算机通信网络，包括物流配送中心与供应商或制造商的联系要通过计算机网络，另外与下游顾客之间的联系也要通过计算机网络通信，比如物流配送中心向供应商提出订单这个过程，就可以使用计算机通信方式，借助于增值网（Value Added Network，VAN）上的电子订货系统（EOS）和电子数据交换（EDI）来自动实现，物流配送中心通过计算机网络收集下游客户的订货的过程也可以自动完成。二是组织的网络化，即所谓的企业内部网（Intranet）。比如，中国台湾的电脑业在20世纪90年代创造出了"全球运筹式产销模式"，这种模式的基本特点是按照客户订单组织生产，生产采取分散形式，即将全世界的电脑资源都利用起来，采取外包的形式将一台电脑的所有零部件、元器件、芯片外包给世界各地的制造商去生产，然后通过全球的物流网络将这些零部件、元器件和芯片发往同一个物流配送中心进行组装，由该物流配送中心将组装的电脑迅速发给客户。这一过程需要有高效的物流网络支持，当然物流网络的基础是信息、电脑网络。物流的网络化是物流信息化的必然，是电子商务下物流活动的主要特征之一。当今世界Internet等全球网络资源的可用性及网络技术的普及为物流的网络化提供了良好的外部环境，物流网络化趋势不可阻挡。

4. 智能化　这是物流自动化、信息化的一种高层次应用，物流作业过程大量的运筹和决策，如库存水平的确定、运输（搬运）路径的选择、自动导向车的运行轨迹和作业控制、自动分拣机的运行、物流配送中心经营管理的决策支持等问题都需要物流的智能化来解决。在物流自动化的进程中，物流智能化是不可回避的技术难题，好在物流专家系统、机器人等相关技术在国际上已经有比较成熟的研究成果。为了提高物流现代化的水平，物流的智能化已成为电子商务下物流发展的一个新趋势。

5. 柔性化　柔性化本来是为实现"以顾客为中心"理念而在生产领域提出的，但要真正做到柔性化，即真正地能根据消费者需求的变化来灵活调节生产工艺，没有配套的柔性化的物流系统是不可能达到目的的。20世纪90年代，国际生产领域纷纷推出弹性制造系统（Flexible Manufacturing System，FMS）、计算机集成制造系统（Computer Integrated Manufacturing System，CIMS）、制造资源系统（Manufacturing Requirement Planning，MRP）、企业资源计划（ERP）及供应链管理的概念和技术，这些概念和技术的实质是要将生产、流通进行集成，根据需求端的需求组织生产，安排物流活动。因此，柔性化的物流正是为适应生产、流通与消费的需求而发展起来的一种新型物流模式。这就要求物流配送中心要根据消费需求"多品种、小批量、多批次、短周期"的特色，灵活组织和实施物流作业。

另外，物流设施、商品包装的标准化，物流的社会化、共同化也都是电子商务物流模式的新特点。

（三）电子商务对物流的影响

1. 电子商务改变传统物流观念　电子商务作为一种新兴的商务活动，它为物流创造了一个虚拟的运动空间。在电子商务状态下，人们在进行物流活动时，物流的各种职能及功能可以通过虚拟化的方式表现出来。在这种虚拟化的过程中，人们可以通过各种组合方式寻求物流的合理化，使商品实体在实际的运动过程中效率最高、费用最省、距离最短、时间最少（表8 - 2）。

表 8 – 2　传统物流与电子商务物流的比较

	传统物流	电子商务物流
服务理念	以规模为中心	以客户为中心
配送体系	单一性配送网	网状网络配送体系
技术支持	传统管理技术	网络管理技术
信息响应	信息传递迟缓、响应慢	信息化程度高、反应迅速
管理特征	刚性化	柔性化
合作程度	格局分散	强调协同合作

2. 电子商务改变物流的运作方式　在电子商务下，物流的运作是以信息为中心的，信息不仅决定着物流的运动方向，而且也决定着物流的运作方式。在实际运作过程中，通过网络上的信息传递，可以有效地实现对物流的实时控制，实现物流的合理化，网络全球化的特点使得企业可在全球范围内对物流实施整体的实时控制。

3. 电子商务改变物流企业的经营形态　电子商务将改变物流企业对物流的组织和管理。在传统经济条件下，物流往往是从某一企业的角度来进行组织和管理的，而电子商务则要求物流从社会的角度来实行系统的组织和管理，以打破传统物流分散的状态。这就要求企业在组织物流的过程中，不仅要考虑本企业的物流组织和管理，更重要的是要考虑全社会的整体系统。

4. 电子商务促进物流基础设施的改善和物流技术与物流管理水平的提高　电子商务高效率和全球性的特点，要求物流也必须达到这一目标。而物流要达到这一目标，良好的交通运输网络、通信网络等基础设施则是最基本的保证。物流技术水平的高低是决定物流效率高低的一个重要因素，要建立一个适应电子商务运作的高效率的物流系统，就必须尽快提高物流的技术水平。物流技术主要包括物流硬技术和软技术。物流硬技术是指在物流组织过程中所需的各种材料、机械和设施等；物流软技术是指组织高效率的物流所需的计划、管理、评价等方面的技术和管理方法。从物流环节来考察，物流技术包括运输技术、保管技术、装卸技术、包装技术等。同时，物流管理水平的高低直接决定和影响着物流效率的高低，也影响着电子商务高效率优势的实现。只有提高物流的管理水平，建立科学合理的管理制度，将科学的管理手段和方法应用于物流管理当中，才能确保物流的畅通，实现物流的合理化和高效化，促进电子商务的发展。

5. 电子商务对物流人才提出了更高的要求　电子商务不仅要求物流管理人员具有较高的物流管理水平，也要求物流管理人员具有较高的电子商务知识，并在实际的运作过程中，能够有效地将两者有机地结合在一起。

（四）物流对电子商务的影响

1. 物流是电子商务的重要组成部分　电子商务概念刚刚提出的时候，美国的物流管理技术通过利用各种机械化、自动化工具及计算机和网络通信设备，已经日趋完善。同时美国作为一个发达国家，其技术创新的本源是需求，即通过需求来拉动技术创新。作为电子商务前身的 EDL 技术是为了简化繁琐、耗时的订单处理过程，以加快物流速度。电子商务的提出最终更是为了解决信息流、商流和资金流处理上的繁琐对现代化物流过程的延缓，进一步提高现代化的物流速度。

2. 物流是实现电子商务的保证　电子商务的出现，在最大程度上方便了最终消费者。他

NOTE

们不必再跑到拥挤的商业街，一家又一家地挑选自己所需的商品，而只要坐到家里，在互联网上搜索、查看、挑选，就可以完成他们的购物过程。但试想，如果他们所购的商品迟迟不能送到，或者商家所送的并非自己所购买的，那么消费者还会选择网上购物吗？由此可见，现代企业要在竞争中取胜不仅需要生产适销对路的产品，采取正确的营销策略及强有力的资金支持，更需要加强"品质经营"，强调"时效性"，其核心在于服务的及时性、产品的及时性、信息的及时性和决策反馈的及时性。而电子商务下企业成本优势的建立和保持必须以可行和高效的物流运行为保证。由此可见，物流是电子商务的重要组成部分。

3. 物流影响电子商务的运作质量　物流是一种服务，面临着服务信誉和服务质量的问题。对电子商务企业来说，货物送达可能是客户在购物过程中唯一一次与商家面对面的机会。物流服务的质量，将直接影响企业在客户心中的形象，从而很大程度上决定了是否还有下一次交易的可能，也会影响到与客户的关系和客户的忠诚度。缺少了现代化的物流技术，电子商务给消费者带来的购物便捷可能完全消失，消费者必然会转向他们认为更为安全的传统购物方式。因此，加强物流配送工作，是电子商务吸引顾客、提高运作质量的关键环节。

4. 物流是实现电子商务企业盈利的重要环节　良好的物流管理可以大大降低企业的成本。在传统的商业成本中，物流成本可以占到商品总价值的 30% ~ 50%。而现代物流企业可以大大降低来自该部分的成本。例如，日本在近 20 年内，物流业每增长 2.6 个百分点，经济总量就增加 1/100。

5. 物流、商流、资金流、信息流关系的演变　随着网络技术和电子技术的发展，电子中介作为一种工具被引入了生产、交换和消费中，人类进入电子商务时代。在这个时代，人们做贸易的顺序并没有改变，还是要有交易前、交易中和交易后几个阶段，但进行交流和联系的工具变了，如从前的纸面单证变为现在的电子单证。这个阶段的一个重要特点就是信息流发生了变化（电子化），更多表现为票据资料的流动。

四、医药电子商务对医药物流的影响

医药电子商务技术对我国医药流通行业的发展有重要影响。随着处方药网上销售等政策的出台，医药电子商务技术改变了传统医药供应链的结构和模式，优化了医药流通秩序，提高了医药供应链效率。医药电子商务在药品流通行业中的作用有缩减供应链层级、减少商业贿赂行为、提高整体运行效率、优化供应链产业结构。

1. 缩减供应链层级　医药电子商务模式把销售放在互联网上，杜绝了药品因为层级过多层层加价的现象，使得药品价格统一透明，可大幅度减少分销层级，优化供应链结构。想要进驻医药电商的企业不但需要 GSP 或 GMP 等证书，而且需要同时具备《互联网药品交易服务资格证》和《互联网药品信息服务资格证》才能展开网上销售。到目前，在 14 万多家药品经营企业中，仅有 383 家获得交易服务资格证，所以只有真正有实力的大公司才能获得交易服务资格。

2. 减少商业贿赂行为　目前，处方药网上销售已势在必行，2014 年 12 月我国第 1 个电子处方平台在浙江省杭州市和河北省运行，其模式类似于打车软件的操作模式，将医院的电子处方分流到医院外部的平台，患者在医院就诊时将电子处方单上传至该平台，平台上的药企开始抢单，然后患者根据各个药店的价格、生产厂家等因素，选择性价比高的药店付款，就可以坐等药品送到家。这样就成功地将处方单分流到院外，杜绝了在医院内部的"统方"行为，可以有效减少商业贿赂行为的发生。

3. 提高整体运行效率　随着医药电子商务模式的推广及应用，其便捷性、及时性与共享性等优势使得国内医药供应链的信息化、无纸化进程明显加快，订单处理周期大幅度缩减，药品传输速率和货物周转率提高。如第三方医药电子商务平台的模式中，由于整合了多家药品生产企业和药品流通企业及医院药店，所以拥有多家企业的物流数据资源，使得整个电子商务模式中的信息流、资金流、物流相互配合，同步运作。同时增强了原料药供应方、药品制造企业、医药分销机构、医药物流、各大医院药房和诊所、零售药店、患者等之间供求信息的共享及沟通，有效降低了供应链各节点的库存量并减少了现金流的积压，降低运作成本。因此，供应链物流的信息化对供应链整体的效率将是质的提升。

4. 优化供应链产业结构　我国医药供应链各节点的医药企业有着"大而全、小而全"的现象，无论企业规模大与小，都是生产、供应、销售一体化，但其专业化程度低，企业要顾及全面发展往往导致其核心优势无法发挥。而医药电子商务的模式可以把各个企业整合在一起，生产企业只要专注于产品研发，分销企业注重于药品的批发销售，而第三方医药物流专注于高效的配送服务。在供应链中各个节点企业各司其职，通过电子商务将其串联起来，在提高供应链效率的同时，还可以为企业节省大量的运行维护成本，提升企业核心竞争力。

总体上，最终的趋势在于医药物流信息化建设呈现"联网+"，即"互联网+医药物流"的发展。互联网最大的优势在于：资源共享，最大限度节省成本，提高效率；超越时空；实时交互性；个性化；人性化；公平性。因此，在利用互联网优势的基础上，将"互联网+"与医药物流业进行融合，利用信息通信技术及互联网平台，让互联网与医药物流行业进行深度融合，创造新的发展生态，充分发挥互联网在社会资源配置中的优化和集成作用。实现节约社会资源、物流效率普遍提高、保持商品的市场价格稳定、扩大物流企业的利润空间，最终提升医药物流业的核心竞争力。

五、电子商务物流技术

现代物流与传统物流的显著区别之一就是物流的信息化，而物流信息化的实现需要物流现代技术的支撑。信息技术是指能拓展人的信息处理能力的技术。通过信息技术的运用，可以替代或辅助人们完成对信息的检测、识别、变换、存储、传递、计算、提取、控制和应用。物流信息技术是指运用于物流各环节中的信息技术。它是建立在计算机、网络通信技术平台上的各种技术运用，包括硬件技术和软件技术。物流信息技术包括：条码技术、RFID技术、POS技术、EOS技术、GPS技术、GIS技术等。

（一）条码技术

条码（Bar Code）是由一组按特定规则、不同宽度的条和空及对应字符组成的表示一定信息的标记。条码中的条、空分别由深浅不同且满足一定光学对比度要求的两种颜色（黑色和白色）表示。

1. 条码的特点

（1）简单、易于制作，可印刷，被称为"可印刷的计算机语言"，条码可以被计算机识别，使物品与计算机有一个很好的连接。

（2）信息采集速度快，采集信息量大，可以通过计算机配合条码扫描仪扫描条码，以最快速度完成信息采集，采集信息量大。

（3）条码可靠性高，出错率低，设备结构简单、成本低，非常灵活、实用。

2. 条码的识别原理 条码主要利用光电效应来识读信息。由于不同颜色的物体，其反射的可见光的波长不同，白色物体能反射各种波长的可见光，黑色物体则吸收各种波长的可见光，所以当条码扫描器光源发出的光通过光阑及凸透镜后，照射到黑白相间的条码上时，反射光经凸透镜聚焦后，照射到光电转换器上，于是光电转换器接收到与白条和黑条相应的强弱不同的反射光信号，并转换成相应的电信号输出到放大整形电路。白条、黑条的宽度不同，相应的电信号持续时间长短也不同，但是，由光电转换器输出的与条码的条和空相应的电信号太小，不能直接使用，所以要先将光电转换器输出的电信号送放大镜放大，放大后的电信号仍然是一个模拟电信号。为了避免条码中的疵点和污点导致错误信号，在放大电路后需加一整形电路，把模拟信号转换成数字电信号，以便计算机系统能准确判读。整形电路的脉冲数字信号，经译码器译成数字、字符信息。它通过识别起始、终止字符来判别出条形码的码制及扫描方向；通过测量脉冲数字电信号 0、1 的数目来判别出条和空的数目。通过测量出 0、1 信号持续的时间来判别条和空的宽度。这样便得到了被辨读的条码符号的条和空的数目及相应的宽度和所用码制，根据码制所对应的编码规则，便可将条形符号换成相应的数字、字符信息，通过接口电路送给计算机系统进行数据处理与管理，便完成了条码辨读的全过程。

3. 物流条码概述 物流条码是指物流过程中以商品为对象、以包装商品为单位使用的条码。中国物品编码中心于 1990 年以来制定出我国条码标准，共 13 个版本。国际上公认的物流领域的条码标准主要有三种：通用商品条码、储运单元条码和贸易单元 128 条码，这三种条码基本上可以满足物流领域的条码应用要求。

（1）通用商品条码 在商品条码中，物流条码应用的是 EAN 码制中的 EAN－13 条码。通用商品条码用于单个商品的包装箱上。

（2）储运单元条码 储运单元条码是专门标示储运单元编码的条码。其中定量储运单元一般采用 13 位或 14 位数字编码，变量储运单元编码由 14 位数字的主代码和 6 位数字的附加代码组成。储运单元条码用于储运单元的包装箱。

（3）贸易单元 128 条码 贸易单元 128 条码用于标示贸易单元的信息，如产品批号、数量、规格、生产日期、有效期、交货地等。贸易单元 128 条码是一种连续型、非定长、有含义的高密度代码。该条码有 A、B、C 三套字符集，其中 C 字符集能以双倍的密度来表示全数字的数据。这三套字符覆盖 128 个 ASCII 码字符，是一种可变长度的连续条形码，可携带大量信息，但是不可超过 232 个字元。可由多组应用标示码与数据码组成。

物流条码是用在商品装卸、仓储、运输和配送过程中的识别符号，通常印在包装外箱上，用于识别商品种类及数量；也可用于仓储批发业销售现场的扫描结账。物流条码的基本结构为原印条码，当同一商品的包装不同或同一包装中有不同商品组合时，就必须加上储运标示码以便识别。

（二）RFID 技术

无线射频识别技术（Radio Frequency Identification，RFID）也称射频识别技术，是从 20 世纪 90 年代兴起的一项非接触式自动识别技术。它利用射频方式进行非接触双向通信，实现免接触操作。

射频识别技术是一项利用射频信号通过空间耦合（交变磁场或电磁场）实现无接触信息传递并通过所传递的信息达到识别目的的技术。射频系统的优点是不局限于视线，识别距离比光学系统远。射频识别卡具有可读写能力、可携带大量数据、难以伪造和有智能等功能。

射频识别技术使用的领域为物料跟踪、运载工具和货架识别等要求非接触数据采集和交换的场所，要求频繁改变数据内容的场合尤为适用。如车辆自动识别系统采用的主要技术就是射频技术。

射频卡和其他自动识别技术相比，如条码、磁卡、IC 卡等，其具有非接触、工作距离长、适于恶劣环境、可识别运动目标等优点。完成识别工作时无需人工干预，适于实现自动化且不易损坏，可以识别高速运动的物体并可同时识别多个射频卡，操作快捷方便。射频卡不怕油渍、灰尘污染等恶劣的环境。短距离的射频卡可以在这样的环境中代替条码，长距离的产品用于交通上，可达几十米，并认为是条码标签的未来替代品。

1. RFID 技术的组成　射频识别系统至少应包括以下两个部分：一是读写器，二是电子标签（或称射频卡、应答器等）。另外还应包括天线、主机等。从 RFID 系统的工作原理来看，系统一般都由信号发射机、信号接收机、发射接收天线等几部分组成。

在 RFID 系统中，信号发射机为了不同的应用目的，会以不同的形式存在，典型的形式是标签（TAG）。电子标签一般是带有线圈、天线、存储器与控制系统的集成电路。在 RFID 系统中，信号接收机一般叫作阅读器。根据支持的标签类型不同与完成的功能不同，阅读器的复杂程度也显著不同。只有可读写标签系统才需要编程器。编程器是向标签写入数据的装置，编程器写入数据一般来说是离线（off-line）完成的，也就是预先在标签中写入数据，等到开始应用时直接把标签黏附在被标示项目上。天线是标签与阅读器之间传输数据的发射、接收装置。在实际应用中，除了系统功率外，天线的形状和相对位置也会影响数据的发射和接收，需要专业人员对系统的天线进行设计、安装。

2. RFID 技术的工作原理　阅读器在一个区域内发射射频能量形成电磁场，作用距离的大小取决于发射功率。标签进入磁场后，如果接收到阅读器发出的特殊射频信号，就能凭借感应电流所获的能量发送出存储在芯片中的产品信息（Passive Tag，被动标签），或者主动发送某一频率的信号（Active Tag，主动标签）。阅读器可接收标签发送的数据或向标签发送数据，读取信息并解码后，送至中央信息系统进行有关的数据处理，通过标准接口与计算机网络进行通信。

（三）POS 技术

销售时点信息系统（Point of Sales，POS）是指通过自动读取设备（如电子收款机）在销售商品时直接读取商品销售信息（如商品名、价格等），并通过通信网络和计算机系统传送至有关部门进行分析加工以提高经营效率的系统。

1. POS 系统的基本构件

（1）商品条码　商品条码就是代替商品所表示的条码，我国一般用的是 EAN-13 码。

（2）POS 收银系统　POS 收银系统包括标准配置和可选设备。

（3）后台计算机　所有的数据必须传到后台计算机进行处理。

2. POS 系统的运行步骤　销售商品都贴有表示该商品信息的条码或光学识别（OCR）标签。

在顾客购买商品结账时，收银员使用扫描读数仪自动读取商品条码标签或 OCR 标签上的信息，通过店铺内的微型计算机确认商品的单价，计算顾客购买总金额等，同时返回给收银机，打印出顾客购买清单和付款总金额。

各个店铺的销售时点信息通过 VAN 以在线联结方式即时传送给总部或物流中心。

在总部，物流中心和店铺利用销售时点信息来进行库存调整、配送管理、商品订货等作业。通过对销售时点信息进行加工分析来掌握消费者购买动向，找出畅销商品和滞销商品，并以此为基础，进行商品品种配置、商品陈列、价格设置等方面的作业。

在零售商与供应链的上游企业（批发商、生产厂家、物流业者等）结成协作伙伴关系（也称为战略关系）的条件下，零售商利用 VAN 在线联结的方式把销售时点信息即时传送给上游企业。这样上游企业可以利用销售现场最及时准确的销售信息制订经营计划、进行决策（图 8-3）。

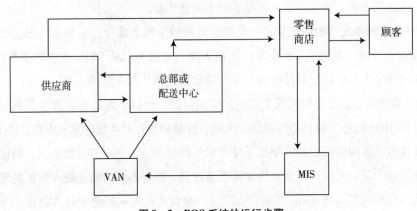

图 8-3   POS 系统的运行步骤

3. POS 系统的作用

（1）运用 POS 系统这一现代科学的管理手段，将为超级市场提供更迅速、更精确、更有用的信息资料，为决策提供可靠的依据。

（2）运用 POS 系统会大大降低超级市场的库存和提高其销售能力，大大提高商品的周转率和毛利率。

（四）EOS 技术

电子订货系统（Electronic Ordering System，EOS）是指将批发、零售商场所发生的订货数据输入计算机，即通过计算机通信网络连接的方式将资料传送至总公司、批发商、商品供货商或制造商处。

1. EOS 系统的构成要素   一个 EOS 系统必须有：①供应商：商品的制造者或供应者（生产者、批发商）。②零售商：商品的销售者或需求者。③网络：用于传输订货信息（订单、发货单、收货单、发票等）。④计算机系统：用于产生和处理订货信息。

从商流的角度来看电子订货系统，我们不难明白批发、零售商场、供货商、商业增值网络中心在商流中的角色和作用（图 8-4）。

在零售终端利用条码识别器获取准备采购的商品信息，并在终端机上输入订货信息，通过网络（VAN）将信息传输到批发商的计算机中。批发商开出提货传票，并根据传票同时开出拣货单，进行分拣作业，然后根据送货传票进行商品发货。送货传票上的信息成为零售商的应付

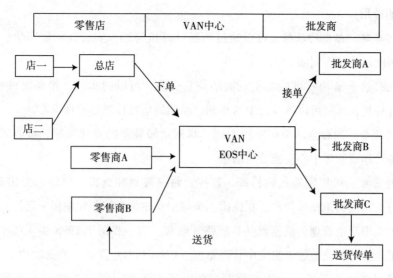

图8-4 EOS基本框架

账款资料及批发商的应收账款资料。零售商对送到的货物进行检验后，便可以上柜销售。

2. EOS 的作用 EOS 系统能及时准确地交换订货信息，它在企业物流管理中的作用如下：

（1）相比传统的订货方式，如上门订货、邮寄订货、电话、传真订货等，EOS 系统可以缩短从接到订单到发出订货的时间，缩短订货商品的交货期，减少商品订单的出错率，节省人工费。

（2）有利于减少企业库存水平，提高企业的库存管理效率，同时也能防止商品特别是畅销商品缺货现象的出现，提升订货效率。

（3）对于生产厂家和批发商来说，通过分析零售商的商品订货信息，能准确判断畅销商品和滞销商品，有利于企业调整商品生产和销售计划，提升分析能力。

（4）有利于提高企业物流信息系统的效率，使各个业务信息子系统之间的数据交换更加便利和迅速，丰富企业的经营信息，减少门市缺货。

（五）GPS 技术

GPS 是英文 Global Positioning System 的缩写，译为全球定位系统。全球定位系统是利用导航卫星进行测时和测距，使在地球上任何地方的用户都能计算出他们所处的方位。

GPS 系统的用户是非常隐蔽的，它是一种单程系统，用户只接收而不必发射信号，因此用户的人数也是不受限制的。虽然 GPS 系统一开始就是为军事目的而建立的，但很快在民用方面得到极大的发展。各类 GPS 接收机和处理软件纷纷涌现出来。目前在中国市场上出现的接收机主要有 ROCGUE、ASHTECH TRIMBLE、LEICA、SOKKIA、TOP - COF 等。能对两个频率进行观测的接收机称为双频接收机，只能对一个频率进行观测的接收机称为单频接收机，它们在精度和价格上有较大差别。GPS 系统的实时导航定位精度很高。

1. GPS 的构成 随着全球定位系统的不断改进及软、硬件设施的不断完善，其应用领域正不断扩展，目前已遍及国民经济各个部门，并开始逐渐深入人们的日常生活。

GPS 系统包括三大部分：空间部分——GPS 卫星星座；地面控制部分——地面监控系统；用户设备部分——GPS 信号接收机。

NOTE

2. GPS 的应用

（1）进行车辆、船舶的跟踪　可以通过地面计算机终端，实时显示出车辆、船舶的实际位置，位置精度以"米"计量。

（2）信息传递和查询　可以实施双向的信息交流，可以向车辆、船舶提供相关的气象、交通、指挥等信息，同时可以将运行中的车辆、船舶的信息传递给管理中心。

（3）及时报警　通过全球卫星定位系统，掌握运输装备的异常情况，接收求助信息和报警信息，迅速传递到管理中心实施紧急求援。

（4）支持管理　可以实施运输指挥、监控、路线规划和选择、向用户发出到货预报等，可以有效支持大跨度物流系统管理。在我国，全球卫星定位系统最先使用于远洋运输的船舶导航。还可用于空中交通管理、精密着陆、航路导航和监视，我国于 1996 年 3 月在西安威阳国际机场进行了世界首例完整的未来空中管理系统（CNS/ATM）演示，并获成功。

（5）用于铁路运输管理　我国铁路开发的基于 GPS 的计算机管理信息系统，可以通过 GPS 和计算机网络实时收集全路列车、机车、车辆、集装箱及所运货物的动态信息，可实现列车、货物追踪管理。

（6）用于军事物流　全球卫星定位系统首先是因为军事目的而建立的，在军事物流中，如后勤装备的保障等方面，应用相当普遍。

（六）GIS 技术

GIS（Geographical Information System，GIS）是 20 世纪 60 年代开始迅速发展起来的地理学研究技术，是多种学科交叉的产物。地理信息系统是以地理空间数据库为基础，采用地理模型分析方法，适时提供多种空间和动态的地理信息，为地理研究和地理决策服务的计算机系统。

1. GIS 的特征

（1）具有采集、管理、分析和输出多种地理空间信息的能力，具有空间性和动态性。

（2）以地理研究和地理决策为目的，以地理模型方法为手段，具有区域空间分析、多要素综合分析和动态预测能力，产生高层次的地理信息。

（3）有计算机系统支持进行空间地理数据管理，并由计算机程序模拟常规的或专门的地理分析方法，作用于空间数据，产生有用信息，完成人类难以完成的任务。计算机系统的支持是地理信息系统的重要特征，因而使得地理信息系统能迅速、精确、综合地对复杂的地理系统进行空间定位和过程动态分析。

2. GIS 的基本功能

（1）数据采集与编辑功能　包括图形数据采集与编辑和属性数据编辑与分析。

（2）地理数据库管理系统的基本功能　包括数据库定义、数据库的建立与维护、数据库操作、通信功能等。

（3）制图功能　根据 GIS 的数据结构及绘图仪的类型，用户可获得矢量地图或栅格地图。地理信息系统不仅可以为用户输出全要素地图，而且可以根据用户需要分层输出各种专题地图，如行政区划图、土壤利用图、道路交通图、等高城图（平面上显示高低不平的建筑物）等。还可以通过空间分析得到一些特殊的地学分析用图，如坡度图、坡向图、剖面图等。

（4）空间查询与空间分析功能　包括拓扑空间查询、缓冲区分析、叠置分析、空间集合分析、地学分析。

（5）地形分析功能　包括数字高程模型的建立、地形分析。

3. GIS 系统在物流中的作用　地理信息系统广泛应用于资源调查、环境评估、灾害预测、国土管理、城市规划、邮电通信、交通运输、军事公安、水利电力、公共设施管理、农林牧业、统计、商业金融等领域。

GIS 在物流业务中的应用，主要利用 GIS 强大的地理数据功能来完善物流分析技术。国外公司已经开发出利用 GIS 为物流分析提供专门分析的工具软件。完整的 GIS 物流分析软件集成了车辆路线模型、网络物流模型、分配集合模型和设施定位模型等。

（1）车辆路线模型　用于解决一个起始点、多个终点的货物运输中如何降低物流作业费用，并保证服务质量的问题，包括决定使用多少辆车、每辆车的路线等。

（2）网络物流模型　用于解决寻求最有效的分配货物路径问题，也就是物流网点布局问题。

（3）分配集合模型　可以根据各个要素的相似点把同一层上的所有或部分要素分为几个组，用以解决确定服务范围和销售市场范围等问题。

（4）设施定位模型　用于确定一个或多个设施的位置。在物流系统中，仓库和运输线共同组合了物流网络，仓库处于网络的节点上，节点决定着线路，如何根据供求的实际需要并结合经济效益等原则，在既定区域内设立多个仓库，每个仓库的位置、规模及仓库之间的物流关系等，运用此模型均能很容易地得到解决。

六、电子商务物流管理信息系统

（一）电子商务物流管理信息系统概述

电子商务物流管理信息系统是一个由人员与计算机网络等组成的，采用电子商务的理念和技术对物流业务信息进行收集、传递、保存、维护及使用的系统。电子商务物流将信息网络与传统物流有机地结合在一起，而物流企业本身又以崭新的模块化方式进行要素重组，因此电子商务物流管理信息系统不仅是一个管理系统，更是一个网络化、智能化与社会化的系统。

电子商务物流管理信息系统是一个整合性物流管理平台，它将物流全过程各环节中的信息，如数据、消息、情况等，通过信息技术进行智能采集与分析处理，并运用决策支持技术，对物流体系进行有效的组织与协调，从而实现高效率及高质量的物流管理和决策。电子商务物流管理信息系统能实现系统之间、企业之间及资金流、物流、信息流之间的无缝连接，为企业建立敏捷的供应链管理系统提供技术支持。

总体来说，人、硬件、软件和物流数据是电子商务物流信息管理系统的四种基本资源。首先，电子商务物流信息管理系统是一个系统工程，不是单单依靠计算机开发人员就可以完成的，必须有企业管理人员尤其是物流企业管理人员的参与。其次，信息技术（包括硬件和软件）是该信息管理系统得以实施的主要技术，只有计算机进入企业的实际应用，电子商务物流信息管理系统才能发挥其功能。最后，物流数据是电子商务物流管理系统不可忽略的因素，如果进入计算机的数据不及时，计算机速度再快，也不能形成及时的物流管理和实施方案；如果进入计算机的数据不准确，性能再好的计算机也不可能计算出正确的结果。

（二）电子商务物流管理信息系统体系结构

对数据处理的实时性要求决定了电子商务物流管理信息系统对数据需要采取集中制存储管

NOTE

理。一般有两种结构模式来实现数据的集中制存储管理，即客户端/服务器模式和浏览器/服务器模式。在客户端/服务器模式中，当客户端数量与应用需求增加时，便会出现一些问题，例如，数据不集中、不易控制；系统整体成本上升、维护困难、不方便。因此，基于 Internet 技术的浏览器/服务器模式便开始流行于企业管理信息系统，并成为一种结构范式。在浏览器/服务器模式中，桌面端繁杂的工作都由服务器进行集中管理，终端的用户只需要通过浏览器便可对所有的应用进行访问。此外，终端用户采用了标准的浏览器，因而建设、维护成本及培训费用也相应地降低。在信息时代，浏览器/服务器模式更好地组织与集成企业内部和企业之间的信息。基于 Internet 集成环境下，电子商务物流管理信息系统的体系结构如图 8-5 所示。

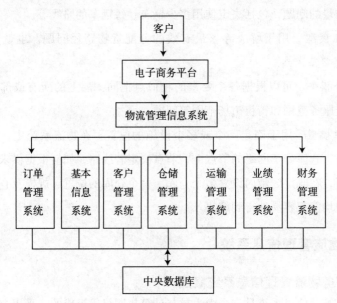

图 8-5　电子商务物流管理信息系统的体系结构

第二节　电子商务的物流管理模式

物流管理（Logistics Management）是指在社会再生产过程中，根据物质资料实体流动的规律，应用管理的基本原理和科学方法，对物流活动进行计划、组织、指挥、协调、控制和监督，使各项物流活动实现最佳的协调与配合，以降低物流成本，提高物流效率和经济效益。现代物流管理是建立在系统论、信息论和控制论的基础上的。主要有四个特点：以实现客户满意为第一目标、以企业整体最优为目的、以信息为中心、重效率更重效果。

根据电子商务的发展情况和电子商务物流的特点，结合国外发达国家的经验，我国企业在电子商务条件下可采取的物流模式主要有以下几种。

一、企业自营物流模式

企业自营物流是指企业自身经营物流业务，组建全资或控股的子公司完成企业物流配送业务。

对于已开展普通商务的公司，可以建立基于 Internet 的电子销售商务系统，同时可以利用原有的物资资源承担电子商务的物流业务。拥有完善流通渠道包括物流渠道的制造商或经销商开展电子商务业务，比 ISP、ICP 或 Internet 经营者为从事电子商务而开辟销售渠道和物流系统更加方便。

国内从事普通销售业务的公司主要包括制造商、批发商、零售商等。制造商进行销售的倾向在 20 世纪 90 年代表现得比较明显，从专业分工的角度看，制造商的核心业务是商品开发、设计、制造，但越来越多的制造商不仅拥有庞大的销售网络，而且还有覆盖整个销售区域的物流配送网，国内大型制造商的生产人员可能只有 3000～4000 人，但营销人员却有 10000 多人，制造企业的物流设施普遍要比专业物流公司的物流设施先进。这些制造企业完全可以利用原有的物流网络和设施支持电子商务业务，开展电子商务不需要新增物流、配送投资。对这些企业来讲，比投资更为重要的是物流系统的设计和物流资源的合理规划。

1. 企业自营物流的优点　企业自身组织物流配送，能够掌握交易的最后环节，有利于企业掌握对客户的控制权，有利于控制交易时间。自营物流企业直接支配物流资产，控制物流职能，保证供货的准确与及时，保证顾客的服务质量，维护了企业和顾客的长期关系。特别是在本地的配送上，电子商务企业自己的配送队伍可以减少向其他配送公司下达配送手续，在网上接到订单后立即进行配送，减少了配送的环节，保证最短的配送时间，满足消费者"即购即得"的购物心理。

（1）能充分利用现有资源　自营物流最大的优点就是能充分利用现有企业物流资源。包括企业的仓库、运输设备等固定资产。有些企业将部分一线员工下放到物流部门作为企业人力资源的一种调节。企业物流资源还包括企业已建立的物流网络资源。

（2）管理方便，沟通渠道畅通　自营物流模式由于全部由企业自己经营物流，物流管理人员都是本企业人员，管理方便。物流管理人员和其他部门沟通容易，信息渠道畅通，为搞好物流提供了良好的环境。

（3）及时了解客户的需求信息　自营物流模式企业直接面对客户，既可以尽企业全力为客户服务，又可以在与客户沟通时及时获得客户的需求信息。可以及时改进服务，减少客户不满意，有时还可能获得客户的产品改进或需求信息。

2. 企业自营物流的缺点

（1）物流成本难于计算　目前我国大多数企业计算物流成本时只计算付给运输承运人的运输费用或保管费用。其实真正的物流成本还包括公司内部物流的成本，公司内部的物流成本包括人工费、固定资产折旧费、保险费、水电费、租金等。而计算这些费用在现行的会计制度下比较困难。

（2）企业的核心竞争力下降　电子商务自营物流需要企业设立专门的机构从事物流工作。需要配备相关的人员花费大量的精力开拓运输渠道，不利于提升企业的核心竞争力。

（3）物流管理难于专业化　一般企业的物流管理局限于企业的资源，难于建立先进的物流信息系统，获取运输信息的能力有限，专业的物流人才比较紧缺，运输渠道较少，先进的物流设备较少，导致物流管理难于专业化。

（4）物流规模难于扩大　自营物流模式需要投入大量的资金，需要建立配送中心，建设仓库和信息网络，购买物流设备等专业物流设施和组建自己的物流配送队伍。固定资产投入增多，给企业财务增加了压力。一般电子商务自营物流模式由于受资金限制，物流规模难于扩大。

二、第三方物流模式

第三方物流（Third Party Logistics，3PL 或 TPL）是指由物流劳务的供方、需方之外的第三方去完成物流服务的物流运作方式。第三方就是指提供物流交易双方的部分或全部物流功能的外部服务提供者。第三方物流随着物流业的发展而发展，是指为适应电子商务发展而采用的一种全新的物流模式，又称物流代理，是物流专业化的重要形式。物流业发展到一定阶段必然会出现第三方物流，且它的占有率与物流业的水平之间有着非常紧密的相关性。第三方物流的发展程度反映和体现着一个国家物流业发展的整体水平。现代意义上的第三方物流是一个有10～15 年历史的行业。第三方物流是现代物流服务发展的趋势所在，第三方物流作为我国物流业发展过程中一种新型的管理模式，已经过近几年实践的检验，并在实践中不断发展完善。已经具备如下条件：

（1）物流业务的范围不断扩大　一方面，商业机构和各大公司面对日趋激烈的竞争，不得不将主要精力放在核心业务上，将运输、仓储等相关业务环节交由更专业的物流企业进行操作，以求节约和高效；另一方面，物流企业为提高服务质量，也在不断拓宽业务范围，提供配套服务。

（2）提供客户定制的物流服务　很多成功的物流企业根据第一方、第二方的谈判条款，分析、比较自理的操作成本和代理费用，灵活运用自理和第三方物流两种方式，提供客户定制的物流服务。

（3）物流产业的发展潜力巨大，具有广阔的发展前景　如今，第三方物流已经成为适应电子商务的一种全新物流模式。这种集成模式的发展，来自电子商务成功的经验，并加快了物流一体化的发展进程。

1. 第三方物流模式的优点　第三方物流自 20 世纪 80 年代在欧美等工业发达国家出现以来，以其独特的魅力受到了各企业的青睐，并得到迅猛发展，被誉为企业发展的"加速器"和 21 世纪的"黄金产业"。企业利用专业的第三方物流服务，能够获得如下利益：使主业更集中及降低成本、减少库存、提升企业形象、提高企业经营效率。

（1）有利于企业集中核心业务，培育核心竞争力　对于绝大部分的企业而言，其核心竞争力并不是物流，生产企业的核心能力是设计、制造和新产品开发。生产企业使用第三方物流有利于企业实现资源的优化配置，将有限的人力、财力集中于核心业务，进行重点研究，发展基本技术，努力开发出新产品参与世界竞争，增加企业的核心竞争力。北京图书大厦专注于图书的采购和宣传、销售，对电话或网上购书的用户，委托邮政系统作为第三方物流进行配送，企业没有在物流上耗费太大的精力，却取得了很好的效果。

（2）降低成本，减少资本积压　专业的第三方物流提供利用规模生产的专业优势和成本优势，通过提高各环节能力和利用率节省费用，使企业能从分离费用结构中获益。生产企业随着规模的不断扩大，对营销服务的任何程度的深入参与，都会引起费用的大幅度增长，只使用专业服务公司提供的公共服务才能减少额外的损失。根据美国田纳西大学、英国 EXEL 公司和美国 EMST & YOUNG 咨询公司共同组织的一项调查显示，很多货主表示，使用第三方物流使他们的物流成本下降了 1.18%，货物周转期平均从 7.1 天缩短到 3.9 天，库存降低了 8.2%。

（3）减少库存　企业不能承担原料和库存的无限拉长，尤其是高价值的部件要被及时送往装配点以保证库存的最小量。第三方物流提供者借助精心策划的物流计划和适时运送手段，最大限度地减少库存，改善了企业的现金流量，实现成本优势，日本丰田的及时化生产方式（Just In Time，JIT）得以实现的基本前提就是优质高效的第三方物流服务。

（4）提升企业形象　第三方物流提供者与顾客是战略伙伴关系，他们的共同目标是为顾客提供体贴的服务，通过全球性的信息网络使顾客的供应链管理完全透明化，顾客随时可通过Internet了解供应链的情况；第三方物流提供者利用完备的设施和训练有素的员工对整个供应链实现完全的控制，减少物流的复杂性；通过自己的网络体系，不仅帮助顾客改进服务树立自己的品牌形象，而且使顾客在竞争中脱颖而出。第三方物流提供者通过"量体裁衣"式的设计，制订出以顾客为导向、低成本高效率的物流方案，为企业在竞争中取胜创造了有利条件。

（5）提高企业经营效率　首先，企业专心致志地从事自己所熟悉的业务，将资源配置在核心事业上。其次，第三方物流作为专业的物流行家里手，具有丰富的专业知识和经验，有利于提高货主企业的物流水平。第三方物流企业是面对社会多方企业提供物流服务，可以站在比单一企业更高的角度。随着市场环境的不断变化，企业的生产经营活动也越来越复杂，要实现物流活动的合理化，仅仅将物流系统局限在企业内部是远远不够的。建立企业间、跨行业的物流系统网络，将原材料生产企业、制品生产企业、批发零售企业等生产流通全过程上下游相关的物流活动有机地联合起来，形成一个链状的商品供应系统，是现代物流系统的要求。第三方物流系统通过其掌握的物流系统开发设计能力、信息技术能力，成为企业间物流系统网络的组织者，完成个别企业特别是中小型企业无法完成的工作。以上种种原因极大地推动了第三方物流的发展，使其成为21世纪国际物流发展的主流。

2. 第三方物流模式的缺点　在我国的具体情况下，把物流外包给第三方物流公司，有两点需要注意。

（1）第三方物流尚未成熟　第三方物流在西方出现只有20年左右的历史，而在我国只有10年左右的时间，我国第三方物流尚未成熟，没有达到一定的规模化与专业化，成本节约、服务改进的优势在我国并不明显，目前的物流企业存在技术水平低、管理不科学、缺乏专业人才等问题。

（2）容易受制于人　签订物流服务外购合同后，物流业务交由第三方物流公司打理，双方的力量对比因此发生了变化。就物流公司来说，他们对电子商务物流企业有依赖，但不强烈，充其量这笔交易是其众多交易中的一单；但对电子商务企业而言，服务质量与效率将对企业的正常生产经营活动产生严重影响。因此物流公司往往利用这种有利的地位欺诈对方，在必要时会提高价格，并转向那些能满足他们利益的客户，产生种种机会主义行为，如不按合同规定的时间配送、装卸搬运过程中故意要挟等。在供应链中，由于第三方物流企业还不成熟，电子商务企业如过分依赖供应链伙伴，容易受制于人，在供应链关系中处于被动地位，供应链的控制能力差，与最终顾客失去联系并有被淘汰出局的危险。

三、物流联盟模式

物流联盟（Logistics Alliance）是指两个或两个以上的经济组织为实现特定的物流目标而采取的长期联合与合作。其目的是实现联盟参与方的"共赢"。物流联盟具有相互依赖、核心专

NOTE

业化、强调合作的特点。物流联盟是一种介于自营和外包之间的物流模式，可以降低前两种模式的风险。物流联盟是为了达到比单独从事物流活动更好的效果，企业间形成的相互信任、共担风险、共享收益的物流伙伴关系。企业之间不完全采取导致自身利益最大化的行为，也不完全采取导致共同利益最大化的行为，只是在物流方面通过契约形成优势互补、要素双向或多向流动的中间组织。联盟是动态的，只要合同结束，双方又变成追求自身利益最大化的单独个体。狭义的物流联盟存在于非物流企业之间，广义的物流联盟包括第三方物流。

1. 物流联盟模式的优点   电子商务企业与物流企业形成物流联盟，第一，物流联盟模式通过契约的方式，使电子商务企业的物流得到保证，有助于电子商务企业降低经营风险，降低运营成本，提高竞争力，企业还可从物流伙伴处获得物流技术和管理技巧。第二，物流企业可以获得长期、稳定的业务，有利于物流企业的壮大。第三，有利于物流企业形成规模经济，更好地利用剩余物流能力。

2. 物流联盟模式的缺点   物流联盟的长期性、稳定性会使电子商务企业改变物流服务供应商的行为变得困难，物流联盟模式容易使电子商务企业过度依赖物流伙伴，使电子商务企业处于被动地位，受制于人。

四、物流一体化模式

随着市场竞争的不断深化和加剧，企业建立竞争优势的关键已由节约原材料的"第一利润源泉"、提高劳动生产率的"第二利润源泉"，转向建立高效的物流系统的"第三利润源泉"。20 世纪 80 年代，西方发达国家如美国、法国和德国等提出了物流一体化的现代理论，应用和指导其物流发展取得了明显的效果，使他们的生产商、供应商和销售商均获得了显著的经济效益。亚太物流联盟主席指出，物流一体化就是利用物流管理，使产品在有效的供应链内迅速移动，使参与各方的企业都能获益，使整个社会获得明显的经济效益。

所谓物流一体化就是以物流系统为核心，由生产企业经由物流企业、销售企业，直至消费者供应链的整体化和系统化。物流一体化是在第三方物流的基础上发展起来的新的物流模式。在这种模式下，物流企业通过与生产企业建立广泛的代理或买断关系，与销售企业形成较为稳定的契约关系，从而将生产企业的商品或信息进行统一组合处理后，按部门订单要求配送到店铺。这种模式还表现为用户之间的广泛交流供应信息，从而起到调剂余缺、合理利用共享资源的作用。在电子商务时代，这是一种比较完整意义上的物流配送模式，是物流业发展的高级形式和成熟阶段。如国内海尔集团的物流配送模式已基本达到物流一体化模式标准。

物流一体化的发展可进一步分为三个层次：物流自身一体化、微观物流一体化和宏观物流一体化。物流自身一体化是指物流系统的观念逐渐确立，运输、仓储和其他物流要素趋向完备，子系统协调运作，系统化发展。微观物流一体化是指市场主体企业将物流提高到企业发展战略的地位，并且出现了以物流战略作为纽带的企业联盟。宏观物流一体化是指物流业发展到这样的水平：物流业占到国家国民总产值的一定比例，处于社会经济生活的主导地位，它使跨国公司从内部职能专业化和国际分工程度的提高中获得规模经济效益。物流一体化是物流产业化的发展形式，它必须以第三方物流充分发育和完善为基础。物流一体化的实质是一个物流管理的问题，即专业化物流管理人员和技术人员，充分利用专业化物流设备、设施，发挥专业化物流运作的管理经验，以求取得整体最佳的效果。同时，物流一体化的趋势为第三方物流的发展提供了良好的发展环境和巨大的市场需求。

在电子商务环境下，我国企业必须根据自己的实际情况选择适合自身发展的物流模式，而各种物流模式也各有利弊。国际上流行的做法是电子商务企业将物流全部交给第三方物流企业，由于我国的第三方物流还不够成熟，加之其本身具有一定的可替代性，针对我国的实际情况，在积极推进第三方物流发展的同时灵活运用自营物流、物流联盟或者多种模式共同发展，使企业获得最佳的经济效益，最终实现物流一体化的目标。

第三节　电子商务的物流配送

一、配送的概念、分类及流程

（一）配送的概念

配送是指在经济合理区域范围内，根据用户要求，对物品进行的拣选、加工、包装、分割、组配等作业，并按时送达指定地点的物流活动。

（二）配送的分类

1. 按实施配送的结点不同分类　配送中心配送组织者是专职配送的配送中心，是配送的主体形式。

仓库配送是以一般仓库为据点进行配送的形式。可以是仓库完全改造成配送中心，也可以是以仓库原功能为主，在保持原功能前提下，增加一部分配送职能。

商店配送组织者是商业或物资的门市网点，主要承担商品的零售，规模一般不大，但经营品种较齐全。除日常零售业务外，还可根据用户的要求将商店经营的品种配齐，或代用户外订外购一部分本商店平时不经营的商品，与商店经营的品种一起配齐送给用户。

2. 按配送的组织形式不同分类

（1）集中配送（又称配送中心配送）　由专门从事配送业务的配送中心对多家用户开展配送。

（2）共同配送　由多个企业联合组织实施的配送活动。这种配送有两种情况：一是中小生产企业之间分工合作实行共同配送，一是几个中小型配送中心之间实行共同配送。

（3）分散配送　对小量、零星货物或临时需要的配送业务一般由商业和物资零售（或销售）网点进行配送。

3. 按配送商品种类及数量不同分类　少品种、大批量配送工业企业需要量较大的商品，单独一个品种或几个品种就可达到较大输送量，可实行整车配送。这种商品往往不需要再与其他商品搭配进行配送。

多品种、少批量配送是按用户要求，将所需的各种物品（每种需要量不大）配备齐全，凑整车后由配送据点送达用户。

成套配送按企业生产需要，如将生产每种药物所需全部原材料配齐，按生产节奏定时送达生产企业，生产企业随即可生产此种药物。

NOTE

（三）配送作业流程

配送作业流程是指配送中心进行商品订货、验货、分拣、拣选、组配、运送等作业的程序。

1. 订单汇总 在每日规定时间前，各连锁店必须将自己的要货单通知配送中心，配送中心在当日订货截止点之后将各店要货单按商品品名和规格对数量进行汇总。

2. 配货 配送中心查询现有库存系统中是否有所需数量的现货商品，有则进行选拣。

3. 订货 配送中心根据门店的商品销售情况，在与总部研究原有商品的畅销情况、质量情况、供应商服务情况、新商品情况后，确定要进货的商品。提前向采购部订货，由采购部确定与供应商的合同关系。

4. 到货接收 采购部门发出订单后，供应商根据订货要求组织送货，送货人员应持订单的送货联给配送中心送货，配送中心对送货供应商及此批送货进行确认。

5. 验货 根据双方的供货合同，对商品数量、质量进行验收，如无问题进行分拣作业。

6. 拒收 验收中如发现在数量、质量等方面有任何与合同不符的情况，均做详细记载，配送中心拒绝收货，商品由供应商自行处理。

7. 储存 为了取得批量进货的折扣，配送中心常常对一些商品采取大批量进货，这些商品必须在配送中心仓库中存储一段时间，以后分批出货。

8. 分拣和拣选 分拣是将物品按品种、出入库先后顺序进行分门别类堆放的作业。拣选是按订单或出库单的要求，从储存场所选出物品，并放置在指定地点的作业。

9. 加工 配送中心将商品送到每个门店之前，按门店的要求对商品进行加工，以利于门店的货架陈列。

10. 包装 配送中心有时要将商品进行重新包装，使之适于运输、送货。

11. 组配 配送前，根据物品的流量、流向及运输工具的载重量和容积，组织安排物品装载的作业。

12. 装车 用托盘盛装的商品可用叉车组织装车。注意，要按送货的先后顺序装车，先到的放在上面和外面，后到的放在下面和里面，做到重不压轻。

13. 配送运输 其和一般运输区别在于：配送运输是较短距离、较小规模的运输形式，一般使用汽车运输。

14. 送达服务 要实现运送货物的移交，并有效地、方便地处理相关手续并完成结算。

二、电子商务下医药物流配送中心

（一）配送中心与物流中心的区别

配送中心（Distribution Center）是从事配送业务的场所或组织。应符合下列要求：主要为特定的用户服务；物流功能健全；完善的信息网络；辐射范围小；多品种、小批量；以配送为主，存储为辅。

物流中心（Logistics Center）是从事物流活动的场所或组织。应符合下列要求：主要面向社会服务；物流功能健全；完善的信息网络；辐射范围大；少品种、大批量；存储、吞吐能力强；物流业务统一经营、管理。

（二）配送中心分类

1. 以制造商为主体的配送中心　这种配送中心里的商品100%是由企业自己生产制造的，用以降低流通费用、提高售后服务质量和及时地将预先配齐的成组器件运送到规定的加工和装配工位。从商品制造到生产出来后条码和包装的配合等多方面都比较容易控制，所以按照现代化、自动化的配送中心设计比较容易，但不具备社会化的要求。

2. 以批发商为主体的配送中心　一般是按部门或商品类别的不同，把每个制造厂的商品集中起来，然后以单一品种或搭配向消费地的零售商进行配送。这种配送中心的商品来自各个制造商，它所进行的一项重要活动是对商品进行汇总和再销售，而它的全部进货和出货都是社会配送的，社会化程度高。

3. 以零售业为主体的配送中心　零售商发展到一定规模以后，就可以考虑建立自己的配送中心，为专业商品零售店、超级市场、百货商店、宾馆饭店等服务。社会化程度介于前两者之间。

4. 以仓储运输业者为主体的配送中心　这种配送中心一般具有地理位置优势，如港湾、铁路和公路枢纽，可迅速将到达的货物配送给用户。它给制造商或供应商提供仓储储位并具有良好的仓储条件和环境，而配送中心的货物仍属于制造商或供应商所有，配送中心只提供仓储管理和运输配送服务。这种配送中心的现代化程度往往较高。

（三）配送中心的功能

1. 集货　为了满足门店"多品种、小批量"的要求和消费者在任何时间都能买到所需商品的要求，配送中心必须从众多的供应商那里按需要的品种进行较大批量的进货，以备齐所需商品，利用配送中心的装卸搬运功能加快商品的流通速度。

2. 储存　利用配送中心的储存功能，可以有效地组织货源，调节商品的生产与消费、进货与销售之间的时间差。

3. 包装　物流的包装作业目的不是要改变商品的销售包装，而在于通过对销售包装进行组合、拼配、加固，形成适于物流和配送的组合包装单元。

4. 拣选　在品种繁多的库存中，根据门店的订货单，将所需品种、规格的商品，按要货量挑选出来，集中在一起。

5. 流通加工　为了促进销售、维护产品质量和提高物流效率，而对物品进行的加工。配送中心可根据各商店的不同需求，按销售量大小，直接进行集配、分货、拆包分装、开箱拆零等。

6. 配送运输　按客户对商品种类、规格、品种搭配、数量、时间、送货地点等各项要求，在配送中心进行集装、合装整车、车辆调度、路线安排优化等一系列工作，再运送给客户的一种特殊的送货形式。

7. 信息处理　无论是集货、装卸搬运、储存、包装、拣选、流通加工、配送等一系列的物流环节的控制，还是在物流管理和费用、成本、结算方面，均可实现信息共享。且配送中心与销售商店建立信息交流，可及时得到商店的销售信息，有利于合理组织货源，控制最佳库存。同时还可将销售和库存信息迅速、及时地反馈给制造商，以指导商品的生产计划。

（四）医药物流配送中心建设的一般要求

根据现代物流的要求，大力发展药品配送中心建设，医药物流系统由总配送中心、若干个分配送中心组成。配送中心建设应采用世界先进的信息技术系统、计算机仓储管理系统及销售信息网络系统，实现仓储自动化、配送自动化、运输自动化、销售信息网络化。配送中心一般应有如下硬件建设内容：

1. 计算机管理系统（WMS）。
2. 仓储机械化及自动化。
3. 急救药品及国家储备药品等运输的全球卫星定位系统（GPS）。
4. 空调系统（冷库、阴凉库使用）、排风系统及药品质量检测成套仪器设备等辅助设备。
5. 保证药品储存与配送的质量管理系统。
6. 质量管理的其他人员、组织和制度体系等。

三、物流信息管理平台

（一）开发背景

随着经济全球化进程的加快，现代企业的专业分工和协作，对现代物流提出了越来越高的要求，信息化、自动化、网络化、智能化已成为现代物流的鲜明特征。随着物流行业的发展壮大，物流的信息化日益被从业者和信息系统提供商所重视。同时，现代企业的供应链也时刻提醒我们，若想在激烈的市场竞争中占据绝对优势，企业必须及时、准确地掌握客户的需求，同时对客户的需求做出快速的反应，在最短的时间内以最大限度挖掘和优化物流资源来满足客户的需求，从而建立高效的数字化物流经济。

（二）需求分析

随着物流业在我国的蓬勃发展及物流市场的激烈竞争，现代物流信息逐步从定性转变为更精确的定量要求，这就需要物流信息管理平台提供大量准确、及时的信息数据，以帮助企业了解市场的变化来调整企业发展策略，所以物流信息管理平台最基本的功能就是保证浏览者查看到准确的、最新的信息。

（三）系统设计

1. 系统目标　物流信息管理平台是针对中小型物流企业设计的。主要实现如下目标：

（1）操作简单方便、界面简洁美观。

（2）网站整体结构和操作流程合理顺畅，实现人性化设计。

（3）注册功能。提供两种注册途径：一种是个人用户注册，一种是企业用户注册。

（4）货源信息的发布和浏览功能。

（5）车源信息的发布和浏览功能。

（6）专线信息的发布和浏览功能。

（7）仓储信息的发布和浏览功能。

（8）招聘信息的发布和浏览功能。

（9）管理网站会员信息。

（10）系统最大限度地实现易安装性、易维护性和易操作性。

（11）系统运行稳定、安全可靠。

2. 系统功能结构　根据物流信息管理平台的特点，可以将其分为前台和后台两个部分设计。前台主要实现功能为浏览信息（浏览信息包括货源信息、车源信息、招聘信息、企业信息、专线信息、仓储信息）、发布信息（个人用户发布信息、企业用户发布信息）、查询功能、注册功能（个人用户注册、企业用户注册）。后台主要实现功能为物流新闻管理（发布新闻、管理新闻）、信息管理（车源信息管理、货源信息管理、专线信息管理、招聘信息管理、仓储信息管理）、用户管理（个人用户管理、企业用户管理）（图8-6、图8-7、图8-8）。

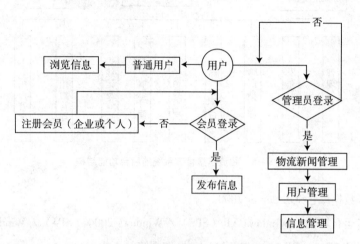

图8-6　物流信息管理平台业务流程图

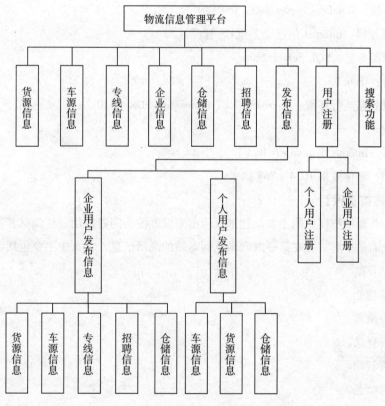

图8-7　物流信息管理系统的前台功能结构

3. 构建开发环境

（1）网站开发环境

①网站开发环境：Microsoft Visual Studio 2005 集成开发环境。

②网站开发语言：ASP. NET + C#。

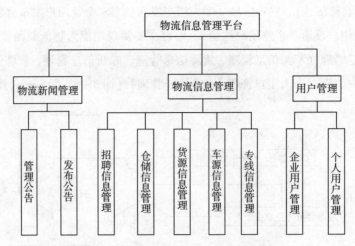

图8-8 物流信息管理系统的后台功能结构

③网站后台数据库：SQL Server 2000。

④开发环境运行平台：Windows XP（SP2）/ Windows 2000（SP4）/ Windows Server 2003（SP1）。注意：SP（Service Pack）为 Windows 操作系统补丁。

（2）服务器端

①操作系统：Windows Server 2003（SP1）。

②Web 服务器：Internet 信息服务（IIS 管理器）。

③数据库服务器：SQL Server 2000。

④浏览器：IE 6.0。

⑤网站服务器运行环境：Microsoft. NET Framework SDK V2.0。

（3）客户端

①浏览器：Internet Explorer 6.0。

②分辨率：最佳效果 1024×768 像素。

(四) 网站首页设计

在网站的首页中把网站的主要功能都显示出来以方便访问者使用，使浏览者通过首页对本网站有一个全面的了解，并在第一时间浏览到本站的最新信息。首页中主要包括以下模块：

（1）网站导航。

（2）搜索功能。

（3）企业推荐。

（4）用户登录。

（5）物流新闻。

（6）招聘信息。

（7）最新货源信息。

（8）最新车源信息。

（9）最新专线信息。

（10）最新仓储信息。

(五) 发布信息页设计

会员通过发布信息模块发布信息。根据用户的登录方式不同发布的信息内容也不同，以个人方式登录的用户能发布货源信息、车源信息、仓储信息。以企业方式登录的用户能发布货源信息、车源信息、仓储信息、专线信息、招聘信息。

【本章小结】

物流是指为了满足客户的需求，以最低的成本，通过运输、保管、配送等方式，实现原材料、半成品、成品或相关信息由来源地到目的地所进行的计划、实施和管理的全过程。物流分为社会物流和企业物流；地区物流和国际物流。

医药物流是指为了满足客户（医疗机构、零售药店及患者等）的需求和目的，包括需求预测、订单处理、客户服务、分销配送、物料采购、存货控制、运输、仓库管理、工业包装、物资搬运、工厂和仓库或配送中心的选址、技术服务支持、退货处理、废弃物和废弃产品的处理等一系列功能型活动在内的一个系统。医药物流系统的基本功能要素主要包括运输、储存保管、包装、装卸搬运、流通加工、配送、物流信息管理等7项功能。

电子商务物流又称网上物流，指的是依靠计算机技术、互联网技术、电子商务技术等信息技术所进行的物流（活动）。电子商务物流的特点：信息化、自动化、网络化、智能化、柔性化，还包括物流设施、商品包装的标准化，物流的社会化、共同化等。

医药电子商务是指医药商品生产者、医药商品经营者、医疗机构、医药信息服务提供商、保险公司、银行等医药商品交易活动的参与者，通过互联网系统以电子数据信息交换的方式进行并完成的各类医药商品的交易和服务活动。

我国医药企业在电子商务条件下可采取的物流模式主要有：企业自营物流模式、第三方物流模式、物流联盟模式、物流一体化模式。

大力发展药品配送中心建设，医药物流系统由总配送中心、若干个分配送中心组成。配送中心建设应采用世界先进的信息技术系统、计算机仓储管理系统及销售信息网络系统，实现仓储自动化、配送自动化、运输自动化、销售信息网络化。

【思考题】

1. 为什么说物流是实现电子商务的保证？

2. 简述我国物流业发展亟待解决的问题。

【典型案例与讨论】

康达公司的药品配送中心

康达公司是滨海市一家专业从事医药产品批发、零售的大型医药公司。其服务对象为滨海市及周边地区近千家医院、药品零售店。同时，公司拥有注册会员10万余人。

公司经营范围覆盖全国600家医药厂商，近6000种医药产品。

公司大胆创新，采用国际先进的配送方式进行产品销售，并为此建立了统一的客户订单处理和仓储配送系统，以达到快速准确处理客户订单、快速配送的服务目标。

对于各类订单，公司采用统一的订单处理流程，将来自各地的购买订单，集中到订单中心进行处理，并由公司配送中心统一进行发货。公司建有一大型药品配送中心，是一个4层的建筑物，每层2000平方米。在配送中心一层，分别设有收货平台和发货平台，以及订单处理中心、管理部等。二层以上为药品存储区。配送中心在一层设有发货组，在存储区分别有仓库保管员及拣货员。配送中心使用一部货运电梯完成各楼层间货物的转运、传递工作。

公司目前的订单处理流程是：客户订单生成以后，由订单中心统一进行处理，在订单系统

NOTE

中生成发货单。配送中心接收到系统中的客户发货单后,在仓储系统中生成拣货单。拣货员按照拣货单在各楼层进行拣货,拣货完成后,将拣货单及拣货后的药品,送到一楼的发货组,进行包装发货。拣货员穿梭在各个楼层库位,每张订单的拣货时间为 10 ~ 20 分钟,工作量非常大。

由于公司销售规模的快速扩大,这种订单处理方式也暴露出越来越多的缺点。拣货人员面对大量的客户订单,要一次次穿梭于各层的存储区;由于工作量大,出错的订单增加不少,电梯这时也成为一个制约拣货效率的瓶颈,拣货员和发货组不得不靠加班来满足日益增长的订单。

面对困境,公司的物流管理部门在经过多次考察分析以后,决定采取适应的改进措施,提高拣货效率,减少差错和工作量。

讨论:

1. 请说明订单拣货法和批量拣货法两种拣货方式的具体操作方法。

2. 请比较上述两种拣货法的优缺点。

3. 请结合案例背景,描述并分析案例中配送中心所面临的问题,并请你运用仓储管理的相关知识,针对问题提出解决方案。

第九章 移动电子商务与物联网

【学习目标】

1. 掌握移动电子商务的含义和特点，了解移动电子商务的应用。

2. 掌握移动医疗的含义，了解移动药品营销。

3. 熟悉并了解移动电子商务的产生与发展。

4. 掌握移动电子商务的模式。

5. 了解移动电子商务相关技术。

6. 掌握物联网的概念及特点，了解物联网的体系架构和关键技术。

【引导案例】

医疗联手小米开拓国内移动医疗市场

凭借着超高的性价比，小米手环成为中国最畅销的智能手环之一，2015 年销量突破 1000 万，并建立起了中国最大的人类活动数据库。

最新一代的小米手环 Amazfit 除了每日运动计步、睡眠质量监测、智能震动闹钟、来电震动提示、快捷免密支付等基础功能外，还带有连接智能家居、运动保险、云端训练计划等新功能。

而早在 2014 年 9 月，小米便向 JA 医疗投资 2900 万美元，借助 JA 在医疗仪器方面的优势资源布局移动医疗。旗下品牌 iHealth 将成为小米移动健康领域的合作伙伴。小米将与 iHealth 在用户体验、小米电商和云服务方面展开合作，打造移动健康云平台。相信在拥有了硬件入口、医疗产品研发、大数据沉淀、移动支付全产业链闭环的布局之后，小米必将会在移动医疗的下半场有所作为，分得健康管理领域的一杯羹。

互联网医疗将进入残酷竞争和争夺赛道阶段。错过目前最关键的布局时期，将很可能失去未来移动医疗的市场。依靠单一环节难以完全带动移动医疗业务的扩展，通过营造生态、打造一体化的医疗服务闭环是发展移动医疗的"必经之路"。

值得注意的是，为"重新定义硬件与用户的关系"，JA 医疗与微信合作，将智能健康腕表、云血压计两款硬件产品与微信平台对接。但与微信的合作仍处在收集用户反馈、帮助产品迭代的过程中，相关产品尚需一个打磨过程。

手机 QQ 近期上线了"健康中心"。可穿戴智能硬件的市场前景广大，之所以现在"雷声大雨点小"，与四项因素，即产品的设计水平、出货量、用户需求把握及用户黏性密不可分。想有效击中用户"痛点"，尚需等待引领行业的爆款、广泛普及的大众款产品出现，与社交属性结合也将是趋势之一。

对于大数据方面的应用，收集数据后，反向帮助智能硬件厂商提高数据监测的准确性只是一个愿景，由于背后风险和投入成本过高等因素，目前并未介入此环节，问题的解决有待未来

NOTE

市场成熟度及监管政策的完善。

第一节　移动电子商务概述

随着智能终端和移动宽带网络的发展，移动电子商务悄然兴起。国际知名市场研究机构的调研数据显示，使用手机上网的用户规模也越来越庞大，手机依然是拉动网民规模增长的首要设备。随着我国4G通讯技术的普及，移动上网速度将会大幅度提升，将进一步推动各种移动互联网业务的发展，移动电子商务将迎来新的发展机遇。

一、移动电子商务的含义

移动电子商务（M－Commerce）由电子商务（E－Commerce）的概念衍生出来，它是移动通信网、互联网、IT技术和手持终端设备技术发展的必然产物，突破了互联网的局限，更加高效、直接地进行信息互动，扩张电子商务的领域，是一种全新的数字商务模式。

移动电子商务是通过智能手机、便携式电脑、掌上电脑，诸如iPhone、iPad和Android设备等移动终端及无线通信模块所进行的电子商务活动，它是无线通信技术和电子商务技术的有机统一体。初期的移动电子商务应用以移动支付为主，如电信运营商的"手机钱包"和"手机银行"等业务，用户使用这类业务可以实现手机购票、手机购物和公共事业缴费等。

移动电子商务是对传统电子商务的有益补充，它具有商务活动即时、身份认证便利、信息传递实时、移动支付便捷等特点。随着无线通信技术的发展，智能移动终端性能的提升，移动电子商务应用领域不断的拓展与创新，由最基本的移动支付转向商务活动的各个环节。例如，用户可以直接利用移动设备进行网上身份认证、账单查询、网络银行业务、基于位置的服务、互联网电子交易、无线医疗等（图9－1）。

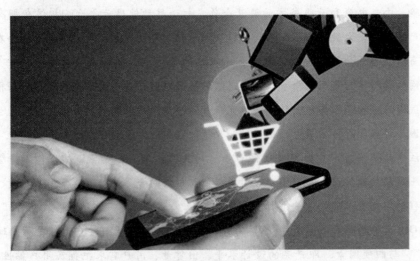

图9－1　移动电子商务（智能手机）

二、移动电子商务的特点

与传统的电子商务相比，移动电子商务更为简单、灵活方便。移动电子商务能满足消费者的个性化需求。消费者通过移动电子商务可以随时随地获取所需；可以根据自身的时间安排使用智能电话或 iPad 完成诸如采购、选择服务、商业决策、付费等商务活动。移动电子商务的出现改变了人们的商务和生活方式，与传统的电子商务相比，具有明显的优势和特点。

第一，移动电子商务可以使用户随时随地响应工作，不受时间和地点的限制，提高了效率，具有即时价值。

第二，移动电子商务可以提供更好的个性化服务。用户根据自己的需求和喜好能更加灵活地定制服务与获取信息。用户在任何时间、地点所传送的信息，经过技术分析将形成具有一定价值的资讯。另外，移动计算环境的改善也为个性化服务的提供创造了更好的条件。

第三，在移动电子商务活动中，用户通过移动终端从事商务活动，并可通过多种方式进行网上支付，使支付更加快捷方便。移动支付是移动电子商务的一个重要目标，用户可以随时随地完成必要的电子支付业务。移动支付的分类方式有多种，其中比较典型的分类包括：按照支付的数额可以分为微支付、小额支付、宏支付等，按照交易对象所处的位置可以分为远程支付、面对面支付、家庭支付等，按照支付发生的时间可以分为预支付、在线即时支付、离线信用支付等。

第四，位置定位和跟踪是移动电子商务的特色。移动通信网通过获取和提供移动终端的位置信息，提供与位置相关的交易服务。

第五，相对于 Internet 的电子商务，移动电子商务更具有安全性。移动电话所用的 SIM 卡上储存着用户的大量信息，对应唯一的用户身份，相对于 Internet 更加安全可靠。

三、移动电子商务的应用

移动电子商务应用是移动电子商务主题通过手机等移动终端，在动态中进行应用和实现应用的行为，也是一种动态中调动他人共同应用，或者整合相关商务资源参与应用或共同应用的行为。可能是移动终端持有者的个人行为，也可能是通过个人行为调动多人参与的群体行为，更可能是整合了价值链相关各方相互动作的整合互动行为。

1. 即时通信　随着手机用户增长迅速，用户对在外出的情况下保持即时通信（Instant Messaging，IM）持续在线有强烈需求，如腾讯手机 QQ 等。移动电子商务新推出的即时信息通信业务逐渐向多媒体化方向发展，彩信、音频短信、视频短讯是现有文本短信息的发展方向。

2. 移动电子邮件　随着网络带宽的增加，用户的需求越来越多样化，用户能够随时随地地收发电子邮件，处理私人事务。

3. 移动娱乐　移动娱乐业务主要满足用户对休闲娱乐的需求。用户通过移动网络从互联网或提供商的网站上下载背景图片、铃声、手机单机游戏、视频短片、活动墙纸等；用户还可以在无线移动平台上实现多人连线的游戏，无线游戏继承了手机离线游戏即开即用、操作简便和便携性的特点，又进一步被赋予了网络游戏人人交互的特点而显得更具挑战性、刺激性和真实感；现在手机电视、视频会议和视频电话将成为移动视频的主要应用，通过无线网络传输多种实时有效的视频内容。

4. 移动金融　移动金融主要为用户提供更方便、更及时的支付方式、账户管理手段、金融股票交易渠道等。其典型业务有移动银行、移动支付、移动证券。

（1）**移动银行**　移动银行提供金融和账户信息的移动访问。用户可以使用他们的手机访问账户余额信息、支付账单并利用 SMS 进行转账。移动银行提供的服务包括查询、转账、汇

NOTE

款、缴费、手机支付、银证转账、外汇买卖等。

（2）**移动支付**　在移动金融应用中，最有前景的移动金融应用模式是移动支付业务。移动支付是指进行交易的双方以一定信用额度或一定的金额的存款，为了某种货物或者业务，通过移动设备从移动支付商处兑换得到代表相同金额的数据，以移动终端为媒介将该数据转移给支付对象，从而清偿费用进行商业交易的支付方式。移动支付所使用的移动终端可以是手机、具备无线功能的 iPad、移动 PC、移动 POS 机等。移动支付实施的技术是金融电子化。

（3）**移动证券**　移动证券是一种移动电话增值业务，能让证券从业人员和股民享受通过手机浏览实时行情、查看各项技术指标、进行专家咨询、查阅图表分析、实现快速交易等证券专业化服务。

5. 移动购物　借助移动电子商务，用户能够通过其移动通信设备进行网上购物。用户利用移动设备可以进行快速搜索、比较价格、使用购物车、订货和查看订单状态。为无线购物者提供的支持服务与那些为有线购物者提供的服务类似。移动购物会是一大增长点，如订购鲜花、礼物、食品或快餐等。传统购物也可通过移动电子商务得到改进。例如，用户可以使用"无线电子钱包"等具有安全支付功能的移动设备，在商店里或自动售货机上进行购物。

【信息框】

移动药品营销的 App

网上药店和第三方运营商都推出了针对药品零售的移动 App 软件，后者由于没有药品交易资质，以信息展示、传递与交流为主要特色。

随着移动互联网的发展，目前市面上出现了不少针对药品零售的手机 App 软件。一类是网上药店自己开发的软件，例如壹号药店 App、金象网 App 等，由于其电商的身份，更多是利用 App 销售药品，将其作为销售补充端口。另一类是由第三方运营者开发，旨在为药店和消费者提供服务和对接的平台。

而对某些医药电商而言，其最大特色在于专业与服务。药店 App 已经积累了数万的下载用户，在浏览量、转化率的绝对数值上有一定保障，定位是药学服务平台，例如给用户提供药品说明书、用药常识等，未来不会涉足药品销售。此外还有专业的医学服务，例如通过与医学中心的合作，共享其医疗资源、专家库等。

据悉，由于第三方 App 平台的特质，其会要求合作药店提供自身网点信息、药剂师信息、售卖平台信息，以及提供经营品种、活动、会员折扣等资讯，方便顾客搜索。这些信息既可以交由 App 公司上传管理，也可由药店相关人员直接进入后台维护更新。

对网上药店来讲，App 提供的服务是提供链接接入的窗口或网址。制作广告条，在顾客进入"药店查询"等页面时会出现在底部，起到宣传作用。还会为合作药店提供特色推送，即如果某药店搞促销，则门店 3km 以内所有"医药通"的用户，皆可以在手机上收到促销推送，省去药店派发广告等成本。

6. 无线医疗　医疗产业的显著特点是每一秒钟对患者都非常关键，这一行业十分适合于移动电子商务的开展。在紧急情况下，救护车可以作为进行治疗的场所，而借助无线技术，救护车可以在移动的情况下同医疗中心和患者家属建立快速、动态、实时的数据交换，这对每一秒钟都很宝贵的紧急情况来说至关重要。在无线医疗的商业模式中，患者、医生、保险公司都可以获益，也会愿意为这项服务付费。这种服务可在时间紧迫的情形下，向专业医疗人员提供关键的医疗信息。由于医疗市场的空间非常巨大，并且提供这种服务的公司可为社会创造价值，同时，这项服务又非常容易扩展到全国乃至世界，所以我们相信在服务整个流程中，存在着巨大的商机。

7. 基于定位的移动商务 基于定位的移动商务是指运用有 GPS 功能的设备或类似技术（如广播或移动基站的三角定位）找到用户的位置，根据用户的位置来交付产品或服务。基于定位的服务对于消费者和企业都具有吸引力，从消费者或企业的角度来看，定位提供了安全性、便利性。从供应商的角度来看，基于定位的移动商务为更精确地满足顾客需求创造了机会。

四、移动医疗的含义

移动医疗是指手机终端利用采集器或通过有线或无线方式与采集器相通信，将采集到的用户多种生理信息，如体温、血压、脉搏、心电等数据上传、整理和分析，并即时向用户反馈监测到的身体状况评估或提出适当的健康指导。

智能手机的高速数据传输能力使得其可以成为医疗传感器信号的移动接收和中转平台，从而实现远程数据采集和医疗监护。另外，可穿戴医疗设备的大量涌现，使得对生物信号的采集传输和分析更加便捷，进一步简化移动医疗系统，推动了移动医疗的快速发展。

移动互联网医疗将互联网医疗技术、移动医疗技术和物联网技术相结合，颠覆了传统医疗体系，帮助缓解医疗资源不平衡和日益增长的健康医疗需求之间的矛盾关系，也是政府积极引导和支持的医疗发展模式。

移动医疗可以被看作是一种轻型的诊疗体系，能方便用户拓展医疗保健、养生健身的知识，也能方便患者在了解基本医疗常识的同时，更方便地购买各种医疗服务和产品。移动医疗的这种作用也能极大地释放传统医疗的能力，使其更加专业和高效（图 9－2）。

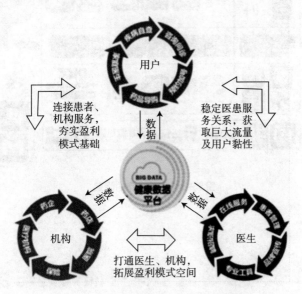

图 9－2 移动医疗进一步连接患者与医生

【信息框】

移动医疗让我们向"看病难"说再见

"互联网＋医疗"是医疗转型的新路径，移动医疗也借着"互联网＋医疗"的东风正在深入到传统医疗的方方面面。一方面，移动医疗作为一个朝气蓬勃的新兴行业解决了"看病三分钟、排队三小时"等部分现实问题；另一方面，也必须承认其在商业模式等方面存在着一些难题。

"看病难、挂号难"是一直困扰着我们的社会难题，其实你手里的那一台小小的智能终端或许就能够突破这一瓶颈。以单病种为主的移动医疗医生团队平台上线后，患者通过这一平台可足不出户完成预约挂号、分诊咨询、远程门诊、线上付费、检查预约、住院床位预约、慢病随访等医事服务。此平台将类似于帕金森、慢性阻塞性肺疾病等单病种的优质医生组织起来，应用远程高清音视频、电子处方及医保系统的连接，实现了医生与患者间的在线远程诊疗。用户在家中通过手机 App、电脑用户端，利用远程诊疗，就可以享有实体医院专家的服务。

移动医疗正在让医疗服务变得随手可得，足不出户就可以了解到自己的身体健康状况不再是天方夜谭。它也解决了医疗信息不对称、医疗资源不对等等问题。利用移动网络便可实现远程"求医问药"，也让患者掌握了看病的主动权。

近年来，许多移动医疗企业都出现了大量裁员和大幅度公司业务调整状况，许多医疗创业公司都处于"烧钱"状态，这样一个看似非常有前景的行业正在经受寒冬的考验。移动医疗行业能否度过严冬迎来春天我们不得而知，但其隐藏的巨大发展潜能无疑会造福整个医疗行业（图 9 - 3）。

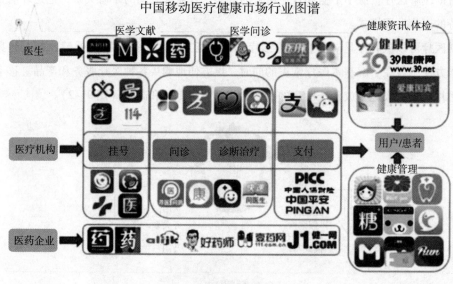

图 9 - 3　移动医疗的崛起

第二节　移动电子商务的兴起与发展

一、移动电子商务的兴起

每件新事物的产生都有它的原因，移动电子商务也是如此，其产生并非偶然。在信息化和技术化都比较发达的现代社会，伴随着人们生活的需要和工作的需求，再加之技术的推动及它自身提供的一系列服务，必然促使移动电子商务迅猛发展。

　　我国移动电子商务的产生，有自身的特殊性，它不但得益于发达国家的技术引导和理论支持，也有传统电子商务的冲击与推动，同时，也是社会生活和经济需求所必需的，另外还要归功于国家政策的支持。

　　随着4G网络的引入，人们的消费理念和商家的传统理念都在不断地转变，移动电子商务已经成为一种新型的商务模式，与人们的生活密切相关，其发展前景广阔，并对我国的经济产生深远的影响。至此，部分互联网企业凭借着移动互联网的市场前景，也提出移动电商市场将"颠覆"传统电商市场。

二、移动电子商务发展中面临的问题

　　近年来，我国移动电子商务发展迅速，势不可挡。但我们也应该清醒地看到，在移动电子商务高速发展的同时也存在着一定的制约因素，如安全威胁、隐私和法律问题、认识不全面及政府扶持不到位问题等。

（一）我国移动电子商务面临的安全威胁

　　尽管移动电子商务给工作效率的提高带来了诸多优势，如减少了服务时间、降低了成本和增加了收入，但安全问题仍是移动商务推广应用的瓶颈。有线网络安全的技术手段不完全适用于无线设备，由于无线设备的内存和计算能力有限而不能承载大部分的病毒扫描和入侵检测的程序，并且无线网络本身的开放性降低了安全性等原因，导致移动电子商务应用过程中存在诸多安全威胁。移动电子商务存在的主要安全性问题有：

　　1. 无线网络自身的安全问题　无线通信网络由于自身的限制，给无线用户带来通信自由和灵活性的同时也带来了诸多不安全因素。在移动通信网络中，移动设备与固定网络信息中心之间的所有通信都是通过无线接口来传输的。而无线接口是开放的，任何具有适当无线设备的人，均可以通过窃听无线信道而获得其中传输的消息，甚至可以修改、插入、删除或重传无线接口中传输的消息，以达到假冒移动用户身份欺骗网络信息中心的目的。同时，在有些移动通信网络中，各基站与移动服务交换中心之间的通信媒质就不尽相同，相互之间的信息转换也有可能导致移动用户的身份、位置及身份确认信息的泄漏。

　　2. 移动设备的不安全因素　移动终端的安全威胁比较复杂。由于移动终端的移动性，且没有建筑、门锁和看管保证的物理边界安全和体积小的原因，移动设备很容易丢失和被盗窃。对个人来说，移动设备的丢失意味着别人将会看到电话上的数字证书，以及其他一些重要数据。利用存储的数据，拿到无线设备的人就可以访问企业内部网络，包括E-mail服务器和文件系统。目前手持移动设备最大的问题就是缺少对特定用户的实体认证机制，势必造成安全影响，甚至安全威胁。例如不法分子取得用户的移动设备，并从中读出移动用户的资料信息、账户密码等就可以假冒用户身份来进行一些非法的活动。

　　3. 软件病毒造成的安全威胁　自从世界上第一个针对Symbian操作系统的手机软件病毒出现，移动终端就已经面临了严峻的安全威胁。软件病毒会破坏手机软硬件，导致手机无法正常工作，造成通讯网络瘫痪。而移动设备相关清除病毒软件才刚刚开始研发，不能保证所有移动设备不受病毒的侵害。同时由于移动设备自身硬件性能不高，不能承载现今成熟的病毒扫描和入侵检测的程序。况且，手机软件病毒眼下呈加速增长的趋势，每个星期至少有一款新的手机病毒产生，这就加重了这种安全威胁。

NOTE

4. 移动商务平台运营管理漏洞造成的安全威胁   随着移动商务的发展，移动商务平台林立。大量移动运营平台如何管理、如何进行安全等级划分、如何确保安全运营，还普遍缺少经验。移动商务平台设计和建设中做出的一些技术控制和程序控制缺少安全经验，这就需要在运营实践中对移动电子商务安全内容进行修正和完善。同时，移动运营平台也没有把技术性安全措施、运营管理安全措施和交易中的安全警示进行整合，以形成一个整合的、增值的移动商务安全运营和防御战略，确保使用者免受安全威胁。

（二）移动电子商务发展过程中的法律漏洞

随着移动电子商务的发展，移动电子商务是虚拟网络环境中的商务交易模式，较之传统交易模式更需要政策法规来规范其发展。现有的法律不能有效适应新的电子商务模式，这也为移动电子商务活动带来问题，造成责任不清，无法可依。

1. 垃圾短信息   在移动通信给人们带来便利和效率的同时，也带来了很多烦恼，遍地而来的垃圾短信广告打扰着我们的生活。在移动用户进行商业交易时，会把手机号码留给对方。街头的社会调查也往往需要被调查者填写手机号码，甚至有的用户把手机号码公布在网上。这些都是公司获取手机号码的渠道。垃圾短信使得人们对移动商务充满恐惧，而不敢在网络上使用自己的移动设备从事商务活动。目前，还没有相关的法律法规来规范短信广告，运营商还只是在技术层面来限制垃圾短信的群发。目前，相关部门正在起草手机短信的规章制度，相信不久的将来会还手机短信一片绿色的空间。

2. 定位新业务的隐私威胁   定位是移动业务的新应用，其技术包括：全球定位系统，该种技术利用 24 颗 GPS 卫星来精确（误差在几米之内）定位地面上的人和车辆；基于手机的定位技术（Time of Arrival，TOA），该技术根据从 GPS 返回响应信号的时间信息定位手机所处的位置。定位在受到欢迎的同时，也暴露了其不利的一面——隐私问题。移动酒吧就是一个典型的例子，当你在路上时，这种服务可以在你的 iPad 上列出离你最近的 5 个酒吧的位置和其特色。或者当你途经一个商店时，会自动向你的手机发送广告信息。定位服务在给我们带来便利的同时，也影响到了个人隐私。利用这种技术，执法部门和政府可以监听信道上的数据，并能够跟踪一个人的物理位置。

3. 移动商务的相关法律法规亟待完善   我国已经制定了《电子商务签名法》《互联网信息内容服务管理办法》《网上银行业务管理暂行办法》等一系列的法律规范，有效规范了电子商务的发展，但是国内还没有一部针对移动电子商务的法律法规。通过法律手段解决移动电子商务交易各方的纠纷成为法律上的一个空白区域。政府应加强移动电子商务法律规范的建设，制定有利于移动电子商务发展的相关政策，建立有效的移动电子商务发展的管理体制，加强互联网环境下的市场监管，规范网络交易行为，保障用户信息与资金安全。只有这样，消费者才能彻底消除安全等方面的疑虑，选择移动电子商务这种快捷、便利的商务模式，并由此推动移动电子商务市场朝着健康的方向发展。

三、我国移动电子商务的发展前景

移动电子商务为电子商务的发展注入了新的活力，拓展了电子商务的发展空间，给电子商务带来了新一轮的发展机遇。移动电子商务为用户带来更为方便快捷的网上支付、时尚准确的个性化服务、安全及时的信息化服务和交易体验；为商家提供了高效、优质的信息服务，拉近了商家和用户的距离，减少了交易的成本。

移动电子商务应用的发展前景广阔，其发展趋势主要有以下几方面。

（一）购物与交易模式升级

移动购物已经初步形成规模移动购物，类似于以前的网络购物，曾经受到终端、网速、安全、社会交易氛围等条件的限制，但是随着 Wi-Fi 和 4G 技术的普及，iPhone、iPad 和 Android 等智能设备的平民化，越来越多的用户选择"边走边购物"的移动购物模式。人们选择移动购物的优点就是可以突破时间和空间的限制，随时随地、方便快捷地进行网上购物。移动智能设备制造商不断改进的设备吸引了人们的眼球，使得未来中国的手机购物和网络交易迎来一个高速增长期，它将成为继网络购物之后，人们购物模式的又一次升级。

移动购物的隐患在于支付和安全方面，尽管安全是相对的，但是已经初具规模市场，对购物者而言这并不是最大的影响。目前，银联支付、支付宝、易付通、网银在线等支付平台正在努力把 PC 平台经受考验的技术、渠道储备纷纷转移到移动平台。

（二）LBS 技术的引入为产业链中各参与方带来更多的商机

基于位置的服务（Location Based Service，LBS）是通过电信移动运营商的无线电通讯网络或外部定位方式（如 GPS）获取移动终端用户的位置信息，在地理信息系统平台的支持下，为用户提供相应服务的一种增值业务（图 9-4）。

LBS 技术的引入，使移动电子商务运营商可以根据用户的位置信息推出相应的电子商务服务，从而获得收益。例如，向商家提供广告服务，为用户提供周边信息服务，还可以向商家提供流量分析工具服务等。商家也可以与应用提供商合作，利用手机良好的互动性和对用户行为可跟踪的特性，对目标用户进行深入挖掘，锁定目标人群，进行针对性的移动营销，并通过短信、二维码等多种方式向锁定的目标用户群发送广告、代金券、优惠券等信息。LBS 技术的引入，也使用户的搜索成本降低，不仅为用户带来了更低的商品折扣，也使用户真切地体验到了移动电子商务带来的实惠。

在不久的将来，随着移动电子商务业务的不断拓展，LBS 将在更多的范围内得到广泛应用，为产业链中的各参与方带来更多的商机。

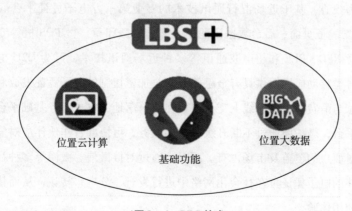

图 9-4　LBS 技术

（三）自动识别技术的应用

自动识别技术的应用提高了搜索的速度。现有移动电子商务的商品搜索主要是利用文字信息进行搜索。目前在移动终端输入文字已有多种形式，但大量文字的输入依然面临中文、英文、数字等切换的麻烦，很多潜在的用户就在这一环节里流失。二维码及图像识别技术在移动电子商务中的广泛应用，提高了用户利用移动网络对商品信息的搜索速度。

由于目前的移动智能终端都配有摄像头，因此，用户可以轻松利用移动智能终端携带的图像识别技术软件，扫描二维码即可完成搜索功能，快速了解哪里可买到所需的最价廉物美的商品或到达他们所需的网站地址。自动识别技术在移动电子商务中的应用，为用户及商家节约了大量的时间，大大拉近了商户与最终用户的距离，减少了中间的交易环节。随着自动识别技术的不断提高，用户可以通过对二维码、RFID 等的识别，快速完成商品搜索、信息验证及身份识别，增强了交易环节的安全防范功能。正由于有这样的应用优势，未来的移动电子商务业务中，自动识别技术会广泛地应用于移动电子商务的各个环节，从而最大限度地改善用户在网上的各种体验及服务（图 9-5）。

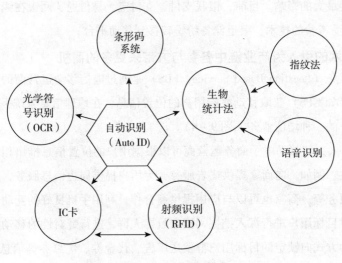

图 9-5　自动识别技术

（四）微护照验证技术的应用

微护照验证技术的应用推动 O2O 和移动电子商务的发展。微护照（Weipass）系统是以移动身份识别技术为核心，基于近场混行通讯技术的专业第三方电子凭证平台。它由用户手机 App 软件或 HTML5 验证页面、后台数据认证中心和前端微印章、微 POS 机等专用验证设备组成。这一平台支持 NFC、BLE 和超声波通讯等多种近场通讯技术，可为 O2O 电子商务、移动电子支付和其他各类移动应用提供具有金融等级安全加密机制的电子凭证发放和验证服务。

它是联结商家与消费者，确保线上交易权益在线下落地的电子商务基础平台。作为专业的第三方电子凭证平台，微护照通过不断升级的技术服务，可协助合作伙伴应对复杂的商业应用环境，迅速扩大对商户的覆盖及市场占有。同时，通过对接微信、微博等多种社交应用和社会化媒体，合作伙伴的电子凭证可在社会化网络中进行发行、分享、转让，从而快速扩大营销效果，提高用户的使用体验。

如果各应用厂商采用微护照验证技术，将会大规模地推动 O2O 和移动电子商务的发展。但是，是否能形成移动商务闭环网络，从而在实际生活中造福消费者，关键取决于团购、票务、支付等一大批移动电子商务厂商的态度和行动。

总之，移动电子商务作为电子商务的一种新型商务模式，它利用了移动无线网络的优点，弥补了传统电子商务的不足。尽管在移动电子商务的发展过程中还存在各方面的安全和技术等问题，但是在技术不断变革与社会大量需求的双重推动下，移动电子商务已成为不可阻挡的发展趋势。随着4G网络的普及，网络资费逐渐的优惠，人们的消费理念和商家的传统理念都在不断地转变，移动电子商务必将成为人们生活不可或缺的东西，并对我国经济产生深远的影响。

第三节　移动电子商务的相关技术

移动电子商务是电子商务发展的必然趋势，Internet、移动通信技术和其他技术的高度融合创造了移动电子商务，移动电子商务就是利用移动通信技术和智能终端如智能手机、便携式电脑、掌上电脑等来完成电子商务活动，其为电子商务的发展创造了更为广阔的发展空间。在下面的学习中我们将了解实现移动电子商务的技术基础有哪些。

一、无线信息协议之 WAP

WAP 是 Wireless Application Protocol 的英文缩写，它的中文含义是无线应用协议，是开展移动电子商务的核心技术之一，是一项全球性的网络通信协议。

WAP 是数字移动电话、互联网或其他个人数字助理机、计算机应用乃至未来的信息家电之间进行通信的全球性开放标准。WAP 提供了一套开放、统一的技术平台，用户使用移动设备很容易访问和获取 Internet 或企业内部网信息和各种服务，比如消息通知与呼叫管理、气象与交通信息、地图与位置服务等，无论你何时何地，只要你需要信息，你就可以打开你的WAP 手机，享受无穷无尽的网上信息或者网上资源。通过 WAP，手机可以随时随地、方便快捷地接入互联网，真正实现不受时间和地域约束的移动电子商务。

二、移动 IP 技术

移动 IP 技术是指移动用户在跨网络随意移动和漫游中，只需通过在网络层改变 IP 协议，而不用修改计算机原来的 IP 地址，同时也不必中断正在进行的通信，从而实现移动计算机在Internet 中的无缝漫游。

移动 IP 将自动确定移动代理，并向归属网关注册记录其当前位置，随后归属网关将所有发往该移动用户的流量转发到其目前位置，移动 IP 将自动监测用户的移动情况并通知归属网关，无论用户如何移动，连接都可以无缝地得以继续，当用户回到其归属地后，移动 IP 将通知归属网关，用户已经回来，用户设备将恢复原状。因此，移动 IP 为用户提供了广泛连接。

无线接入中的移动 IP 技术使得人们一直梦想的无处不在的多媒体全球网络连接成为可能，移动 Internet 正逐步成为现实。

三、无线城域网之 WiMAX

WiMAX（Worldwide Interoperability for Microwave Access），即全球微波互联接入，构建于高级无线技术，能够在比 Wi-Fi 更广阔的地域范围内提供"最后一公里"宽带连接这种新兴的

NOTE

宽带无线接入技术，能提供面向互联网的高速连接，数据传输距离最远可达 50km，WiMAX 凭借其在任意地点的 1609.344～9656.064m 覆盖范围（取决于多种因素），WiMAX 可以为高速数据应用提供更出色的移动性。

同广泛使用的无线网络相比，WiMAX 技术有着自己独特的优势。Wi－Fi 技术可以提供高达 54Mbps 的无线接入速度，但是它的传输距离十分有限，仅限于半径约为 100 米的范围，而 WiMAX 的出现刚好弥补了此不足。因此，Wi－Fi（无线局域网）、WiMAX（无线城域网）、3G（无线广域网）三者的结合会创造出一个完美的无线网络。

四、无线局域网之 Wi－Fi

Wi－Fi 是无线保真（Wirless Fidelity）的缩写，是一种允许电子设备连接到一个无线局域网（WLAN）的技术。

Wi－Fi 最主要的优势在于不需要布线，可以不受布线条件的限制，因此非常适合移动上网用户的需要。随着信息网络技术的高速发展，无线网络的覆盖范围在国内越来越广泛，例如：高级宾馆、豪华住宅区、飞机场及咖啡厅等区域都有 Wi－Fi 接口，厂商只要在上述人员较密集的地方设置"热点"，并通过高速线路将 Internet 接入这些场所，用户只要将支持 Wi－Fi 的笔记本电脑或 iPad 或手机等拿到该区域内，即可高速接入 Internet。

安全性是 Wi－Fi 最大的缺点，这个问题若不解决，直接制约无线网络的发展，因此，如何寻找合适的安全解决方案是决定 Wi－Fi 应用深度的关键。

五、无线连接技术之蓝牙技术

蓝牙技术（Bluetooth）是由爱立信、IBM、诺基亚、英特尔和东芝共同推出的一项短程无线连接标准，其目的是提供一个低成本、高可靠性、支持高质量的语音传输和数据传输的无线通信网络，实现数字设备间的无线互联。

蓝牙技术是一种短距离无线连接技术，旨在取代有线连接，实现数字设备间的无线互联，使各种 3C 设备在没有电线或电缆相互连接的情况下，能近距离范围内实现相互通信或操作。通过蓝牙可以实现不同厂家生产的设备间达到无线连接状态下的信息交换和交互操作，在办公设备、计算机外设、家用电器、医疗设备、汽车等领域具有广泛的应用。

六、移动通信技术之 4G 与 5G

4G 即第四代移动电话行动通信标准，指的是第四代移动通信技术，在业务上、功能上、频带上都与第三代系统不同，第四代移动通信系统是多功能集成的宽带移动通信系统，集 3G 与 WLAN 于一体，能够快速传输数据和高质量音频、视频和图像等，上网速度提高到超过第三代移动技术 50 倍，可实现三维图像高质量传输，4G 移动通信技术的信息传输级数要比 3G 移动通信技术的信息传输级数高一个等级。且抗信号衰减性能更好，4G 移动通信技术除了高速信息传输技术外，还具有极高的安全性，这将进一步地促进移动电子商务得以实现和广泛的开展。

5G——第五代移动电话行动通信标准，也称第五代移动通信技术，也是 4G 之后的延伸，具有更高的速率、更宽的带宽，网速可达 5～6MB/s，预计 5G 网速将比 4G 提高 10 倍左右，只需要几秒即可下载一部高清电影，其高可靠性、低延时等特点，能够满足智能制造、自动驾驶等行业应用的特定需求，将拓宽融合产业的发展空间，支撑经济社会创新发展。

第四节　移动电子商务的商务模式

随着我国互联网和移动通信的迅猛发展，手机等智能终端的广泛应用为移动电子商务的发展奠定了基础。人们正逐渐利用手机等移动智能终端设备进行银行业务、交易、认票、购物、娱乐等方面的应用和服务，因移动电子商务更适应时代的发展，具有便捷、灵活、安全和个性化的特点，利用移动数据终端设备参与商业活动的形式正在迅速影响着我们生活的方方面面。

一、移动电子商务的价值链

移动电子商务的商务模式就是指在移动网络环境中利用一定技术基础的商务运作方式和赢利模式。研究和分析移动商务模式的价值链，有助于挖掘新的移动商务模式，为移动商务模式创新提供途径。

（一）移动商务价值链的定义

哈佛大学迈克尔·波特教授最早提出价值链的概念，他认为企业的价值创造是通过一系列活动构成的，价值活动分为两大类：基本活动涉及企业生产、销售、进料后勤、发货后勤、售后服务，支持性活动涉及人事、财务、计划、研究与开发、采购等，基本活动和支持性活动构成了一个创造价值的动态过程，即价值链。

移动商务价值链是指直接或间接地通过移动平台进行产品或服务的创造、提供、传递和维持，来满足社会需求的活动或行为，构成创造性的、动态的、完整的或虚拟的价值实现链条。

（二）移动电子商务价值链演进过程

自 20 世纪 80 年代中期以来，移动通信技术经历了三次重要的变革：第一代移动通信——模拟通信技术，第二代移动通信——数字通信技术，第三代移动通信——高速数据通信技术。因此，移动电子商务产业价值链也相应地经历了三个主要发展阶段。

第一代移动电子商务价值链：20 世纪 80 年代中期出现了第一代以模拟电话为主，为 FD－MA 制式，采用频率复用技术和多信道共用技术的移动通信技术，能够提供的移动服务比较单一，以语音服务为主。第一代移动商务价值链上存在很多缺陷，例如手机价格昂贵，制式太多、标准不统一、互不兼容，不能提供自动漫游，保密性差，不能提供非话数据业务等。其产业价值链主体由四部分构成：无线服务提供商、终端设备制造商、中间服务提供商、最终用户。

第二代移动电子商务价值链：20 世纪 80 年代中期至 90 年代中期出现了第二代数字移动通信技术——数字蜂窝，移动通信开始广泛应用，主要提供数字语音和简单的数据服务，提供的服务可自动漫游，保密性有所增强。由内容服务提供商、基础设施服务提供商、终端平台和应用程序提供商及用户组成。

第三代移动电子商务价值链：20 世纪末至 21 世纪初出现的新一代无线高速数据传输移动通信技术（The Third Generation，3G），带来了更加全面的移动商务价值链，可以使用同一部手机实现全球漫游，使任何时间、任何地点、任何人之间的交流成为可能，传输速率已经达到一定的标准；已经能够提供多媒体数据的服务和各项标准的移动通信业务。第三代移动商务价值链由内容和应用服务提供商、门户和接入服务提供商、移动网络运营商、支持性服务提供商、终端平台和应用程序提供商及用户组成（图9-6）。

随着3G的普及及4G网络牌照的发放并逐渐商用，第三代移动电子商务产业价值链迎来了新一轮的革命，价值链上的参与者将发生变化，显示出强大的生命力和发展潜力，同时也为移动电子商务的发展及其模式的创新奠定了坚实的基础。

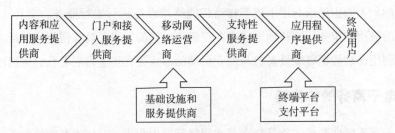

图9-6　第三代移动电子商务价值链

（三）移动电子商务价值链参与者

移动电子商务具有独特的价值链体系，在价值链中的各个参与主体共同构成了移动电子商务的商务模式，其中某一个行业或一个企业是不能够完全推动移动电子商务发展的，必须将价值链上的所有参与方作为一个整体才能够推动移动电子商务的发展。

1. 内容提供商　内容提供商在移动电子商务价值链中占据着越来越重要的地位，为互联网提供新闻、资料、音频或者视频内容的机构或者企业，提供原创的、宽泛的、全面的和对客户有价值的内容。国内目前较大的内容提供商有网易、搜狐等。

2. 应用开发及其软件提供者　主要处理运营商所开发出来的内容，形成能够满足用户需求的、适合在移动网络上传送的数据应用，或者开发能够为终端用户增值的应用。

3. 移动网络提供者　运营和维护移动传输网络，提供承载服务，即目前的移动运营商。国内目前提供数据接入的三大运营商：中国移动、中国联通、中国电信。

4. 支持性服务提供商　包括银行、物流、邮政等服务机构，主要提供移动电子商务的资金量、物流等基础服务。

5. 网络设备制造商　主要是开发和提供移动通信基础设施，网络运营维护设施，提供网络部署、规划、优化、集成等服务。

6. 终端设备制造商　提供接入移动通信网络的各类终端设备：手机、平板电脑、无线路由器等。主要负责开发和推广用户终端设备，保证用户能够使用移动数据业务。

7. 终端平台提供商　依托移动互联网络，使用户通过移动终端设备进行商务交易的平台，平台提供商主要提供身份认证、权限设置等功能，以及保证移动终端正常运行的相关技术支持。

二、移动电子商务的盈利模式

商务模式是一个公司赖以生存的模式，是能够为企业带来收益的模式。商务模式的核心是价值创造，也就是盈利模式。

移动电子商务能否为价值链各参与方带来价值，最终取决于其满足客户需求的能力，也就是移动电子商务的获利模式，在探索移动电子商务的盈利模式中，必须结合我国电子商务发展的现状制定适合市场的盈利模式。

1. 实物产品或服务盈利模式　移动电子商务的实物产品或服务盈利模式主要有三种，即独立商店模式、卖场模式和中介模式。

（1）独立商店模式　在该模式下，移动电子商务企业主要通过低买高卖，依靠差价获取利润。该模式的主力军主要是传统电子商务企业开展移动电子商务，比如京东、唯品会等，拥有独立平台的商城通过移动终端销售商品。

（2）卖场模式　如同传统卖场一般，平台商提供移动交易的移动终端应用、基础设施：人气、流量、基本支付结算功能。目前采用该模式的主要是平台型电商，如淘宝移动购物客户端。

（3）中介模式　依赖交易费用来实现盈利，通过撮合完成交易，并从中抽取佣金实现获利。通过移动终端实现的拍卖交易佣金、证券经济公司、票务、在线银行、金融、汽车销售、房地产经纪、旅行行业等都可归为这一类。

2. 虚拟产品盈利模式　除上述实物产品或服务盈利模式外，虚拟产品（数字产品）因其特殊性，有特殊的模式。盈利模式主要有以下四种。

（1）娱乐模式

①交互模式：基于移动终端的信息交互，短信、彩信、微信、QQ 等。

②单向模式：在这种模式中，由内容提供商提供虚拟产品下发，如彩铃下载、游戏等业务，费用由移动通信运营商从其手机话费账户中扣除，双方按照约定比例分成。

（2）广告模式　广告是电子商务重要利润来源，移动电子商务也不例外。与其他广告形式相比，由于手机用户具有规模大、身份唯一性、位置的可追踪性等优势，因此通过移动通信设备发送的广告具有受众广、个性化、针对性强等特点。移动电子商务为个性化的精准广告投放提供可能。

（3）资信模式　通过内容提供商为用户提供其所需要的信息，如新闻、证券、天气等信息，使得移动用户无论在任何地方均能收到最及时的信息，从而做出即时决策。利润来自于用户所缴纳的资讯费用，或会费等，并由信息提供商获得大部分收入，移动通信运营商以平台身份抽成。

（4）金融模式　直接通过移动终端应用实现实时转账、交易、账单等金融服务。金融模式与资信模式不同的是直接涉及账务的实时处理。如在线缴纳水电费、电话账单、充值等都是金融模式的一种应用。

3. 移动电子商务基础服务盈利模式　在移动电子商务过程中，有一类企业是专门为移动电子商务企业提供相关服务的，比如物流服务、第三方支付服务等，该类型企业主要通过提供服务向移动电子商务企业或消费者收费获得盈利。该类型企业基于服务盈利模式，在产业价值链中的作用也日渐凸显。

三、发展中的移动电子商务模式

商务模式是一个公司赖以生存的模式，是指企业能为客户提供价值，同时企业和其他参与

NOTE

者又能获得利益的有机体系。

（一）移动电子商务的商务模式的内涵

首先，商务模式的核心环节是价值创造过程，而价值链相关理论的研究目的就是为客户、企业、合作伙伴创造价值，找出价值创造环节，分析价值在价值链中传递和转移过程，为企业赢得竞争优势，两者的本质和核心是统一的。

其次，不同的商务模式可以用不同的价值链进行描述，对不同商务模式的价值链进行比较，可清晰地反映出不同商务模式间的本质区别，价值链可以展现出具体的价值创造环节、价值的传递和实现过程，因此，价值链为商务模式研究提供了有效的分析框架和理论模型。

因此，移动电子商务的商务模式是基于价值链及盈利模式构建的，是连接移动电子商务价值链参与者之间的媒介，其内容针对价值链中不同的参与者提供相应的服务内容、服务流程，以及如何在各种服务过程中获取价值，实现成本的划分及利润的分配。

（二）移动电子商务模式

移动电子商务模式的组织模型涉及价值链的多个环节，包括移动运营商、内容提供商、网络平台提供商、终端设备提供商、支持性服务提供商、终端平台提供商等。这些参与者以移动用户为中心，以移动网络运营商为主导，在一定的政府管制政策指导下开展各种活动，以实现自己的商业价值。

1. 内容提供商模式　内容提供商在整个电子商务模式中逐渐占据主要地位，移动电子商务模式也继承了这一点，他们是移动电子商务内容和服务的来源，也是移动电子商务实现商业价值的根本。企业向移动用户提供如新闻、天气信息、交通信息、股票交易信息等内容达到赢利的目的，该模式不局限于企业，小公司或个人也可以采用这种商务模式。

2. 移动运营商模式　凭借独特的资源优势，移动运营商处于整个产业链信息交汇的核心位置，能控制移动电子商务价值链及自身终端用户的增值服务，还拥有规模庞大的终端用户群，在开展移动电子商务方面具有绝对优势。但随着其他参与者的不断壮大和移动商务模式的变化，移动运营商的作用明显减弱，从原来价值链的管理者逐渐回归到通信服务提供者的角色。

3. 平台应用商模式　平台应用商负责开发有前景的移动商务服务，处于移动电子商务价值链的上游，专注于移动互联网的电子商务服务，结合用户需求进行加工处理，实时开发移动商务服务，满足多样性的移动电子商务商户，不断创新服务与运营模式。在电子商务行业竞争格局中占据重要位置。

4. 金融服务商模式　以金融机构为核心的移动电子商务商业模式。在电子商务服务方面，提供 B2B 和 B2C 客户操作模式，涵盖个性化服务、商品销售、房地产交易等领域。在金融服务方面，为客户提供支付结算、资金托管、信用担保、融资服务的全方位金融服务。

总的来讲，技术的发展为移动电子商务的发展带来了无限可能，移动商务的商业模式会处于不断发展和变化的过程中，没有固定不变的格局，随着技术的进步而不断扩充、完善和成熟，种类也不断多样化。

第五节　物联网

一、物联网概述

中国产业调研网发布的《2016~2022 年中国电子商务物联网应用行业发展研究分析与市场前景预测报告》认为，物联网电子商务是把最具革命意义的 IT 技术应用于电子商务中，实现人类社会与物理系统的整合，利用超级强大的蜂式计算机群，对整合网络内的商品、买卖双方、设备和基础设施实施实时的管理和监督。

物联网是互联网的未来，互联网是人与人的互联，实现人与人之间的信息交换和无缝对接；而物联网是物与物、人与物、人与人之间的互联，实现人与物、物与物信息交互和无缝链接；物联网是互联网发展的高级阶段和必然结果。

（一）物联网的概念

2009 年 8 月以来，随着原国家总理温家宝视察中科院无锡高新微纳传感网工程技术研发中心，以及一系列活动的开展，物联网的概念一时之间响彻大江南北。

事实上，物联网并不是什么新鲜的名词。早在 1995 年比尔·盖茨在《未来之路》一书中也曾提及物联网。1999 年美国麻省理工学院建立了"自动识别中心（Auto – ID）"，提出"万物皆可通过网络互联"，阐明了物联网的基本含义。

2003 年，美国《技术评论》提出传感网络技术将是未来改变人们生活的十大技术之首。2005 年，在突尼斯举行的信息社会世界峰会（WSIS）上，国际电信联盟（ITU）发布《ITU 互联网报告 2005：物联网》，引用了"物联网"的概念。

2010 年出台的《国务院关于加快培育和发展战略性新兴产业的决定》将物联网作为战略性新兴产业的发展重点。

物联网就是通过射频标签（RFID）、全球定位系统（GPS）、红外感应器、激光扫描器等信息传感设备，按照约定的通信协议，把任何物品与互联网连接起来，进行信息交换和通信，以实现智能化识别、定位、跟踪、监控和管理的一种信息网络。

（二）物联网的特点

物联网作为新一代的信息发展技术，全面感知、可靠传输与智能处理是物联网的三个显著特点。物联网与互联网、通信网络相比存在差异性，虽然都是按照特定的协议建立连接的应用网络，但物联网无论是应用范围、网络传输、功能实现等方面都要明显增强，其最显著的特点是感知范围扩大及应用的智能化。

（1）**全面感知**　物联网连接的是物，需要能够感知物，赋予物智能，从而实现对物的感知。我们对物的感知不再只局限于物体表象的感知，物联网实现了"万物沟通"的功能，实现了人与物之间任何时间、任何地点及任何物体的广泛连接，感知的范围进一步扩展，这是物联网根本性的变革。

物联网利用各种感知设备，如传感器、RFID、二维条码等从而不受时间、地域等的限制，随时随地获取物体的信息，对物体进行标示，全面感知所连接对象的静态和动态信息，对物进

NOTE

行快速分级处理。物联网的感知层能够全面感知语音、图像、温度、湿度、射频信号、二维码等信息。

现在的一些智能终端中已经内置了传感器，例如，智能手机通过使用者旋转时运动的感知，可以自动改变其显示竖屏还是横屏，方便用户以合适的方向阅读。

（2）可靠传输　物联网将各种电信网络与互联网融合，利用前端感知层收集各类信息，通过可靠的传输网络将感知的各种信息实时准确地传递出去，尤其目前无处不在的无线网络更有助于感知信息的无障碍传输。物联网在传送信息过程中具有以下特点：

①信息传输可靠性，物联网对感知的信息进行可靠传输，全面及时且不失真。

②信息传递双向性，在信息传输过程中，处理平台不仅可以收到前端传来的信息，并且能够顺畅、安全地将相关信息传递到前端。

③信息传输安全性，物联网的传输层为信息的可靠传输提供稳定安全的链路，具有防干扰及防病毒能力，防攻击能力强，具有可靠的防火墙功能。

（3）智能处理　物联网利用云计算、模糊识别等各种智能计算机技术对海量数据和信息进行分析、处理，对物体实施智能化的控制。

在物联网系统中，物体处于可监控、可管理的状态，突破了传统手工管理的不便，通过对流通中的物体内置芯片，系统随时监控物体运行的状态，且在智能处理的全过程中，都可实现各环节信息共享，从而实现智能化控制与管理，真正地实现了人与物的沟通。物联网实现人类社会与物理世界的有机结合，使人类管理生产和生活更加精细化和动态化。

（三）物联网的体系架构

国内学者认为，物联网是一种"泛在网络"，这种泛在网络就是利用互联网将世界上的物体都连接在一起，使世界万物都可以上网。

物联网是架构在互联网基础上的关于各种物理产品信息服务的总和，物联网作为一种形式多样的聚合性复杂系统，其核心功能是对信息资源进行采集、开发和利用，物联网的体系架构可以划分为三个层次：底层是用来感知数据的感知层，中层是数据传输的网络层，最上层则是应用层，这三层划分与物联网的三个重要特点刚好对应（图9-7）。

1. 感知层　感知层主要完成信息的采集、转换和收集。感知层相当于物理接触层，感知的范围可以是单独存在的物体，一个特定区域的物体，或是某行业下特定一类物品及一个物体的不同位置等，感知层涉及的主要技术包括：射频识别技术、传感技术和控制技术、短距离无线通信技术等。

感知层的主要作用是物体的识别，感知相关信息。射频识别技术通过射频信号自动识别目标对象并获取相关数据。传感技术和控制技术用来进行数据采集及实现控制。数据采集子层通过各种类型的传感器获取物理世界中发生的物理事件和数据信息。短距离无线通信技术和协同信息处理子层将采集到的数据在局部范围内进行协同处理，以提高信息的精度，降低信息冗余度，并通过具有自组织能力的短距离传感网接入上层网络。

2. 网络层　网络层处于物联网体系结构的中间层，主要完成信息传递。网络层涉及不同网络传输协议的互通、自组织通信等多种网络技术，将来自感知层的各类信息通过网络层传输到应用层。

网络层主要是由两个部分构成：接入单元和接入网络。接入单元是连接感知层的网桥，它

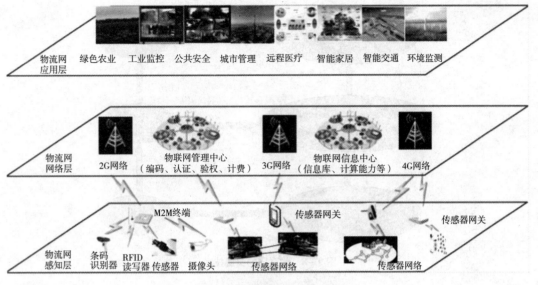

图 9 - 7　典型的物联网体系架构

汇聚从感知层获得的数据，并将数据发送到接入网络。接入网络即现有的通信网络，包括移动通信网、有线电话网、有线宽带网等，通过接入网络，人们将数据最终传入互联网。网络层的关键技术是包含了现有的通信技术，如移动通信技术 2G/3G/4G 网络、有线宽带、公共交换电话网、Wi - Fi 通信技术等。网络层是物联网三层中标准化程度最高、产业化能力最强、最成熟的部分，其目的是最终实现数据的传输与计算。

3. 应用层　应用层处于物联网体系架构的最高层，主要完成数据的管理和数据的处理，并将这些数据与各行业应用进行结合，用于支撑不同行业、不同应用和不同系统之间的信息协同、共享和互通，以及各种行业应用。

应用层主要包括两部分：物联网中间件、物联网应用，利用经过分析处理的感知数据为用户提供丰富服务。物联网应用是用户直接使用的各种应用，主要包括：家庭物联网应用，如家电智能控制、家庭安防等；企业和行业应用，如石油监控应用、电力抄表、车载应用、远程医疗等。

应用层关键技术主要是基于软件的各种数据处理技术，此外云计算技术作为海量数据的存储、分析平台，也将是物联网应用层的重要组成部分。

二、物联网的关键技术

物联网技术的核心和基础依然是"互联网技术"，是在互联网技术基础上的延伸和扩展的网络技术，物联网技术涉及多个领域，物联网的关键技术也涉及体系架构的三个层次，具体包括感知层技术、网络层技术和应用层技术（图 9 - 8）。

（一）节点感知技术

节点感知技术是实现物联网的基础。主要是指能够用于物联网底层感知信息的技术，包括电子标签技术、RFID 技术、传感器技术等。

1. 电子标签与 RFID 技术　在感知技术中，电子标签用于对采集点信息进行标准化标识，通过射频识别读写器、二维码识读器等实现物联网应用的数据采集和设备控制，射频识别是一

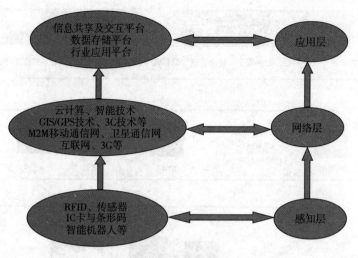

图 9 – 8 物联网的关键技术

种非接触式的自动识别技术，同蓝牙技术等一样属于近程通信。

RFID 技术是一种非接触式的自动识别技术，识别过程无需人工干预，通过射频信号自动识别目标对象并获取相关数据，可工作于恶劣环境。同时，RFID 技术可自动识别高速运动物体并且能同时识别多个标签，操作快捷方便，还可直接与互联网、通信等技术相结合，实现全球范围内的物品跟踪与信息共享。

RFID 技术广泛应用于物流管理、交通运输、医疗卫生、商品防伪、安全防护等领域，主要实现产品的识别、追踪和溯源等。

2. 传感器技术 传感器技术是物联网的基础技术之一，处于物联网构架的感知层。利用传感器和多跳自组织传感器网络，协作感知、采集网络覆盖区域中被感知对象的信息。传感器处于研究对象与检测系统的接口位置，是感知、获取与检测信息的窗口，它提供物联网系统赖以进行决策和处理所必需的原始数据，如感知热、力、光、电、声、位移等信号，特别是微型传感器、智能传感器和嵌入式 Web 传感器的发展与应用，但随着新理论、新技术、新工艺、新结构、新材料的发展，传感器的功能与性能会进一步提升，成本与功耗也会迅速降低，为物联网的应用提供强大的技术支撑。

（二）网络通信技术

根据物联网的网络含义，物联网主要包括两种网络：一种是体积小、能量低、存储容量小、运算能力弱的智能型传感器网络，目的是实现感知信息的交换；另一种是没有约束机制的智能终端互联核心承载网，如互联网、2G 移动通信、3G 移动通信、4G 移动通信网、卫星通信技术等实现了信息的远程传输。

（三）数据融合技术

由于物联网应用有大量传感器网络节点，且节点之间是自组织形式，采集到的信息量非常庞大，采用各个节点单独传输数据到汇聚节点的方法是不可行的，因为网络中存有大量数据冗余，不但浪费通信带宽和能量资源，还会降低数据的采集效率和及时性，这就需要采用数据融合，数据融合是传感网中的一项重要技术，通过减少数据的传输量，可以有效地起到节能作用。数据融合的实质就是将多种数据或信息进行处理，组合出高效、符合用户需求的信息的过程。

（四）云计算

随着数据的快速增长，有大规模、海量的数据需要处理，云计算（Cloud Computing）的概念应运而生。云计算是一个美好的网络应用模式，由 Google 首先提出，云计算是通过网络将庞大的计算处理程序自动分拆成无数个较小的子程序，再交由多个服务器所组成的庞大系统，经搜寻、计算分析之后将处理结果回传给用户。云计算以虚拟技术为基础，以网络为载体，以提供基础架构、平台、软件等服务为形式，整合大规模可扩展的计算、存储、数据、应用等分布式计算资源进行协同工作的超级计算模式。

云计算可以从狭义和广义两个角度理解。狭义云计算是指 IT 基础设施的交付和使用模式，指通过网络以按需、易扩展的方式获得所需的资源。广义云计算指服务的交付和使用模式，指通过网络以按需、易扩展的方式获得所需的服务。这种服务可以与 IT 软件、互联网相关，也可以是任意其他的服务，它具有超大规模、虚拟化、可靠安全等独特功效。从云计算的概念中可以得出，云计算具有按需即取、随时扩展、按使用付费的特点，按需即取是指消费者可以随时按需使用各类云服务、快捷支付，并且通过自助的方式，不需要提供商人工干预；随时扩展是指通过虚拟化技术、云服务供应商提供规模较大的资源池，服务资源可按需随时进行扩展和收缩；区别于传统软硬件购置的方式，云计算采用按使用付费的模式。

未来的网络世界将会是"云＋端"的组合，用户可以便捷地使用各种终端设备访问云端中的数据和应用，例如，便携式计算机和手机，甚至是电视等大家熟悉的各种电子产品。

三、物联网在移动电子商务的应用

物联网被称为是继计算机和互联网之后的第三次信息技术革命，物联网应用涉及国民经济和人类社会生活的方方面面。我国 2011 年发布的《物联网"十二五"发展规划》中指出：目前，我国物联网在安防、电力、交通、物流、医疗、环保等领域已经得到应用，且应用模式正日趋成熟。在安防领域，视频监控、周界防入侵等应用已取得良好效果；在电力行业，远程抄表、输变电监测等应用正在逐步拓展；在交通领域，路网监测、车辆管理和调度等应用正在发挥积极作用；在物流领域，物品仓储、运输、监测应用广泛推广；在医疗领域，个人健康监护、远程医疗等应用日趋成熟。除此之外，物联网在环境监测、市政设施监控、楼宇节能、食品药品溯源等方面也开展了广泛的应用（图 9-9）。

（一）智能农业

物联网通过传感技术实现智能监测，可以根据用户需求，实现实时采集温室内温度、湿度信号及光照、土壤温度、二氧化碳浓度、叶面湿度、露点温度等环境参数，土壤成分、水分和肥料的变化情况，动态跟踪植物的生长过程，自动开启或者关闭指定设备，为实时调整耕作方式提供科学依据。智能农业为实施农业综合生态信息自动监测、对环境进行自动控制和智能化管理提供科学依据。

我国在智能农业方面，正在进行有效的实践，目前已在新疆、黑龙江、吉林、北京、上海、河北、江苏等地建立了 26 个涉及农业数字化技术、大田作物数字化技术和数字农业继承技术综合应用的示范基地。

（二）智能医疗

智能医疗是利用先进的物联网技术、通信技术、人工智能等技术，实现患者与医务人员、

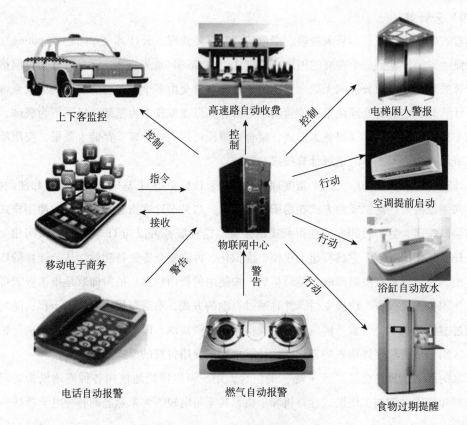

上下客监控　高速路自动收费　电梯困人警报

控制　控制　控制

指令　物联网中心　行动　空调提前启动

接收

移动电子商务　警告　警告　行动　浴缸自动放水

行动

电话自动报警　燃气自动报警　食物过期提醒

图 9 - 9　物联网应用

医疗机构、医疗设备之间的互动，逐步达到信息化，进一步提升医疗诊疗流程的服务效率和服务质量，提升医院的综合管理水平，解决或减少由于医疗资源缺乏，导致看病难、医患关系紧张、事故频发等现象，使医疗服务走向真正意义的智能化，推动医疗事业的繁荣发展。

智能医疗的运用使得个体与医院可以直接对话，实现疾病的及早治疗和健康维护；医疗器械和药品得到全方位的实时监控，实现对其质量的保证；使医院的医疗服务不受地域的限制，尤其是对距离市区医院或医疗机构较远的欠发达地区，利用移动医疗无疑是解决农村偏远地区医疗人员、设备紧缺问题的有效途径之一。

（三）智能工业

物联网在工业领域的应用也十分广泛。

（1）智能化供应链管理　在企业原材料采购、库存、运输、销售等领域运用物联网技术，通过智能化的供应链管理体系，可以提高供应链效率，降低成本。

（2）智能化生产过程　物联网技术的应用提高了生产线过程检测、实时参数采集、生产设备监控、生产过程的智能监控、智能诊断、智能决策等。

（3）智能化设备管理　通过网络对设备进行在线监测和实时监控，实现了对产品设备操作使用记录、设备故障诊断的远程监控，并提供设备维护和故障诊断的解决方案。

（4）智能化安全环境　把感应器嵌入和装配到危险工作环境中，可以感知危险环境中工作人员、设备机器、周边环境等方面的安全状态信息，实现实时感知、准确辨识，确保工作环境的安全。

（四）智能家居

智能家居产品融合自动化控制系统、计算机网络系统和网络通讯技术于一体，使各种家庭设备通过智能家庭网络联网实现自动化。通过中国电信的宽带、固话和 3G 无线网络可以实现对家庭设备的远程操控。物联网在智能家居方面的应用，将会实现主人不在家也可以清楚和操控家里的一切。那时家就像一部智能电脑，可以任由主人控制。目前，智能家居系统可以实现的主要功能包括：智能灯光控制、安防监控系统、智能电器控制、智能视频共享、智能背景音乐、可视对讲系统等。

（五）食品追溯系统

RFID 食品追溯管理系统利用 RFID 先进的技术并依托网络技术、数据库技术，实现信息融合、查询、监控，从食品种植养殖及生产加工环节开始加贴，实现"从农田到餐桌"全过程的跟踪和追溯，包括运输、包装、分装、销售等流转过程中的全部信息，如生产基地、加工企业、配送企业等都能通过电子标签在数据库中查到。

食品追溯中的 RFID 技术可确保食品供应链高质量的数据共享，实现了完全透明化的管理渠道，有效控制食品质量安全带来的问题。

（六）智能交通

智能交通是一个基于现代电子信息技术面向交通运输的服务系统，它是将先进的信息技术、数据通讯传输技术、电子传感技术、控制技术及计算机技术等有效地集成运用于整个地面交通管理系统，它的突出特点是以信息的收集、处理、发布、交换、分析、利用为主线，为交通参与者提供多样性的服务。

目前的智能交通系统主要包括以下几个方面：交通信息服务系统、交通管理系统、公共交通系统、车辆控制系统、运载工具操作辅助系统、交通基础设施技术状况感知系统、货运管理系统、电子收费系统和紧急救援系统等。

（七）智能物流

智能物流就是利用条形码、射频识别技术、传感器、全球定位系统等先进的物联网技术，使物流系统能模仿人的智能，具有思维、感知、学习、推理判断和自行解决物流中某些问题的能力。智能物流广泛应用于物流业运输、仓储、配送、包装、装卸等基本活动环节，实现车辆定位、货物跟踪等基本功能，并能实现运行统计、电子围栏、短信通知、系统集成等扩展功能，有效提高货物运输过程的自动化运作和效率，优化管理和提高物流行业的服务水平，降低成本，减少自然资源和社会资源消耗。

物联网既是一种创新技术，更是一种创新应用，未来发展前景广阔。随着物联网技术的不断成熟，各种物联网标准的建立，不同应用领域成功案例的推广，物联网将不断与我们的生活方方面面融合在一起，让我们在不知不觉中感知到它带来的好处，并将极大地改变和影响我们的生活方式。

【本章小结】

本章介绍了移动电子商务的含义和特征，同时引出移动医疗的含义，移动医疗可以被看作是一种轻型的诊疗体系，能方便用户拓展医疗保健、养生健身的知识，也能方便患者在了解基本医疗常识的同时，更方便地购买各种医疗服务和产品。移动医疗的这种作用也能极大地释放传统医疗的能力，使其更加专业和高效。

本章阐述了移动电子商务的产生与发展。近年来，我国移动电子商务发展迅速，势不可挡。随着移动通信技术和互联网的普及应用，在经济全球化条件下，越来越多的企业也开始尝

NOTE

试移动营销，移动电子商务的蓬勃发展对扩大内需，加速我国相关产业的发展有显著作用。

本章还讲解了移动电子商务关键技术等内容。在移动电子商务的商业模式中，讲解了移动电子商务的价值链理论、盈利模式及移动电子商务的商业模式等内容，从价值链的构成要素分析讲解其在商业模式中的作用地位。

本章的最后介绍了物联网技术在移动电子商务中的应用，包括物联网的基本概念和特点等。

【思考题】

1. 移动电子商务的含义和特征是什么？

2. 移动医疗的含义是什么？

3. 移动电子商务未来还有怎样的发展前景？

4. 如何看待移动医疗的发展？

5. 移动电子商务的关键技术有哪些？

6. 移动电子商务的模式与电子商务模式的异同是什么？

7. 物联网的体系结构和关键技术是什么？

8. 物联网在移动电子商务中的应用有哪些？

【典型案例与讨论】

2015 年移动医疗行业彻底火了一把，市场规模达到 42.7 亿，用户规模 1.27 亿，BAT 巨头纷纷入场布局，融资规模越来越大，平安好医生、微医集团、丁香园、春雨医生、好大夫、寻医问药网 6 家独角兽各怀绝技，独霸一方。各类创业公司也如雨后春笋般登场。无奈移动医疗说到底还是线下资源为王，无法获得实际用户的公司纷纷含恨倒闭，拥有一定积累的公司靠着上一轮融资还能苦苦坚持，寻求突破或成为被收购对象。移动医疗行业的竞争进入白热化阶段，竞争进入下半场的标志也逐渐凸显出来，初创公司成为平台的机会已经不大，而医疗行业万亿级的市场潜力注定了还会有更多的玩家入场。

电商巨头——医药电商领域唯一的蓝海

京东——2015 年 11 月域名为 "yao.jd.com" 的京东医药城悄然重启，挂名上药云健康旗舰店，首页打出醒目的 "B2B 全新上线" 字样，并按地区分类，与医药 B2B 电商的网站样式类似，并显示京东已取得互联网药品交易服务资格证书。

随着医药 C 牌照（营运 B2C 业务的牌照）井喷，B2C 已经成红海，而传统占据 90% 份额的 B2B 业务却少有电商分羹。成立于 2014 年 5 月的 B2B 医药电商药品终端网在 2015 年连续完成了 3 轮，总额上亿的融资，表明了资本对于 B2B 医药电商的青睐。上海医药集团拥有国企背景，在医药 B2B 企业中排名前三，依靠它的支撑，京东深耕 B2B 也在情理之中。

由于处方药网售仍未解禁，若无法区分个人或企业买家，则会触碰政策红线，因此用户需接受京东认证，当前业务也仅在上海、江苏和安徽三省市试点，药品种类并不丰富，也没有成交量，近期网站显示再次关闭，我们猜想 B2B 医药电商在业务的推进方面还是有较多的限制和不确定性。

相信未来随着处方药网售政策的逐步宽松和 B2B 医药电商市场的逐渐成熟，早早便布局B2B 业务的京东将会成为医药电商领域最重要的参与者。

手机巨头——庞大的 C 端用户天然流量入口

华为——2015 年 11 月，华为发布 Mate8。Mate8 的一大亮点是华为强调的手机健康管理平台，除了常规的健身监测外，还提供血压、血糖、体重、睡眠等方面的监测。

除了健康管理方面的布局，华为还在 2015 年 12 月与移动医疗顶尖公司芯联达推出了"4G 医疗"的行业解决方案，融合了移动医生站、移动护士站和移动医患沟通等典型应用。

基础设施架构创新、信息与通信解决方案是华为的自身优势，与医疗行业的合作可以在此基础上帮医院构建医疗信息化的系统和高效的行业解决方案，而华为最近几年高速成长的移动端业务也给其进军移动医疗提供了天然的流量入口，B 端与 C 端的庞大资源保证了华为将在今后的移动医疗战场上保持强大的竞争力。

讨论：

1. 京东医药城和华为手机健康管理平台带给我们什么启示？
2. 谈谈你对移动电子商务的发展前景和趋势的看法。

NOTE

第十章　电子商务法律规范

【学习目标】

1. 电子商务立法的法律环境。

2. 电子商务的法律体系。

3. 电子商务运营与监管的相关法规。

4. 其他与电子商务相关的法律问题。

【引导案例】

搜索引擎不规范引发严重后果

2016年5月1日，一篇微信文章刷爆朋友圈，文中称，某大学生在2年前体检出滑膜肉瘤晚期，通过某搜索引擎搜索找到北京某医院，花费将近20万元医药费后，仍不治身亡。2016年5月2日，国家网信办会同国家工商总局、国家卫计委成立联合调查组进驻该搜索引擎所属公司，对事件及互联网企业依法经营事项进行调查并依法处理，联合调查组将适时公布调查和处理结果。

2016年5月3日，国家网信办会同国家工商总局、国家卫计委成立联合调查组对该事件进行调查。国家卫计委、中央军委后勤保障部卫生局、武警部队后勤部卫生局联合对北京某医院进行调查。

2016年5月4日，相关领导表示，将全力配合国家卫计委和中央军委后勤保障部卫生局调查，对发现的问题将依法依纪严肃查处，绝不姑息迁就。

2016年5月9日，因该搜索引擎的搜索相关关键词竞价排名对某大学生选择就医产生影响，该搜索引擎竞价排名机制存在付费竞价权重过高、商业推广标识不清等问题，影响了搜索结果的公正性和客观性，容易误导网民，必须立即整改。

2016年9月11日，某大学生的父母决定和某搜索引擎公开讨论道歉问题，并由北京某律师事务所的律师发出律师通告函，标题为"某大学生父母请律师状告某搜索引擎及其法人，请求某搜索引擎及其法人给事件一个满意回复"。

事实上，从法律层面来说，目前为止没有明确的法律规定流量主和广告主之间的责任关系。对于广告主出现的问题，流量主是否要承担连带甚至同等责任，甚至就连某搜索引擎的推广算不算广告，在我国的相关法律法规中也没有明确的界定。

第一节　概　述

随着计算机应用的普及，电子商务蓬勃的发展起来，但我们依然能看到很多问题，如安全问题：交易的安全性，交易者身份的真实性，以及信息的真实性和有效性。自20世纪90年代以来，世界各国的相关组织、政府、各个行业都在积极努力探索与电子商务发展相适应的法律法规。

一、电子商务立法

（一）国外立法

从20世纪90年代中期开始，世界各国都在制定新的法案，解决电子商务的法律地位，承认电子合同的效力、电子文件的证据力，这无疑推动了电子商务的发展。电子签名、交易认证制度又为电子商务的交易安全性提供了保障。

至少有40多个国家和地区已经制定并颁布了电子商务法。联合国从1996年开始颁布《电子商务示范法》《统一电子签名规则》等；1997年，马来西亚、意大利颁布了《数字签名法》，韩国制定了《电子商务基本法》；欧盟成员国自2000年5月起的18个月内，将《电子商务指令》制定成为本国法律；2000年6月，克林顿总统签署联邦统一制定的《电子签名法》，不但对美国的电子商务立法有重要意义，而且引起许多国家对电子商务立法的重视，客观上推动了更多国家加快电子商务立法的进程。2000年10月1日，《全球电子签名法与国内贸易法案》正式在美国生效。美国作为联邦制国家，拥有二级立法体系，到20世纪末，美国已有44个州制定了与电子商务有关的法律。

（二）我国立法

我国在没有电子商务法的情况下，电子商务已经蓬勃发展起来，并且有关的诉讼也初露端倪。所以需要电子商务法为电子商务更好的发展保驾护航。目前，虽然我国还没有统一的电子商务法，但是与电子商务有关的法律性规范文件正在紧锣密鼓地抓紧制定，有的已经出台。有的法律在修改时吸收了技术进步的成果，并将其法制化，如《中华人民共和国合同法》把通过数据电文的形式形成的合同作为合同法定的形式之一，并规定了用数据电文形式达成的合同要约、承诺成立的标准。

目前中国电子商务法律多数的规范性文件尚处于把好电子商务入口即准入制度的程度，商务部颁发了《关于促进电子商务规范发展的意见》（2008）、《第三方电子商务交易平台服务规范》（2011）。这些规范性文件突出的特点是法律层次低，有的直接导致出现纠纷时由于其立法者的素质水平的局限而不能被人民法院作为判案的依据。对于具体的交易规范方面，法律规定极其匮乏。

（三）立法原因

我国要制定电子商务法，是电子商务本身的必然要求，是为了保障电子商务更好的发展。

首先，法律规范是电子商务发展的最基本的条件之一，互联网交易的信用来自于电子商务行为的规范化。

NOTE

其次，制定相应的法律规范是参与全球竞争的必然要求。电子商务是全球性的交易模式，有国际通行的规则。

二、电子商务面临的法律问题

（一）电子合同的法律问题

电子合同问题是电子商务的一个主要法律问题。首先，面对目前世界各国并不统一的合同法规定，如何在互联网中使用电子合同与交易对手进行交易。其次，电子合同是计算机中的数据，而不再是传统的合同形式，如何认定其法律效力。因此，必须建立起一套共同遵守的商业规则，而且这种规则要为各国法律所认同。

电子合同的法律问题主要表现在：

1. 订立合同的双方或多方在互联网上运作，可以互不见面。由于电子合同的超时空特点，合同内容等信息记录在计算机或磁盘等中介载体中，其修改、流转、储存等过程均在计算机内进行。这也使合同订立的双方的身份和性质不易确定。

2. 计算机电子合同所依赖的电子数据具有易消失性和易改动性。由于电子数据的传播以程序的分解、转让为基础，因而，在传播的路径上易被截取、修改，并重新传播。

（二）电子商务的安全问题

影响电子商务发展的主要因素不是技术因素，而是安全因素。无论电子商务网上的物品有多么丰富，电子商务的效率有多高，如果这种交易方式缺乏足够的安全性，势必影响人们的认可和接受。英国的《数据保护法》、美国的《电子通讯保密法案》及国际商会规定的《电传交换贸易数据统一行为守则》都是针对数据通讯安全的法律规范，对电子商务活动的开展具有重要的法律意义。电子商务中的安全隐患包括：

1. **篡改**　电子交易信息在互联网上传输的过程中，可能被他人非法地修改、删除或重放（指只能使用一次的信息被多次使用），从而使信息失去了真实性和完整性。

2. **信息破坏**　包括互联网硬件和软件的问题而导致信息传递的丢失与谬误，以及一些恶意程序的破坏而导致电子商务信息遭到破坏。

3. **身份识别**　如果不进行身份识别，第三方就有可能假冒交易一方的身份，以破坏交易，败坏被假冒一方的声誉或盗窃被假冒一方的交易成果等。同时，不进行身份识别，交易的一方可不为自己的行为负责任，进行否认，相互欺诈。

4. **信息泄密**　主要包括两个方面，即交易双方进行交易的内容被第三方窃取，或交易一方提供给另一方使用的文件被第三方非法使用。

（三）电子商务的知识产权保护问题

电子商务不可避免地涉及知识产权问题。在互联网环境下，Internet 的跨时空性使得跨国性的侵权行为变成了普遍现象，如作者突然发现已有的版权制度似乎力不从心，作者无法对自己的作品进行有效的控制。电子商务活动中涉及域名、计算机软件、版权、商标等诸多问题，这些问题单纯地依靠加密等技术手段无法得到充分有效的保护，必须建立起全面的法律框架，为权利人提供实体和程序上的双重法律保护。

（四）电子商务的税收问题

电子商务的虚拟性、多国性及无纸化特征，使得各国基于属地和属人两种原则建立起来的税收管辖权面临挑战。同时，电子商务方式对传统的纳税主体、客体、纳税环节等税收概念、理论产生巨大冲击。

因此，面对电子商务，税收法律必须进行相应的修改。电子商务的蓬勃发展对税收原则、税法修订、税收征管、税务稽查、税务人员队伍素质等都提出了严峻挑战。面对这些挑战，应积极采取措施以适应电子商务发展的大趋势。

三、电子商务的互联网侵权

互联网侵权责任既可能产生于疏忽行为或虚假陈述，也可能来自违反数据保护规定或与数据标准不符，互联网侵权法律责任不仅涉及数据发送人、接收人和互联网经营者等直接当事人，也与远在他国的非直接当事人相关。最常见的几种构成互联网侵权的情形有：

（一）通讯失误

举例1：B 欠 A1 万美元，但 A 向 B 错误地发出了付款 10 万美元的指令，B 的 EDI 系统自动执行了该信息。

举例2：A 向 X 发出的一份订货 1000 套的订单，错误地进入了 B 的 EDI 系统并得到了自动处理。

在这两种情况下，首先碰到的问题便是哪一个国家对其具有管辖权，而管辖权的解决取决于相关国家的国际私法规则。如果 B 国法院认为侵权行为地在国内并根据国际私法规则适用其本国法，那么它可以基于侵权行为而赋予其自身对该案的管辖权；如果 B 国的国际私法认为该案应适用 A 国法，且被告的住所不在 B 国，那么 B 国法院不具有管辖权。在通讯责任问题上，有时还会出现以下情况：A 国法律认为构成通讯责任，B 国法律认为尚未构成通讯责任。在此种情况下，是否存在通讯责任完全依赖于管辖权的确定和准据法的选择。

（二）侵犯隐私权

对隐私权的侵犯在很大程度上直接由应予适用的法律做出规定。

例如：A 向 B 发出一项电文，涉及 X 的个人隐私，根据 A 国法律，此项电文的发送和接收均构成了对 X 隐私权的侵犯；根据 B 国法律，B 的接收行为并不构成对 X 的侵权。那么 X 是否可以向 B 要求承担赔偿责任？对该问题的回答同样取决于对侵权行为地的认定，如果侵权行为地在 A 国，那么 B 应承担责任；如果侵权行为地在 B 国，那么 B 并不负责任。不过，为保护第三人的利益，目前许多学者主张，EDI 直接关系人应在交换协议中约定，在此种情况下 B 应承担责任。

（三）非法进入和使用数据

除非当事人之间是通过增值网进行通讯联络的，否则在电子交易中，其他人或第三人完全有可能进入当事人的计算机系统。此种闯入行为就国际私法来讲主要会引起识别问题。有些国家的法律明确认为该行为是有害的、违法的，但也有一些国家对此缺乏明确规定。因此，闯入行为是否构成侵权责任完全依赖于不同国家的法律识别。如果法院国认为该行为是侵权行为，那么有关问题也就迎刃而解了。相反，如果法院国对于此种行为是否构成侵权并不明确，那么完全有必要对其做出识别，并在此基础上确定应适用的准据法。

NOTE

第二节　电子商务相关法律体系

电子商务系统是三层框架结构，底层是互联网平台，是信息传送的载体和用户接入的手段，它包括各种各样的物理传送平台和传送方式；中间是电子商务基础平台，包括 CA 认证、支付网关和客户服务中心三个部分；而顶层就是各种各样的电子商务应用系统，电子商务支付平台是各种电子商务应用系统的基础。

一、电子商务参与各方的法律关系

电子商务是在一个虚拟空间上进行交易的。在电子商务的交易过程中，买卖双方之间，买卖双方与银行之间，买卖双方、银行与 CA 认证中心之间都将彼此发生业务联系，从而产生相应的法律关系。买卖双方之间的法律关系实质上表现为双方当事人的权利和义务。买卖双方的权利和义务是对等的。卖方的义务就是买方的权利，反之亦然。

（一）卖方

在电子商务条件下，卖方应当承担三项义务：

1. 按照合同的规定提交标的物及单据的义务。

2. 对标的物的权利承担担保义务。

3. 对标的物的质量承担担保义务。

（二）买方

在同样条件下，买方同样应当承担三项义务：

1. 按照电子商务交易规定方式支付价款的义务。

2. 按照合同规定的时间、地点和方式接收标的物的义务。

3. 对标的物验收的义务。

（三）虚拟银行

在电子商务中，银行也变为虚拟银行。电子商务交易客户与虚拟银行的关系变得十分密切。大多数交易要通过虚拟银行的电子资金划拨来完成。虚拟银行同时扮演发送银行和接收银行的角色。在实践中，电子资金划拨中常常出现因过失或欺诈而致使资金划拨失误或延迟的现象。如系过失，自然适用于过错归责原则。如系欺诈所致，且虚拟银行安全程序在电子商务上是合理可靠的，则名义发送人需对支付命令承担责任（图 10 - 1）。

（四）CA 认证中心

CA 认证中心是对买卖双方签约、履约进行监督管理的角色，买卖双方有义务接受认证中心的监督管理。在整个电子商务交易过程中，包括电子支付过程中，CA 认证中心都有着不可替代的地位和作用。在电子商务交易的撮合过程中，CA 认证中心是提供身份验证的第三方机构，它不仅要对进行电子商务交易的买卖双方负责，还要对整个电子商务的交易秩序负责。

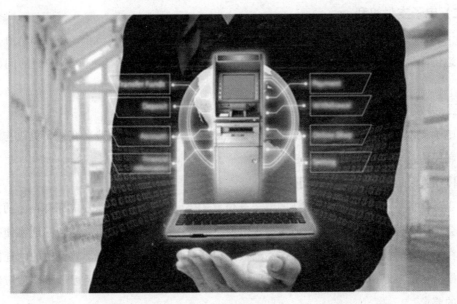

图 10－1　虚拟银行

二、电子商务交易合同的法律问题

1. 订立合同的双方或多方大多是互不见面的。所有的买方和卖方都在虚拟市场上运作，其信用依靠密码的辨认或认证机构的认证。

2. 传统合同的口头形式在贸易上常常表现为店堂交易，并将商家所开具的发票作为合同的依据。而在电子商务中标的额较小、关系简单的交易没有具体的合同形式，表现为直接通过互联网订购、付款，例如利用互联网直接购买软件。但这种形式没有发票，电子发票目前还只是理论上的设想。

3. 表示合同生效的传统签字盖章方式被数字签名所代替。

4. 传统合同的生效地点一般为合同成立的地点，而采用数据电文形式订立的合同，收件人的主营业地为合同成立的地点；没有主营业地的，其经常居住地为合同成立的地点。

电子商务合同形式的变化，对于世界各国都带来了一系列法律新问题。电子商务作为一种新的贸易形式，与现存的合同法发生矛盾是非常容易理解的事情。但对于法律法规来说，就有一个怎样修改并发展现存合同法，以适应新的贸易形式的问题。

三、电子支付中的法律问题

电子支付中的信息安全与一般情况下所说的信息安全有一定的区别。它除了具有一般信息的含义外，还具有金融业和商业信息的特征。更重要的还在于它正在逐渐发展，比如传统互联网支付形式正逐渐向移动支付新兴的形式发展，而这些技术变革中涉及国民经济建设中资金的调拨。

（一）电子支付的定义

电子支付是通过互联网而实施的一种支付行为，与传统的支付方式类似，它也要引起涉及资金转移方面的法律关系的发生、变更和消灭。

（二）电子支付权利

电子支付的当事人包括付款人、收款人和银行，有时还存在中介机构。各当事人在支付活动中的地位问题必须明确，进而确定各当事人权利的取得和消灭。涉及这方面的问题非常复杂。

（三）涉及电子支付的伪造、变造、更改与涂销问题

在电子支付活动中，由于互联网黑客的猖獗破坏，支付数据的伪造、变造、更改与涂销问题越来越突出，对社会的影响越来越大。

（四）刑事侦查技术的发展问题

由于计算机技术的飞速发展，新的电子支付方式层出不穷。每一种方式都有自己的技术特点，都会产生新的法律纠纷，这些纠纷出现以后，调查、认定是一个非常复杂的刑事侦查技术问题。在信息化时代，传统的实物证据逐渐被虚拟证据所代替，目前法学教育中的物证技术课程仍然停留在刑事照相、文书检验、痕迹取证等传统的侦察技术上，已经远远不能适应新的技术发展的要求。

四、电子商务交易安全的法律保障

（一）电子商务交易安全的法律保障问题

1. 电子商务交易首先是一种商品交易，其安全问题应当通过民商法加以保护。

2. 电子商务交易是通过计算机及互联网而实现的，其安全与否依赖于计算机及互联网自身的安全程度。

（二）现行的涉及交易安全的法律法规

1. 综合性法律，主要是民法通则和刑法中有关保护交易安全的条文。

2. 规范交易主体的有关法律，如公司法、国有企业法、集体企业法、合伙企业法、私营企业法、外资企业法等。

3. 规范交易行为的有关法律，主要包括经济合同法、产品质量法、财产保险法、价格法、消费者权益保护法、广告法、反不正当竞争法等。

4. 监督交易行为的有关法律，如会计法、审计法、票据法、银行法等。

（三）中国安全交易法律法规

国务院颁布的《中华人民共和国计算机信息网络国际联网管理暂行规定》（以下简称《规定》）和公安部颁发的《计算机信息网络国际联网安全保护管理办法》（以下简称《办法》）是两部对电子商务具有重大影响的重要行政法规。

中华人民共和国境内任何单位和个人的计算机信息网络国际联网安全保护均适用于《规定》和《办法》。其中包括在华申请加入我国境内的国际互联网的外国人，在我国境内依法设立的"三资"企业和外国代表机构等单位的互联网安全保护管理。中国香港特别行政区内计算机信息网络国际联网的安全保护管理，由香港特别行政区政府另行规定。与中国台湾、中国香港、中国澳门的计算机网络联网参照本《规定》和《办法》执行。

《规定》和《办法》的调整对象是中华人民共和国境内从事计算机信息网络国际联网业务的单位和个人。主要包括：国际出入口信道提供单位和互联单位的主管部门或主管单位，国际出入口信道提供单位、互联单位、接入单位，适用计算机信息网络国际联网的个人、法人和其

他组织。计算机信息网络国际联网业务主要包括：提供国际出入口信道、接入服务、信息房屋、适用计算机信息网络提供的各类功能，以及与计算机信息网络国际联网有关的其他业务。

《规定》和《办法》还规定了必要的处罚措施，规定了警告、罚款、停止联网、取消联网资格等处罚。通过严格管理，提高全社会对计算机信息网络国际联网安全保护管理工作重要性的认识，让全社会自觉依法守法，服从管理，使计算机信息网络国际联网的安全保护得到充分保证。

第三节　电子商务运营与监管的相关法规

电子商务的显著特点是全球性，它改变了人们的生活，改变人们的思维方式，但也正因为如此，电子商务面临着一系列不可避免的具体的法律问题。我国电子商务在运营与监管过程中的相关法规可分为对信息流的规范、资金流的规范和物流的规范。其中对信息流的规范是立法的重点。法律法规体系的逐步完善更好地满足了我国电子商务的发展需求，从而更好地推动我国电子商务的发展。

一、对信息流的规范

此部分涉及电子合同、安全认证、隐私权及知识产权的保护。

（一）电子合同

1. 含义　电子合同，又称电子商务合同，根据联合国国际贸易法委员会《电子商务示范法》及世界各国颁布的电子交易法，同时结合我国《合同法》的有关规定，电子合同可以界定为：电子合同是双方或多方当事人之间通过电子信息互联网以电子的形式达成的设立、变更、终止财产性民事权利义务关系的协议。通过上述定义可以看出电子合同是以电子的方式订立的合同，其主要是指在互联网条件下当事人为了实现一定的目的，通过数据电文、电子邮件等形式签订的明确双方权利义务关系的一种电子协议。

2. 特点

（1）**一种民事法律行为**　电子合同这种民事法律行为是双方或者是多方民事主体的法律行为，当事人之间以电子的方式设立、变更、终止财产性民事权利义务为目的，当事人之间签订的这种合同是合同的电子化，是合同的新形式。根据《电子商务示范法》中有关规定，电子合同是以财产性为目的的协议，该示范法列举了大量商业性质的关系。

（2）**交易主体虚拟和广泛**　电子合同订立的整个过程所采用的是电子形式，通过电子邮件、EDI 等方式进行电子合同的谈判、签订及履行等。这种合同方式大大地节约了交易成本，提高了经济效益。电子合同的交易主体可以是地球村的任何自然人和法人及其相关组织，这种交易方式当然需要提供一系列的配套措施，如建立信用制度，让交易的相对人在交易前知道对方的资信状况，在世界经济全球化的今天，信用权益必将成为一种无形的财产。

（3）**技术化、标准化**　电子合同是通过计算机互联网进行的，有别于传统的合同订立方式，电子合同的整个交易过程都需要一系列的国际国内技术标准予以规范，如电子签名、电子认证等。这些具体的标准是电子合同存在的基础，如果没有相关的技术与标准，电子合同是无法实现和存在的。

（4）合同订立电子化　我国《合同法》规定合同的订立需要有要约和承诺这两个过程，电子合同同样也需要具备这些要件。与传统合同的要约和承诺方式不同的是，电子合同中的要约和承诺均可以用电子的形式完成，只要输入相关的信息符合预先设定的程序，计算机就可以自动做出相应的意思表示。

（5）合同中的意思表示电子化　意思表示的电子化是指在合同订立的过程中通过相关的电子方式表达自己意愿的一种行为，这种行为的表现方式是通过电子化形式实现的。《电子商务示范法》中将电子化的意思表示称为"数据电文"。

3. 电子合同订立与成立

（1）电子合同的订立　电子合同的订立是指缔约人做出意思表示并达成合意的行为和过程。任何一个合同的签订都需要当事人双方进行一次或者是多次的协商、谈判，并最终达成一致意见，合同即可成立。电子合同的成立是指当事人之间就合同的主要条款达成一致的意见。

关于合同中的主要条款，现行的立法是很宽泛的，我国的《合同法》第12条做了列举性的规定，但是该列举性规定是指一般条款。笔者认为，就合同的主要本质而言，在合同主要条款方面如果当事人有约定，要以双方约定为主要条款，如果没有约定的可以根据合同的性质予以确定合同主要条款。

（2）合同的成立　合同的成立与合同的订立是两个不同的概念，两者既有联系又有区别。电子合同的成立需要具备相应的要件：

首先，缔约人的主体是双方或者是多方当事人，合同的主体是合同关系的当事人，他们实际享受合同权利并承担合同义务。

其次，缔约当事人对主要条款达成合意，合同成立的根本标志在于合同当事人就合同的主要条款达成合意。

最后，合同的成立应该具备要约和承诺两个阶段，《合同法》第13条规定："当事人订立合同，采取要约、承诺方式。"

4. 电子形式的要约

（1）要约　要约是指希望他人向自己发出要约的意思表示。在电子商务活动中，从事电子交易的商家在互联网上发布广告的行为到底应该视为要约还是要约邀请？该问题上有不同的观点，一种观点认为是要约邀请，他们认为这些广告是针对不特定的多数人发出的。另一种观点认为是要约，因为这些广告所包含的内容是具体确定的，其包括了价格、规格、数量等完整的交易信息。

（2）电子形式要约的成立　要约一旦做出就不能随意撤销或者是撤回，否则要约人必须承担违约责任。我国《合同法》第18条规定："要约到达受要约人时生效。"由于电子交易均采取电子方式进行，要约的内容均表现为数字信息在互联网上传播，往往要约在自己的计算机上按下确认键的同时对方计算机几乎同步收到要约的内容，这种技术改变了传统交易中的时间和地点观念，为了明确电子交易中何谓要约的到达标准，《合同法》第16条第2款规定："采用数据电文形式订立合同，收件人指定特定系统接收数据电文的，该数据电文进入该特定系统的时间，视为到达时间，未指定特定系统的，该数据电文进入收件人的任何系统的首次时间，视为到达时间。"

5. 法律效力　我国现行的法律规定无法确认电子合同的形式属于哪一种类型，尽管电子合同与传统的合同有着许多差别，但是在形式要件方面不能阻挡新科技转化为生产力的步伐，立法已经在形式方面为合同的无纸化打开了绿灯。法律对数据电文合同应给予书面合同的地位，无论意思表示方式是采用电子的、光学的，还是未来可能出现的其他新方式，一旦满足了功能上的要求，就应等同于法律上的"书面合同"文件，承认其效力。

6. 合法保护　新《合同法》第10条第1款规定当事人订立合同，有书面形式、口头形式和其他形式。第11条规定书面形式是指合同书、信件和数据电文等可以有形地表现所载内容的形式。这表明了电子合同必然属于新《合同法》的调整范围。

（二）电子商务安全认证

1. 含义　电子商务安全认证是以电子认证证书（又称数字证书）为核心的加密技术，它以公开密钥基础设施平台技术为基础，对互联网上传输的信息进行加密和解密、数字签名和签名验证。电子商务安全认证是电子政务、电子商务中的核心环节，可以确保网上传递信息的保密性、完整性和不可否认性，保证互联网应用的安全性。

2. 电子签名　电子签名是电子商务安全认证技术具有法律效力的应用。《电子签名法》中明确规定：电子签名是指数据电文中以电子形式所含、所附用于识别签名人身份并表明签名人认可其中内容的数据。而数据电文是指以电子、光学、磁或者类似手段生成、发送、接收、储存的信息。

3. 电子签名的法律效力　《电子签名法》规定可靠的电子签名与手写签名或者盖章具有同等的法律效力，届时消费者可用手写签名、公章的"电子版"、秘密代号、密码或指纹、声音、视网膜结构等安全地在网上"付钱""交易""转账"。

（三）电子商务知识产权保护

1. 含义　电子商务中的知识产权保护主要涉及著作权和专利权的保护。传统的商标法和反不正当竞争法就足以保护电子商务中涉及的商标保护问题。

2. 电子商务中的版权问题　所谓版权，也称作者权，在我国被称为著作权，是基于特定作品的精神权利及全面支配该作品并享受其利益的经济权利的合称。一般来讲，版权的客体是指版权法所认可的文学、艺术和科学等作品（简称作品）。在电子商务中，计算机软件、数据库、多媒体技术给版权的客体带来了新的内容。1990年我国制定了《著作权法》《计算机软件保护条例》《计算机软件登记办法》等，对计算机软件进行保护。

3. 电子商务中专利权的问题　专利权指的是一种法律认定的权利。它是指对于公开的发明创造所享有的一定期限内的独占权。专利的电子申请是以电子文件的形式，向国家知识产权主管行政机关提交有关专利的申请。而传统的做法是以纸质文件为载体进行的。世界知识产权组织（WIPO）起草的《专利法案条约》（草案）和《专利合作条约》细则的修改中，已确认了电子申请的合法性。日本专利局已于1990年12月开始接受专利的电子申请。韩国已经着手进行通过互联网申请专利的实验。美国、日本及欧洲的专利局正在进行通过互联网联机申请专利的准备，并把实现专利文献无纸化作为今后的发展方向。

4. 域名和商标的问题

（1）**域名**　域名是一种资源标志符，是Internet主机的IP地址，由它可以转换成特定主机在Internet中的物理地址。域名作为一种在互联网上的地址名称，在区分不同的站点用户上起着非常重要的作用。域名是作为一种技术性手段建立起来的，它在本质上并不是一种知识产权，因此域名本来并不能像商标那样被作为知识产权受到保护。但是，随着域名商业价值的不断增强，法律已经开始将某些知识产权的权利内容赋予给域名，以保护权利人利益。

（2）商标　我国的商标法只对可受保护的"文字、图案或其组合"标识做出规定，而没有把在网上出现的某一动态过程作为商标来保护。1997年5月国务院相关部门发布了《中国互联网域名注册暂行规定》，但其中只规定了"不得使用不属于自己的已注册商标，申请域名注册"，并没有禁止以他人的商标和商号抢注域名。因而"域名"已实际上成为商誉乃至商号的一部分并作为无形资产被交易着。

5. 知识产权相关法律的适用性

（1）版权法的适用问题　版权法在互联网技术中有一定发展，诸如传统的版权法要求你的作品必须附着在载体上，或相关的载体（磁盘、磁带）上，才会受到保护，而在互联网领域，所写的东西通过机器来帮助他人阅读，也就构成了"附着在载体上"这个法律要件。

（2）在商标法上，不同的国家规定不同　美国奉行的是先使用原则，即谁首先使用这个名称，谁就获得相关的权利。但互联网上的域名登记问题毕竟不是简单的商标法问题，现在并没有一个明确的法律来调整这个问题。

（3）知识产权的管辖权问题　一般从民事诉讼方面来讲，要起诉时需要在侵权发生地或在被告所在地进行。但在互联网系统里面，传统的原则不适用了。因为互联网系统里所出现的诽谤、错误及误导性的信息，有时无法知道它是从哪里冒出来的。就传统的法律而言，提出了一个新问题"我们到底需要在哪儿起诉"？从传统的民法理论来看，实际上原来的规定是对原告不利的，因为在被告所在地或侵权发生地起诉，有时候原告离得很远，对原告的起诉权不利。但在互联网系统中，由于不知道被告（输送信息的人）具体在哪里，反而对原告起诉有利，因为原告既然不知道被告在哪儿，原告就可以随便挑选从法律上和地点上最为有利的地方起诉。这样，就形成了美国法律上讲的FIM效应。但根据一般原则，还是应该在互联网里的诽谤及错误等信息引起侵权的地方起诉。

二、对资金流的规范

这部分涉及电子货币、电子支付等法律问题。

（一）电子货币的法律问题

1. 含义　电子货币的实质是一系列数据信息，它是由互联网银行所发行的可以用于互联网电子支付的与传统货币功能等同的数据货币。电子商务的发展必然带来支付方式的变革。互联网商务要求的快捷与便利必然要求互联网支付的方便与快捷。随着电子商务的进一步发展，电子货币的出现及对之进行法律规范就成为必然。

2. 电子货币的性质　对电子货币是否构成货币的一种，应当视具体情况个案处理。对于信用卡、储值卡类的初级电子货币，只能视为查询和转移银行存款的电子工具或者是对现存货币进行支付的电子化工具，并不能真正构成货币的一种。而类似计算机现金的现金模拟型电子货币，则是初步具备了流通货币的特征。

要真正成为流通货币的一种，现金模拟型电子货币还应当满足以下条件：

（1）被广泛地接受为一种价值尺度和交换中介，而不是仅作为一种商品。

（2）必须是不依赖于银行或发行机构信用的用于清偿债务的最终手段，接受给付的一方无须保有追索权。

（3）自由流通，具有完全的可兑换性。

（4）本身能够成为价值的保存手段，而不需要通过收集、清算、结算来实现其价值。

（5）完全的不特定物，支付具有匿名性。

3. 权益保护　有关电子货币的结算信息会被大量积累储存到结算服务提供者处。不同的电子货币种类和结算类型所涉及的个人信息有所差异，所涉个人信息的隐私程度和范围也有所不同。客户对结算服务提供者处大量积累个人信息未必能理解，因而产生不安全感。所以，结算提供者应对其存储和积累的个人信息的范围和隐私程度公开向客户做必要的说明，并保证该信息的积累和使用仅为达到保证交易之安全的目的。

（二）电子支付的法律问题

1. 含义　电子支付的法律问题涉及互联网环境下的电子支付和非互联网环境下的电子支付。非互联网环境下的电子支付主要包括互联网被广泛应用于商业领域以前即已出现的电子支付方式，如信用卡业务、电子汇兑与电子转账等。而互联网环境下的电子支付是电子商务立法要解决的问题。借鉴联合国的《电子资金划拨法》与《国际贷记划拨示范法》，我国订立了《电子资金划拨法》。在《电子资金划拨法》中，主要订立调整银行与客户的法律关系、银行间的法律关系、银行与电子交换所的法律关系、银行与数据通信互联网系统的法律关系及客户间的法律关系的条款。

2. 三种具有法律效力的电子支付形式

（1）电子支票　电子支票是一种借鉴纸张支票转移支付的优点，利用数字化互联网传递将钱款从一个账户转移到另一个账户的电子付款形式。

（2）信用卡　以信用卡系统为基础的支付。

（3）电子现金　电子现金是一种以数据形式流通的货币。

【信息框】

银行对电子支付的规范

1. 银行开展电子支付业务采用的信息安全标准、技术标准、业务标准等应当符合有关规定。

2. 银行应针对与电子支付业务活动相关的风险，建立有效的管理制度。

3. 银行应根据审慎性原则并针对不同客户，在电子支付类型、单笔支付金额和每日累计支付金额等方面做出合理限制。

4. 银行通过互联网为个人客户办理电子支付业务，除采用数字证书、电子签名等安全认证方式外，单笔金额不应超过 1000 元人民币，每日累计金额不应超过 5000 元人民币。

5. 银行为客户办理电子支付业务，单位客户从其银行结算账户支付给个人银行结算账户的款项，其单笔金额不得超过 5 万元人民币，但银行与客户通过协议约定，能够事先提供有效付款依据的除外。

6. 银行应在客户的信用卡授信额度内，设定用于网上支付交易的额度供客户选择，但该额度不得超过信用卡的预借现金额度。

7. 银行应确保电子支付业务处理系统的安全性，保证重要交易数据的不可抵赖性、数据存储的完整性、客户身份的真实性，并妥善管理在电子支付业务处理系统中使用的密码、密钥等认证数据。

8. 银行使用客户资料、交易记录等，不得超出法律法规许可和客户授权的范围。

9. 银行应依法对客户的资料信息、交易记录等保密。除国家法律、行政法规另有规定外，银行应当拒绝除客户本人以外的任何单位或个人的查询。

10. 银行应与客户约定，及时或定期向客户提供交易记录、资金余额和账户状态等信息。

11. 银行应采取必要措施保护电子支付交易数据的完整性和可靠性。

12. 银行应采取必要措施为电子支付交易数据保密。

13. 银行应确保对电子支付业务处理系统的操作人员、管理人员及系统服务商有合理的授权控制。

14. 银行可以根据有关规定将其部分电子支付业务外包给合法的专业化服务机构，但银行对客户的义务及相应责任不因外包关系的确立而转移。

15. 银行应与开展电子支付业务相关的专业化服务机构签订协议，并确立一套综合性、持续性的程序，以管理其外包关系。

16. 银行采用数字证书或电子签名方式进行客户身份认证和交易授权的，提倡由合法的第三方认证机构提供认证服务。如客户因依据该认证服务进行交易遭受损失，认证服务机构不能证明自己无过错，应依法承担相应责任。

17. 境内发生的人民币电子支付交易信息处理及资金清算应在境内完成。

18. 银行的电子支付业务处理系统应保证对电子支付交易信息进行完整的记录和按有关法律法规进行披露。

19. 银行应建立电子支付业务运作重大事项报告制度，及时向监管部门报告电子支付业务经营过程中发生的危及安全的事项。

三、对物流的规范

电子商务发展中出现的新型的物流，即电子物流是传统的物流法律规范所无法解决的问题。电子物流主要涉及通过在线以数据形式传送的商品或服务。对这一部分物流的法律规范应建立相应的条款以适应电子商务的发展规律。这些条款应主要包括产品或服务的质量、瑕疵担保、售后服务等。可借鉴传统的《产品质量法》和《消费者权益保护法》。

第四节　电子商务中的其他法律问题

我国在电子商务的管理上，充分发挥政府对市场的调控及监管功能，在国务院的统一领导下，各部门及各级政府明确分工、协调一致、加强合作，从税收、投融资、支付、认证、知识产权、海关、安全性、对外贸易及经营、消费者保护等几个方面对电子商务实施了全面、有效、透明的管理，逐步完善了电子商务发展的宏观环境，规范了市场竞争。积极推进国有企业的信息化进程，充分利用电子商务等现代信息技术与经营方式改造传统产业，在大中型国有企业中逐步建立集生产、制造、研发、营销、决策为一体的信息互联网工程，引导其发展电子商务。

一、电子商务运营与监管的宏观环境

（一）中国政府对于电子商务运营与监管的推动

中国开展了电子商务示范工程，有选择地进行领域、地区、行业的电子商务试点，给予试点企业一定的优惠待遇与相对宽松的政策，通过试点总结经验。

加强政府的示范和引导，通过实施政府工作信息化，提高政府的工作效率和透明度，促进政府与社会的沟通。发展政府与企业间的电子商务，通过在网上推行政府采购，推动企业参与电子商务。

这方面的法律法规包括：《合同法》《标准化法》《商用密码管理条例》《国家工商局关于开展互联网广告试点的通知》等。

（二）电子商务的金融、税务环境

1. 金融环境　目前，中国针对电子商务金融的主要措施包括：建立健全我国的电子商务认证体系，制定电子商务认证机构的审批和管理办法。加快金融领域的信息化建设，提供现代的、安全的网上支付结算手段，以适应电子商务发展的需要。开发方便广大消费者的支付工具和支付网关，实现客户与银行及银行之间的资金结算，逐步建立适应新型支付工具与结算方式的标准规范和法律法规。

2. 税务环境　在税收方面，尽管现行税制基本能够涵盖目前存在的各种电子商务活动，但是由于电子商务有别于传统商务的技术特征，对于某些特殊的电子商务形式将使适用税法的一致性和税收征管的有效性变得困难，税收流失的可能性增大。为此，我们一方面将依据现行税法对所有应税的电子商务活动征税，另一方面正在对现行税制进行必要的修订和补充，使对电子商务的课税明确、公开并且可被纳税人合理预见，保护我国的税收利益。此外，税收政策都将鼓励电子商务的正常增长，并且将会考虑采取适当的税收政策支持传统企业开展电子商务活动。

电子商务金融与税收的法律法规包括：《金融机构计算机信息系统安全保护工作暂行规定》《国家税务总局关于明确电子出版物属软件征税范围的通知》等。

（三）电子商务基础设施建设方面

中国在电子商务基础设施建设方面，主要采取加强电子商务的信息基础设施建设，提高服务水平，促进计算机网、通信网、广播电视网的融合与信息资源的共享，鼓励对开发电子商务信息基础设施建设的投资，进一步提高我国电子商务信息基础设施的技术水平与应用水平。

同时鼓励电子商务中自有知识产权软件与技术的开发与应用，引导企业尽快掌握电子商务中的关键技术，并鼓励企业在此基础上实现创新。

相关的法律法规包括：《电信服务标准》《电信管理条例》《电信网间互联管理暂行规定》《电信网码号资源管理暂行办法》等。

（四）维护互联网安全方面

在维护互联网安全方面中国采用的主要措施包括：通过安全认证、技术保障、法律制裁及行业自律等方式提高电子商务中各类信息互联网与计算机系统的安全性与稳定性；开发研制自主的电子商务安全系统、信息系统审计、防攻击、防病毒等安全技术和产品；完善法律机制，严厉打击电子商务中的各类违法犯罪行为。

建立完善的系统建设、管理和使用制度，落实电子商务运营的安全管理措施，落实国家有关信息系统安全保护的标准和规定；加强系统管理和操作人员的安全技术培训及电子商务使用人员的安全意识培训。

相关的法律法规包括：《维护互联网安全的决定》《计算机信息网络国际联网安全保护管理办法》《计算机信息系统安全专用产品检测和销售许可证管理办法》《计算机病毒防治管理办法》《计算机信息互联网国际联网保密管理规定》《计算机信息系统保密管理暂行规定》等。

（五）其他的技术标准、隐私权保护、宣传教育等方面

目前的主要措施包括：完善通信协议、互联网安全与网上支付的标准建设，做到与国际接轨，加强电子商务中的企业认证、实验室认可和质量体系认证。

根据电子交易的特点，对消费者个人资料、交易记录等信息的合法使用、安全性、授权使用等情况做出具体的要求与规定，切实保护消费者的隐私权等合法权益。

加大电子商务普及应用的宣传力度，引导人们正确认识电子商务的发展及中国电子商务发展的阶段性，培养企业的电子商务应用意识与公民的电子商务消费意识，强化信用制度建设，以扩大市场需求。在各高等院校中增设电子商务的相关课程，注重电子商务中复合人才的培养与在职教育。

加强国际合作，在技术、管理、应用、法律及标准等各方面充分与国际先进水平接轨，从国际化管理及规范的角度，进一步为电子商务创造良好的发展环境。这方面的法律法规主要分散在各相关法律法规中。

（六）中国电子商务法律环境的逐步完善

这一过程中的主要工作包括：充实与完善即将出台的电信管理条例，实现电信立法。从电信业务的市场管理、电信网间互联、电信资源管理、电信资费管理、电信设备进网管理、电信服务与监督、电信建设与保护等多个角度实现建立公平、有序的电信市场秩序，维护电信用户及电信企业的权益，促进电信事业的发展。出台电子签名等法律法规；修订《著作权法》《商标法》《公司法》《民事诉讼法》等程序法；颁布 CA 认证机构管理办法及实施细则，电子支付、网上银行、电子资金划拨的具体管理办法等法规及规章。

二、电子商务其他的法律问题

（一）电子签名法

1. 电子签名的立法 2004 年 8 月 28 日，第十届全国人民代表大会常务委员会第十一次会议表决通过《中华人民共和国电子签名法》（以下简称《电子签名法》），首次赋予可靠的电子签名与手写签名或盖章具有同等的法律效力，明确了电子认证服务的市场准入制度。该法共五章三十六条，是我国第一部真正意义的电子商务法，于 2005 年 4 月 1 日正式生效。

2. 电子签名的效力 我国《电子签名法》第十三条规定：电子签名同时符合下列条件的，视为可靠的电子签名。

（1）电子签名制作数据用于电子签名时，属于电子签名人专有。

（2）签署时电子签名制作数据仅由电子签名人控制。

（3）签署后对电子签名的任何改动能够被发现。

（4）签署后对数据电文内容和形式的任何改动能够被发现。

同时，《电子签名法》第十四条又规定：可靠的电子签名与手写签名或者盖章具有同等的法律效力。

（二）消费者权益保护问题

1. 消费者的知情权　消费者享有知悉其购买、使用的商品或者接受的服务的真实情况的权利。

2. 消费者的公平交易权　消费者获得的商品和服务与其交付的货币价值相当。

3. 消费者的安全权　消费者遇到的安全问题主要体现在人身安全、财产安全、隐私安全等三个方面。尤其是隐私安全权。

4. 消费者的损害赔偿权　消费者在网上进行交易或使用商品和服务后，当人身或财产受损时享有的一种救济权。

【本章小结】

本章以电子商务法律环境为起点，全面介绍了国际和中国电子商务立法的体系，电子商务交易过程中的法律问题，以及其他相关法律问题。

【思考题】

1. 简述国际电子商务立法的主要内容。

2. 简述中国电子商务立法的原则和特点。

3. 请描述电子商务法律法规体系框架。

4. 医药电子商务活动中的法律特点。

【典型案例与讨论】

熊猫烧香病毒引起的法律问题

背景介绍

2006 年 12 月初，我国互联网上大规模爆发"熊猫烧香"病毒（图 10 - 2）及其变种。一只憨态可掬、领首敬香的"熊猫"在互联网上疯狂"作案"。在病毒卡通化的外表下，隐藏着巨大的传染潜力，短短三四个月，"烧香"潮波及上千万个人用户、网吧及企业局域网用户，造成直接和间接损失超过 1 亿元。

2007 年 2 月 3 日，"熊猫烧香"病毒的制造者李俊落网。李俊向警方交代，他曾将"熊猫烧香"病毒出售给 120 余人，而被抓获的主要嫌疑人仅有 6 人，所以不断会有"熊猫烧香"病毒的新变种出现。随着中国首例利用互联网病毒盗号牟利的"熊猫烧香"案情被揭露，一个制"毒"、卖"毒"、传"毒"、盗账号、倒装备、换钱币的全新地下产业链浮出了水面。中了"熊猫烧香"病毒的计算机内部会生成带有熊猫图案的文件，盗号者追寻这些图案，利用木马等盗号软件，盗取计算机里的游戏账号密码，取得虚拟货币进行买卖。

李俊处于链条的上端，其在被抓捕前，不到 1 个月的时间至少获利 15 万元。而在链条下端的涉案人员张顺已获利数十万。一名涉案人员说，该产业的利润率高于目前国内的房地产业。

大量盗窃来的游戏装备、账号并不能马上兑换成人民币。只有通过网上交易，这些虚拟货币才能兑现。盗来的游戏装备、账号、QQ 账号甚至银行卡号资料被中间批发商全部放在网上游戏交易平台公开叫卖。一番讨价还价后，网友们通过网上银行将现金转账，就能获得那些盗来的互联网货币。

NOTE

　　李俊以自己出售和由他人代卖的方式，每次要价500元至1000元不等，将该病毒销售给120余人，非法获利10万余元。经病毒购买者进一步传播，该病毒的各种变种在网上大面积传播。据估算，被"熊猫烧香"病毒控制的电脑数以百万计，它们访问按流量付费的网站，一年下来可累计获利上千万元。

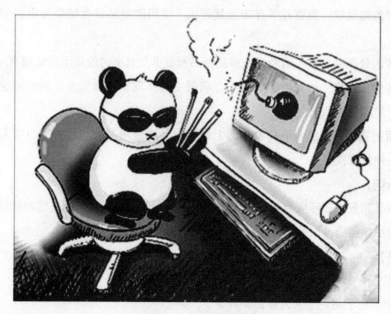

图10-2　熊猫烧香病毒

案情分析

　　有关法律专家称，"熊猫烧香"病毒的制造是典型的故意制作、传播计算机病毒等破坏性程序，影响计算机系统正常运行的行为。根据刑法规定，犯此罪后果严重的，处5年以下有期徒刑或者拘役；后果特别严重的，处5年以上有期徒刑。

总结

　　通过上述案例可以看出，随着互联网和电子商务的快速发展，利用互联网犯罪的行为会大量出现，为了保证电子商务的顺利发展，法律保障是必不可少的。目前中国的互联网立法明显滞后，在如何保障互联网虚拟财物方面还是空白。除了下载补丁、升级杀毒软件外，目前还没有一部完善的法律来约束病毒制造和传播，更无法保护互联网虚拟钱币的安全。

　　根据法律，制造、传播病毒者，要以后果严重程度来量刑，但很难衡量"熊猫烧香"病毒所导致的后果。而病毒所盗取的是"虚拟财物"，就不构成"盗窃罪"，这可能导致李俊之外的很多嫌疑人量刑很轻或定罪困难。

讨论：

1. 本案中涉及哪些与电子商务相关的法律法规？
2. 本案中虚拟账号等被盗可依据哪些法规追回？

主要参考文献

［1］卢金钟，雅玲．新编电子商务概论［M］．北京：清华大学出版社，2015.

［2］李晶，韦沛文．电子商务概论［M］．北京：清华大学出版社，2016.

［3］秦勇，李东进．电子商务概论［M］．北京：北京交通大学出版社；北京：清华大学出版社，2015.

［4］陈玉文．医药电子商务［M］．北京：中国医药科技出版社，2015.

［5］顾东蕾，蔡惠明．医药电子商务［M］．北京：化学工业出版社，2012.

［6］曲翠平，毕建涛．电子商务理论与案例分析［M］．北京：清华大学出版社，2015.

［7］卢湘鸿，李吉梅．电子商务技术基础［M］．北京：清华大学出版社，2016.

［8］宋海民，冯方友．电子商务实用技术教程［M］．北京：人民邮电出版社，2014.

［9］敖山．电子商务概论［M］．北京：清华大学出版社，2016.

［10］张波，蔡娟，张立涛，等．电子商务实用教程［M］．北京：清华大学出版社，2014.

［11］刘鹏．云计算［M］．北京：电子工业出版社，2011.

［12］王志强，李堂军，赵玮，等．电子商务概论［M］．成都：西南交通大学出版社，2014.

［13］佟晓筠．电子商务安全及案例［M］．北京：中国铁道出版社，2010.

［14］肖德琴，周权．电子商务安全［M］．2版．北京：高等教育出版社，2015.

［15］石生波．电子商务安全［M］．北京：北京交通大学出版社，2011.

［16］张波．电子商务安全［M］．北京：机械工业出版社，2015.

［17］张凌．电子商务安全［M］．武汉：武汉大学出版社，2013.

［18］芮廷先．电子商务［M］．北京：北京大学出版社，2010.

［19］丛砚敏．移动金融：支付革命［M］．北京：清华大学出版社，2016.

［20］俞立平，李建忠．电子商务概论［M］．3版．北京：清华大学出版社，2012.

［21］帅青红．电子支付与结算［M］．2版．大连：东北财经大学出版社，2015.

［22］李洪心，马刚．电子支付与结算［M］．2版．北京：电子工业出版社，2015.

［23］冯建英．网络营销基础与实践［M］．北京：清华大学出版社，2015.

［24］张莹，王洪艳．电子商务概论［M］．北京：中国电力出版社，2013.

［25］胡启亮．电子商务与网络营销［M］．北京：机械工业出版社，2015.

［26］李冰梅，张岩．电子商务基础［M］．北京：中国财政经济出版社，2015.

［27］李柏杏，王虹．电子商务概论［M］．武汉：武汉大学出版社，2016.

［28］胡燕灵．电子商务物流管理［M］．北京：清华大学出版社，2016.

［29］覃征．移动电子商务［M］．北京：清华大学出版社，2012．

［30］埃弗雷姆特班，戴维金，李在奎．电子商务：管理与社交网络视角［M］．北京：机械工业出版社，2014．

［31］秦成德．移动电子商务［M］．重庆：重庆大学出版社，2016．

［32］郑丽，付丽丽．电子商务概论［M］．北京：清华大学出版社，2013．

［33］钟元生．移动电子商务［M］．上海：复旦大学出版社，2012．

［34］杨兴丽，傅四保，刘冰，等．电子商务概论［M］．北京：北京邮电大学出版社，2011．

［35］杨兴丽，刘冰，李保升，等．移动商务理论与应用［M］．北京：北京邮电大学出版社，2010．

［36］傅四保，杨兴丽，许琼来．移动商务应用实例［M］．北京：北京邮电大学出版社，2011．

［37］于宝明，金明．物联网技术与应用［M］．南京：东南大学出版社，2012．

［38］白东蕊，岳云康．电子商务概论［M］．北京：人民邮电出版社，2016．

［39］缪兴锋，别文群，李山伟，等．物联网技术应用实务［M］．武汉：华中科技大学出版社，2013．

［40］章宁，王天梅，许海曦，等．电子商务模式研究［J］．中央财经大学学报，2004（2）：68－70．

［41］戴国良．C2B电子商务的概念、商业模型与演进路径［J］．商业时代，2013（17）：53－54．

［42］陆雄文，楼天阳，阎俊．论B2B电子市场的模式、价值诉求与战略途径［J］．研究与发展管理，2008，20（6）：23－29．

［43］吴芝新．简析O2O电子商务模式［J］．重庆科技学院学报（社会科学版），2012（13）：73．

［44］陈康，郑纬民．云计算：系统实例与研究现状［J］．软件学报，2009，20（5）：1337－1348．

［45］李楠欣，吴琼，董晓晴，等．科普网站数据监测方法与工具的研究［J］．今日科苑，2011，16：179－180．

［46］曾志明．网站开发技术的比较研究［J］．电脑知识与技术，2010，5：1075－1078．

［47］李中见．网站维护与安全管理措施分析［J］．电脑编程技巧与维护，2015，18：97－98．

［48］李晓虎．淘宝网营销模式研究［J］．中国商贸，2011，12：19－20．

［49］周莉．我国中小企业网络营销策略研究［J］．生产力研究，2011，11：35－36．

［50］沈吉仁，王洪波．电子商务条件下我国企业物流模式研究［J］．中国流通经济，2006（11）：23－26．

［51］苏宝珍．我国电子商务物流模式研究［J］．Article－Brand Strategy（企业战略），2015（21）：19．

［52］周雪梅．电子商务物流模式研究［D］．上海：上海海事大学，2005．

［53］汪应军. 中国医药商业物流发展趋势探微［J］. 中国营销传播, 2004（12）:
45 - 46.

［54］张旭强. 我国医药物流现状及其发展对策研究［D］. 南京:东南大学, 2007.

［55］史永峰. RD 公司医药物流发展研究［D］. 西安:长安大学, 2013.

［56］陈彪. 医药行业整合与物流发展现状［J］. 物流技术与应用, 2011（6）:74 - 77.

［57］徐雯雯. JY 公司医药物流发展战略及发展模式研究［D］. 西安:长安大学, 2008.

［58］董林飞. 电子商务物流概念及模型研究［J］. 重庆科技学院学报, 2011（20）:
74 - 75, 87.

［59］毕新华, 李海莉, 张贺达. 基于价值网的移动商务商业模式研究［J］. 商业研究,
2009（1）:206 - 210.

［60］杨利国. 移动电子商务商业模式研究［D］. 北京:华北电子大学, 2012.

NOTE